D1574259

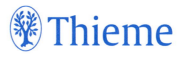

Fehler und Irrtümer in der Anästhesie

Patrick Meybohm
Michael St.Pierre
Wolfgang Heinrichs
Berthold Bein

Unter Mitarbeit von

Elmar Biermann

Paul Frank

Thomas Frietsch

Axel Fudickar

Matthias Grünewald

Jan Höcker

Alexander Hunsicker

Felix Jäger

Henning Ohnesorge

Jochen Renner

7 Abbildungen

Georg Thieme Verlag
Stuttgart · New York

Impressum

Bibliografische Information
der Deutschen Nationalbibliothek

Die Deutsche Nationalbibliothek verzeichnet diese
Publikation in der Deutschen Nationalbibliografie;
detaillierte bibliografische Daten sind im
Internet über http://dnb.d-nb.de abrufbar.

© 1. Aufl., 2012 Georg Thieme Verlag KG
Rüdigerstraße 14
70469 Stuttgart
Deutschland
Telefon: + 49/(0)711/8931-0
Unsere Homepage: www.thieme.de

Printed in Germany

Zeichnungen: Angelika Brauner, Hohenpeißenberg
Umschlaggestaltung: Thieme Verlagsgruppe
Umschlaggrafik: Martina Berge, Bad König
Fotos von fotolia.com
Redaktion: Julia Waldherr, Billigheim
Satz: Ziegler und Müller, Kirchentellinsfurt
gesetzt in APP/3B2, Version 9, Unicode
Druck: Grafisches Centrum Cuno GmbH & Co.KG,
Calbe

ISBN 978-3-13-162981-4   1 2 3 4 5 6
Auch erhältlich als E-Book:
eISBN (PDF) 978-3-13-162991-3

Wichtiger Hinweis: Wie jede Wissenschaft ist die
Medizin ständigen Entwicklungen unterworfen.
Forschung und klinische Erfahrung erweitern unsere Erkenntnisse, insbesondere was Behandlung
und medikamentöse Therapie anbelangt. Soweit in
diesem Werk eine Dosierung oder eine Applikation
erwähnt wird, darf der Leser zwar darauf vertrau-
en, dass Autoren, Herausgeber und Verlag große
Sorgfalt darauf verwandt haben, dass diese Angabe
dem **Wissensstand bei Fertigstellung des Werkes**
entspricht.
Für Angaben über Dosierungsanweisungen und
Applikationsformen kann vom Verlag jedoch keine
Gewähr übernommen werden. **Jeder Benutzer ist
angehalten,** durch sorgfältige Prüfung der Beipack-
zettel der verwendeten Präparate und gegebe-
nenfalls nach Konsultation eines Spezialisten festzustellen, ob die dort gegebene Empfehlung für
Dosierungen oder die Beachtung von Kontraindika-
tionen gegenüber der Angabe in diesem Buch ab-
weicht. Eine solche Prüfung ist besonders wichtig
bei selten verwendeten Präparaten oder solchen,
die neu auf den Markt gebracht worden sind. **Jede
Dosierung oder Applikation erfolgt auf eigene Gefahr des Benutzers.** Autoren und Verlag appellieren
an jeden Benutzer, ihm etwa auffallende Ungenau-
igkeiten dem Verlag mitzuteilen.

Vorwort

„Errare humanum est" – diese dem spätantiken Theologen Hieronymus zugeschriebene Erkenntnis gehört zweifellos zu den universellen Wahrheiten der Menschheit – nur für Ärzte schien sie bis ins 21. Jahrhundert hinein nicht gelten zu dürfen. Aber entgegen der lange gepflegten Vorstellung von Ärzten als „Halbgöttern in Weiß" unterliegen das Urteilsvermögen, die Kommunikationsfähigkeit und die Selbstreflexion von Ärzten denselben Einschränkungen, wie sie bei anderen Berufsgruppen bzw. Menschen ganz allgemein zu finden sind. Gerade in der technisierten Arbeitsumgebung der Anästhesiologie und Intensivmedizin mit einem hohen Sicherheitsniveau im Bereich der verwendeten Geräte ist menschliches Versagen die Hauptursache für Komplikationen und Zwischenfälle. Dieser Erkenntnis kann sich unabhängig von Erfahrung und Funktion kein Anästhesist entziehen. Jeder von uns muss sich mit Fehlern auseinandersetzen, denn der weniger bekannte Teil des eingangs zitierten Aphorismus lautet: „… sed in errore perseverare diabolicum" – aber im Irrtum beharren ist teuflisch.

Noch vor nicht allzu langer Zeit galt in der Medizin das Prinzip der „Null-Fehler-Kultur". Fehler durften nicht passieren und traten sie doch auf, war der Umgang damit in der Regel durch Schuldzuweisungen an Einzelpersonen geprägt. Diese Kultur des „Sündenbocks"' war bequem, weil man nicht weiter nach Ursachen suchen musste, sobald man einmal den Schuldigen gefunden zu haben glaubte. Für den Rest der Kollegen war die Sache dann erledigt und man war entweder froh, nicht selbst den Fehler begangen zu haben, oder überzeugt, dass einem so etwas ohnehin nie passieren würde.

Es ist aber eine Tatsache, dass jedem Fehler passieren können und meistens auch von komplexen äußeren Bedingungen wie Ausbildung, Organisation, Gerätetechnik und Führungsstruktur abhängen. In unserem Fachgebiet werden daher erhebliche Anstrengungen unternommen, um einen transparenteren und auch ehrlichen Umgang mit Fehlern zu etablieren. Einen Meilenstein in dieser Hinsicht stellt sicherlich die Datenbank des Critical Incident Reporting Systems „CIRS-AINS" dar, dass mit Unterstützung der Deutschen Gesellschaft für Anästhesiologie und Intensivmedizin e.V. (DGAI) und des Berufsverbandes Deutscher Anästhesisten (BDA) in vorbildlicher Weise ermöglicht, Fehler, Zwischenfälle und auch Beinahe-Zwischenfälle in anonymer Form im Internet zu veröffentlichen, damit andere Kollegen die Möglichkeit haben, aus den geschilderten Fällen zu lernen. Voraussetzung dafür ist allerdings die Akzeptanz der eigenen Fehlbarkeit, die uns aus unseren Fehlern und aus den Fehlern anderer lernen lässt.

Dazu soll die vorliegende Sammlung von 100 Fallbeispielen aus der anästhesiologischen Praxis ausreichend Gelegenheit geben. Die Fallbeispiele stammen aus der CIRS-AINS-Datenbank sowie überwiegend aus eigenen Erlebnissen der Autoren. Alle Fallbeispiele beruhen somit auf wahren Fällen, sind im Kern unverändert, aber didaktisch aufbereitet und anonymisiert, um eine Identifikation der Ereignisse und der beteiligten Behandler und Patienten unmöglich zu machen. Ähnlichkeiten mit noch lebenden oder verstorbenen Personen sind also rein zufällig.

Bei ausgewählten Fällen ist es uns gelungen, durch Herrn Dr. Biermann und sein Team vom BDA eine Kommentierung der Fälle aus juristischer Sicht anzufügen.

Lernen an Einzelbeispielen birgt aber auch Fallstricke. Das Spektrum an Fehlermöglichkeiten in der Anästhesie ist naturgemäß breit und die Bandbreite aller möglichen Fehler kann weder durch Fallberichte noch durch eigene Erfahrungen eines Berufslebens abgedeckt werden. Da wir uns aber Erlebnisse (auch die von anderen) immer besser merken können als Checklisten und Algorithmen, besteht immer die Gefahr, dass wir im Alltag auf Basis dieser begrenzten Einzelfallerfahrungen handeln und uns unbekannte Fehlermöglichkeiten nicht in unseren Entscheidungsprozess einbeziehen. Um daher den Blick über den persönlichen

Tellerrand hinaus zu weiten und um zur systematischen Fehleranalyse und zur Entwicklung von verschiedenen Strategien der Fehlervermeidung anzuregen, wird am Anfang des Buches ein kurzes Kapitel zur allgemeinen Fehleranalyse vorgeschaltet. Das noch relativ junge Gebiet der „Fehlerforschung" beschreibt eine Reihe typischer und immer wiederkehrender Fehler, die in der anliegenden „Fehlermatrix" strukturiert aufgezeigt werden.

Die Matrix besteht aus 2 Dimensionen: zum einen dem vorherrschenden Symptom, welches entweder durch den Fehler entstanden ist oder den Fehler verursacht hat, zum anderen aus der Fehlerart, die dem Geschehen aus der Perspektive der „Human Factors"-Forschung zugrunde liegt. Aus der Kombination von vorherrschenden klinischen Befunden (z.B. Hypotension, Hypoxie, Fehlpunktion) und verschiedenen Fehlerarten (z.B. Management-Fehler, Fehlentscheidung, Kommunikationsfehler) resultieren in der Matrix mit 36 × 18 Feldern theoretisch insgesamt 648 verschiedene Fälle. Wir haben nun 100 typische Fehler und Irrtümer aus dem anästhesiologischen Alltag ausgewählt und in Form der Kapitelnummern der Matrix zugeordnet.

Machen Sie es sich aber zur Aufgabe, die Fehlertypen beim Lesen der Beispiele zuerst selbst zu identifizieren und anschließend erst in die Matrix zu schauen. Vielleicht finden Sie sogar mehr Fehlerarten, als von uns beabsichtigt. Umgekehrt können Sie aber auch gezielt mit Hilfe der Fehlermatrix anhand von bestimmten klinischen Befunden und typischen Fehlerarten direkt nach für Sie interessanten Fällen suchen.

Jede der 100 Fallberichte ist in der gleichen Struktur aufgebaut: Im Mittelpunkt steht die Schilderung eines Ereignisses, das sich oftmals aus „heiterem Himmel" zu einem schweren Zwischenfall entwickelt. Im Anschluss daran wird der Leser darüber informiert, welche Konsequenzen die Komplikation für den Patienten mit sich gebracht hat. Eine kurze Analyse aus anästhesiologischer Perspektive beleuchtet medizinische und humanfaktorielle Aspekte der Entstehung des Zwischenfalls. Aufgrund der gebotenen Kürze (die meisten Fallberichte erstrecken sich maximal über eine Doppelseite) kann sich diese Erörterung nur auf die wesentlichen Faktoren beziehen. Dem aufmerksamen

Leser werden daher sicher eine ganze Reihe weiterer Aspekte einfallen, die im Kommentar nicht erwähnt werden. Ist dies der Fall, so hat der Fallbericht sein Ziel erreicht: Sie haben sich auf eine intensive gedankliche Auseinandersetzung mit dem Geschehen eingelassen und damit eine der wesentlichen inneren Voraussetzungen für nachhaltiges Lernen geschaffen. Abgerundet wird jedes Kapitel durch einige wenige Literaturverweise, die den Autoren im Hinblick auf die abgehandelte Thematik als wesentlich erschienen, und die zu einer vertiefenden Lektüre anregen können.

Ein Buch wie das vorliegende lebt von der Erfahrung der beteiligten Autoren, die die konkreten Fälle beigesteuert haben. Insofern sind in diesem Buch viele Jahrzehnte Berufserfahrung versammelt. Wir möchten uns bei allen beteiligten Co-Autoren für die konstruktive Zusammenarbeit und die intensiven Diskussionen bei der Entstehung dieses Buches bedanken. Natürlich sind wir auch auf Ihre Kommentare und Verbesserungsvorschläge gespannt, liebe Leser. In diesem Sinne wünschen wir Ihnen viel Vergnügen beim Stöbern in unseren Fallbeispielen!

Ihre

Patrick Meybohm
Michael St.Pierre
Wolfgang Heinrichs
Berthold Bein

Sommer 2012,
Frankfurt, Erlangen, Nierstein, Kiel

Anschriften

Herausgeber

Bein, Berthold, Prof. Dr. med., M.A. DEAA
Klinik für Anästhesiologie
und Operative Intensivmedizin
Universitätsklinikum Schleswig Holstein
Campus Kiel
Arnold-Heller-Str. 3 (Haus 12)
24105 Kiel

Heinrichs, Wolfgang, Prof. Dr. med.
AQAI GmbH
Wörrstädter Str. 31
55283 Nierstein

Meybohm, Patrick, Priv.-Doz. Dr. med.
Klinik für Anästhesiologie, Intensivmedizin
und Schmerztherapie
Klinikum der Johann Wolfgang Goethe-Universität
Theodor-Stern-Kai 7
60590 Frankfurt

St.Pierre, Michael, Dr. med. DEAA
Klinik für Anästhesiologie
Universität Erlangen-Nürnberg
Krankenhausstr. 12
91054 Erlangen

Mitarbeiter

Biermann, Elmar, Dr. iur.
Berufsverband Deutscher Anästhesisten (BDA)
Sekretariat Rechtsabteilung/Versicherungsreferat
Roritzerstr. 27/IV
90419 Nürnberg

Frank, Paul, Dr. med., DESA
Klinik für Anästhesiologie
Universitätsklinikum Erlangen
Krankenhausstr. 12
91054 Erlangen

Frietsch, Thomas, Prof. Dr. med.
Robert-Bosch-Krankenhaus
Klinik Schillerhöhe
Abt. für Anästhesie und Intensivmedizin
Solitudestr. 18
70839 Gerlingen

Fudickar, Axel, Dr. med.
Klinik für Anästhesiologie
und Operative Intensivmedizin
Universitätsklinikum Schleswig-Holstein
Campus Kiel
Arnold-Heller-Str. 3 (Haus 12)
24105 Kiel

Grünewald, Matthias, Dr. med.
Klinik für Anästhesiologie
und Operative Intensivmedizin
Universitätsklinikum Schleswig-Holstein
Campus Kiel
Arnold-Heller-Str. 3 (Haus 12)
24105 Kiel

Höcker, Jan, Priv.-Doz. Dr. med.
Klinik für Anästhesiologie
und Operative Intensivmedizin
Universitätsklinikum Schleswig-Holstein
Campus Kiel
Arnold-Heller-Str. 3 (Haus 12)
24105 Kiel

Hunsicker, Alexander, Dr. med.
Klinik für Anästhesiologie
Universitätsklinikum Erlangen
Krankenhausstr. 12
91054 Erlangen

Jäger, Felix, Dr. med.
Klinik für Anästhesiologie, Intensivmedizin
und Schmerztherapie
Klinikum Johann Wolfgang Goethe Universität
Theodor-Stern-Kai 7
60590 Frankfurt

Ohnesorge, Henning, Dr. med.
Klinik für Anästhesiologie
und Operative Intensivmedizin
Universitätsklinikum Schleswig Holstein
Campus Kiel
Arnold-Heller-Str. 3 (Haus 12)
24105 Kiel

Renner, Jochen, Priv.-Doz. Dr. med.
Klinik für Anästhesiologie
und Operative Intensivmedizin
Universitätsklinikum Schleswig Holstein
Campus Kiel
Arnold-Heller-Str. 3 (Haus 12)
24105 Kiel

Inhaltsverzeichnis

Fehler-matrix

| vorherrschende Befunde, die aufgrund des Fehlers auftraten oder aufgrund deren ein Fehler entstanden ist | | | | | | | | | | | | | | | |
| Fehlerarten | Atmung/Luftweg/Lunge/Thorax | | | | | | Herz/Kreislauf | | | | | | | | |
	Laryngospasmus	Bronchospasmus	Aspiration	Hypoxämie	Atmungsstörungen	Atemwege/Difficult Airway	Hypotension	Hypertension	Tachykardie	Bradykardie	Rhythmusstörungen	Hypotension + Tachykardie	Hypotension + Bradykardie/normofrequenter Rhythmus	kardialer Stress/akutes Koronarsyndrom/STEMI/non-STEMI	Hypotension + Tachykardie + Hypoxämie
Managementfehler															
Wissensfehler medizinisch	19	1; 8; 20	21; 67	5; 16	9; 16	33	25; 29; 31; 33		27	25; 28	40	23; 30; 32; 36		38; 76	64
Wissensfehler technisch/Handlingprobleme	11; 18	1	21; 67	5; 90		3; 6; 7; 10; 12; 13; 14; 15; 33	33	42		41	35			76	58
Aufmerksamkeitsfehler/physisches Versagen	11; 19	8		4; 76; 90	9	3; 12						23; 32		38	
Zeitdruck/Workloadmanagement		1		16; 17	16			42	27	41		1; 34			
Vorausplanung	11; 18		67	4; 17	9	7; 13; 15			27		35; 78	34			64
Ablenkung vermeiden		21								41		23; 36		38	
Übernahme/Informationsverlust	11		67			2; 12; 15	29; 31		27		35	1; 26; 34; 36			
wichtige Befunde fehlen/werden übersehen				90		2; 6; 14; 33	31		27	28		26; 34		38	
Fehlbeurteilung/Fehlentscheidungen															
Optionen suchen/Vor- und Nachteile bewerten	18			17	16	6; 7; 10; 13; 15	29; 37	42		25		32		24	58; 64
Entscheidungen hinterfragen	19	20	21; 67	5; 90	9; 16	7; 10; 13; 14; 15; 33	25; 29; 31; 33			25	40	23; 30; 32; 34; 36		24; 76	58; 64
Fixierungsfehler		8; 20	67	5; 90		3; 13; 15	25; 31; 37	42		25; 41	35	23; 30; 36		38; 76	
Fehlinterpretation einzelner Werte		20		90	9	33	25; 29	42		25; 28		23; 32		38; 76	
Teamfehler															
Führungsrolle			21	5; 16	16	7; 15	25; 37			25	40	26; 36		24	
Wissen einbringen/Meinungen abfragen/auch unklare Gedanken äußern	18					6; 7; 15	29			28		26; 32; 34		24	58
Kritik und Einwände annehmen/Zuhören/Unstimmigkeiten ansprechen				5			37					23; 26			
Ressourcen nutzen/Aufgaben sinnvoll delegieren	11		67	17		6; 10; 15	29			41					58
Kommunikationsfehler															
ungerichtete Kommunikation	11			5		2; 7; 11; 12	22				35	23; 32; 36			
unsichere Kommunikation			21	16	16		22; 25; 37			25; 41	40	36			
Fehler in der Fachsprache						7									
gestörte Kommunikation (Geräusche, Lärm, Technik)										41		36			

MH	Allergie/Anaphylaxie	Blutverwechslung/Transfusionsreaktion	Medikamentenverwechslung	Schmerzen nach Anästhesie/bei Übergabe in AWR	Stoffwechsel	Säure-Basen-Haushalt	Wasser- und Elektrolythaushalt	Ischämie	Krampfanfall	ICP-Anstieg	Fehlpunktion/punktionsbedingte Läsion	akzidentelle Duraperforation	Schmerzen aufgrund unzureichenden Effekts	hohe/totale RM-nahe Anästhesie	Monitoring	Narkose-/Beatmungsgerät	intravasale Infusionstechnik	punktionsbedingte Läsion	Lagerungsfehler/Läsionen durch Lagerung	Patient falsch/falsche Seite
	20; 49		39; 40; 46	52	60; 62	63		64	64; 67	65			73	70		77	86			
	20; 58		40; 46; 55		60	63			67		68; 69; 74		69; 72; 73; 74	75	89; 91	4; 35; 76; 77; 80; 85; 87; 90	79; 82; 86	93; 94; 95; 97; 98; 99	81; 92; 96	
58		48	39; 44; 45; 47; 50; 54; 55; 57; 61	59	61					65	69		69; 72	70; 71	22; 81	4; 76; 85; 90	79; 86	94; 99	81; 92; 96	100
		48; 56	57; 61		60; 61						68		72; 73		81	80; 87		17; 94	81; 92; 96	100
	53		55; 61		60			64	64; 67				72		84; 88	35; 76; 78; 85		17; 97		
			44; 45; 54; 61	59	61						68			71	81				81; 92	100
	53		46; 61		61; 62			66		65	74		72		89	78	82	95; 99	96	100
51					62	63				65			72		89	80; 85; 87; 90		99		100
51	20; 49; 58		54	59				64	64				73		89; 91	83; 85		93; 97; 98		
51	20; 49; 58		40; 57	52		63		64	64		74		69; 74	71; 75	81; 88; 89; 91	4; 35; 77	79; 86	93; 94; 97		
51	20; 49		47					66	67	65	69		69; 73	75	89	77; 85; 90	82; 86	93; 94; 98; 99		100
51	20									65			73	70	89	77; 87	82	93; 94; 98		
			40	59							69				88	83		97		
51	20		39; 46		62			66							84		86	93; 94	96	100
			46								74		73	71		77				
51	58		55		61						69		72		81; 84; 88; 91	78; 85		17; 95; 97; 98	92	
	20; 53	48; 56	55		62			66			74		73		22; 84; 89	22; 35; 77		95	96	100
			39; 40; 57; 61	59	61									71	22; 88; 89	22			
			40					66												
			39; 61	59	61															

13

Einführung

Systematische Fehleranalyse in der Anästhesie

Axel Fudickar

1.1 Fehler

Systematische Fehleranalyse bedeutet, bestimmte Fehlertypen bei der Analyse von kritischen Situationen und Komplikationen zu identifizieren und Strategien zu ihrer Vermeidung zu entwickeln. Fehler können prozedural als Abweichungen von Regeln oder ergebnisorientiert als Nichterfüllen von Anforderungen definiert werden. Sie können als aktive Fehler unmittelbar relevante Folgen nach sich ziehen oder als latente Fehler erst unter bestimmten Umständen oder in Kombination mehrerer latenter Fehler zu relevanten Folgen führen. Sie können sowohl zufälliger als auch systematischer Natur sein.

Die meisten anästhesiologischen Komplikationen beruhen auf menschlichen Fehlern, nicht auf Fehlern technischer Geräte. Menschliche Fehler können sich durch Handeln oder Unterlassen manifestieren, sie können nicht nur unbeabsichtigt, sondern in Form von Regelverstößen auch beabsichtigt sein, insbesondere wenn Zielkonflikte bestehen. Individuelles unbeabsichtigtes Fehlverhalten tritt aufgrund von Fehlern in den Bereichen Wahrnehmung, Gedächtnis, Denken und Motorik auf.

1.1.1 Wahrnehmungsfehler

Einfache Wahrnehmungsfehler wie Verwechseln, Verlesen, Verhören oder Übersehen einzelner Wahrnehmungen sind jedem geläufig. Die allgemeine Einengung der Wahrnehmung durch Ausblenden sensorischer Reize ist als der durch Alkoholkonsum oder Stress geförderte „Tunnelblick" bekannt. Darüber hinausgehende Desorientierung, Verlust von Realitätsbezug und fehlendes Situationsbewusstsein treten vor allem in komplexen Überforderungssituationen auf. Eine Delusion ist die Verkennung einer Wahrnehmung, während Illusion eine falsche Vorstellung von der Realität bezeichnet.

1.1.2 Gedächtnis- und Denkfehler

Fehlerhafte Gedächtnisleistung ist ebenso allgemein bekannt und alltäglich wie Wahrnehmungsfehler. Vergessen kann sowohl Grundlagenwissen reduzieren, das für die Bewältigung einer Aufgabe notwendig ist, oder aber zu kurzfristigem Verlust aktueller wichtiger Informationen in speziellen Situationen führen.

Das Spektrum der Denkfehler ist so vielfältig wie das Denken selbst. Neben den üblichen falschen logischen Verknüpfungen, etwa beim Rechnen von Dosierungen oder Zuordnen von Diagnosen, und pathophysiologischen Annahmen zu Symptomen und Verläufen gibt es eine Reihe mehr allgemeiner strategischer Denkfehler. Für die Anästhesie besonders wichtige Denkfehler beruhen auf der Tendenz, stabile, aber falsche Vorstellungen von der Realität gegenüber schnell wechselnden, aber realitätsnahen, oder fehlenden Hypothesen zu bevorzugen. *Availability Bias* beschreibt den Fehler, lieber eine verfügbare, aber sinnlose Strategie zu verfolgen als gar keine und *Confirmation Bias* den Fehler, Tatsachen, die einer vorgefassten Meinung widersprechen, zu ignorieren und bestätigende Tatsachen zu berücksichtigen.

Falsche Vorstellungen können sich nicht nur auf die Situation, sondern auch auf die eigene Person und ihre Kompetenz beziehen. Stabile, aber falsche Realitätsmodelle werden häufig durch *Association Bias*, die falsche Induktion von allgemeinen Regeln aus wenigen Beobachtungen oder einer Beobachtung, abgeleitet. Fixierungsfehler beschreiben den Hang, einen solchen einmal eingeschlagenen falschen Gedankengang nicht mehr zu verlassen, auch wenn Anzeichen gegen seine Richtigkeit sprechen. Dieser Fehler wird durch die Verlustaversion verstärkt – die umso stärkere Abneigung, einen falschen Weg zu verlassen, je weiter man ihn bereits gegangen ist.

1.1.3 Motorische Fehler

Motorische Fehler sind in der Anästhesie aufgrund ihrer vielen manuellen Anforderungen trotz richtiger Planung zu erwarten. Unspezifische motorische Fehler, wie Fehlpunktionen, sind falsche Ausführungen richtig geplanter Aktionen. Spezifische motorische Fehler sind richtige Ausführungen anderer als der geplanten Tätigkeiten, z. B. das Injizieren eines Medikaments an Stelle der Vorbereitung einer Kurzinfusion. Spontanes Handeln ohne adäquaten Plan und Kontrolle ist als Aktionismus bekannt. Der Fehler ist verwandt mit dem Denkfehler *Action Bias*, der Vorstellung, dass etwas zu tun immer besser sei als nichts zu tun.

1.1.4 Interaktionsfehler

Anästhesie ist Teamarbeit und Fehler in der Interaktion des Teams werden für 40–60 % der Fehler in der Medizin verantwortlich gemacht. Individuelle Teamarbeitsfehler sind Rollenkonflikte, mangelndes Engagement für die gemeinsame Aufgabe und mangelnde Kritikfähigkeit. Erfolgreiche Teamarbeit setzt außerdem technisch und inhaltlich gute Kommunikation im Team voraus. Kommunikationsfehler entstehen hauptsächlich an interdisziplinären Schnittstellen und im Umgang mit Patienten. Kommunikation ist nicht nur der Austausch von Informationen, sondern beeinflusst auch die Beziehung zwischen den Kommunikationspartnern. Fehlerhafte Kommunikation bewirkt deshalb nicht nur schlechte Zusammenarbeit, sondern auch mangelnde Identifikation aller Teammitglieder mit der Arbeitsgruppe und ihrer Aufgabe.

Teamarbeit enthält darüber hinaus gruppenpsychologische Fehlerquellen. *Social Loafing* bezeichnet die Tendenz einzelner Teammitglieder, ihr Engagement im Team umso mehr zu reduzieren, je weniger ihr einzelner Beitrag messbar wird. Teammitglieder neigen zur Konsensbildung und bestätigen sich gegenseitig auch in falschen Überzeugungen (*Social Proof*), insbesondere wenn Autoritäten ihre Meinung darlegen (*Authority Bias*). Außerdem werden riskante Alternativen von Entscheidungen eher im Team gewählt als von Einzelpersonen (*Risky Shift*). Wenn etwas schief geht, werden die Ursachen eher Personen als Umständen zugeordnet, auch wenn die Umstände wesentliche beitragende, aber mühsamer zu analysierende Faktoren sind (Attributionsfehler).

1.2 Risikofaktoren

1.2.1 Mensch

Bestimmte Persönlichkeitsmerkmale können in extremer Ausprägung Fehler wahrscheinlicher machen. Ein extrovertierter und instabiler Persönlichkeitstyp gilt als besonders riskant. Machoverhalten in Verbindung mit dem Gefühl der Unfehlbarkeit, Perfektionismus, Antiautorität und Impulsivität führen zu Risikounterschätzung und riskanter Arbeitsweise. Aber auch instabile introvertierte Persönlichkeiten gelten als fehleranfälliger, da sie aus einem Gefühl der erlernten Hilflosigkeit heraus unsicher agieren können.

Situationsbezogen erhöhen Zielkonflikte, Müdigkeit, Langeweile, niedriges Aufmerksamkeitsniveau, Stress, niedriger Ausbildungsstand, schlechte Motivation, gering ausgeprägte Gewissenhaftigkeit und fehlende Information die individuelle Fehlerrate. Emotionale Reaktionen können die Denkfähigkeit beeinträchtigen und Entscheidungen negativ beeinflussen. Außerdem hängt das Fehlerrisiko von der aktuellen Befindlichkeit und dem Gesundheitszustand ab.

1.2.2 System

Personenunabhängige Risikofaktoren können in der technischen Ausstattung verborgen sein. Schlechte Bedieneroberflächen und viele verschiedene Gerätetypen an einer Klinik können Bedienerfehler provozieren. Unzureichende materielle Ausstattung kann auch bei ordnungsgemäßer Funktion motorische Fehler begünstigen.

Kommunikationsfehler werden durch Hintergrundgeräusche und Ablenkungen wahrscheinlicher. Aber auch unterschiedlicher kultureller Hintergrund, unklare Ausdrucksweise und emotionale Probleme zwischen den Teammitgliedern können die Kommunikation behindern. Außerdem können Hierarchieprobleme und Konkurrenzsituationen negativen Einfluss auf die Kommunikation haben.

Aufgabenverteilung und Arbeitszeiten beeinflussen die Fehlerrate außerdem genauso wie die Qualität der Supervision und Richtlinien. Juristische und wirtschaftliche Vorgaben können medizinisches Fehlverhalten durch Zielkonflikte induzieren.

1.3 Fehlervermeidung

Die Häufigkeit von Fehlern kann durch konsequente, individuelle, technische und organisatorische Sicherheitsmaßnahmen beeinflusst werden.

Die individuelle Fehlerwahrscheinlichkeit wird durch gute Ausbildung und Training am Patienten und im Simulator, Motivation, Sorgfalt und die Berücksichtigung von Regeln reduziert. Metakognitives Training dient der Reduktion von Denkfehlern durch Reflexion. Bei jeder Aktion müssen Risiken vorher bedacht und Gegenmaßnahmen geplant werden (Plan A, Plan B). Notfallsituationen sind besonders fehlerträchtig oder selbst Folge eines Fehlers. Zur Schadensbegrenzung ist es daher wichtig, einen Notfall früh und deutlich bekannt zu geben und rechtzeitig Hilfe anzufordern. Um die Kommunikation zu verbessern, werden in sicherheitsrelevanten Bereichen systematische Briefings an Hand von Checklisten durchgeführt. Briefing ist ein kurzes Zusammentreffen aller an der Erfüllung einer Aufgabe beteiligten Personen, bei dem die nötigen Informationen überprüft und kommuniziert werden. Motivation und Identifikation aller Teammitglieder mit der Arbeit werden dadurch zusätzlich verbessert. Zum Briefing im OP wird die „Surgical Safety Checklist" der World Health Organization (WHO) empfohlen.

Die Automatisierung und Standardisierung von Abläufen durch möglichst einfache Leit- und Richtlinien sowie Checklisten tragen zur organisatorischen Fehlerreduktion bei. Aufgaben müssen im Team ökonomisch verteilt werden, um Überlastungssituationen zu vermeiden. Um systematisch aus Fehlern lernen zu können, sind Fehlerdokumentation und -analyse durch möglichst anonyme und einfach zu verwendende Fehlerberichtssysteme sinnvoll. Für die Anästhesie bietet sich das Critical Incident Reporting System *CIRS-AINS* der Deutschen Gesellschaft für Anästhesiologie und Intensivmedizin an.

1.4 Konsequenzen für den Behandelnden

Fehler können für die beteiligten Behandler psychisch belastend werden und zu kontraproduktiven Reaktionen führen. Dazu zählen Verleugnung, unrealistische Erklärungsversuche, Vorwurfshaltung oder Verteidigung. Negative Emotionen können langfristig beeinträchtigen und zu somatoformen Erkrankungen, Depressionen oder posttraumatischen Belastungsstörungen (PTSD) führen.

Der Umgang von Außenstehenden mit Zwischenfällen kann durch fehlerhafte Analyse und Schuldzuweisung zu einer ungünstigen Verarbeitung beitragen. Zwischenfälle entstehen selten monokausal und die beitragenden Faktoren erzeugen oft eine komplexe Situation, die eine eindeutige Analyse nicht zulässt. Rückschaufehler entstehen, wenn eine Aktion retrospektiv nicht aus der Perspektive der zu diesem Zeitpunkt Handelnden bewertet wird. *Framing* bezeichnet die unterschiedliche Bewertung einer Situation je nach Darstellung und Zusammenhang.

Omission Bias bedeutet, die Unterlassung einer Aktion weniger schwerwiegend zu bewerten als eine falsche Aktion, und der *Outcome Bias* liegt vor, wenn eine Entscheidung oder Aktion nur nach ihrem Endergebnis bewertet wird.

Konstruktiv ist eine strukturierte Nachbesprechung (*Debriefing*) kritischer Ereignisse mit sachlicher Dokumentation des Ablaufs. Identifikation von positiven Aspekten und Fehlern unter Einbeziehung beitragender Rahmenbedingungen ermöglicht dann, aus Fehlern, aber auch aus positiver Rückmeldung zu lernen. Hilfreich für die Bewältigung der emotionalen Belastung der Beteiligten sind Lerneffekte, aber auch ablenkende Beschäftigung und körperliche Aktivität in der Freizeit und letztlich die Akzeptanz der menschlichen Fehlbarkeit.

1.5 Literatur

Arnstein F. Catalogue of human error. Br J Anaesth 1997; 79: 645–656

Cabrini L, Levati A. Risk management in anesthesia. Minerva Anestesiol 2009; 75: 638–643

Dobelli R. Die Kunst des klaren Denkens. München: Carl Hanser; 2011

Fudickar A et al. The effect of the WHO Surgical Safety Checklist on complication rate and communication. Dtsch Arztebl Int 2012; in press

Grube C, Schaper N, Graf BM. Man at Risk – Aktuelle Strategien zum Risikomanagement in der Anästhesie. Anaesthesist 2002; 51: 239–247

Hübler M, Koch T, Hrsg. Komplikationen in der Anästhesie. Heidelberg: Springer; 2012

Hoffmann B, Rohe J. Patientensicherheit und Fehlermanagement – Ursachen unerwünschter Ereignisse und Maßnahmen zu ihrer Vermeidung. Dtsch Arztebl Int 2010; 107(6): 92–99

Krüger-Brand HE. Patientensicherheit – Risikomanagement wird vielerorts schon praktiziert. Dtsch Arztebl 2010; 107: 1716–1717

Schleppers A, Bauer M. Critical incident reporting systems (CIRSs) in der Anästhesie – Fehler oder Kultur. Anaesthesist 2005; 54: 299–300

Atmung, Lunge, Luftwege, Thorax

1 Beatmungsprobleme bei Kinderanästhesie

Patrick Meybohm, Elmar Biermann

1.1 Klinischer Fall

Ein 3-jähriges Kleinkind hat seit ca. 6 Monaten rezidivierend bronchopulmonale Infekte. Aktuell steht eine Adenotomie in einem ambulanten OP-Zentrum an. 3 Tage vor dem geplanten OP-Tag stellt sich das Kind dem Anästhesisten zum Prämedikationsgespräch vor. Das Kind hat eine „laufende Nase" mit klarem Sekret, ist aber fieberfrei und vom Allgemeinzustand nicht weiter eingeschränkt. Es liegen keine besonderen Vorerkrankungen vor. Die letzte Impfung liegt mehr als einen Monat zurück.

Am OP-Tag zeigt sich unverändert ein leichter Schnupfen, der Allgemeinzustand ist aber unauffällig, kein Fieber. Im OP-Bereich finden zeitgleich in 3 benachbarten OP-Sälen kinderchirurgische Eingriffe statt. Im aktuellen Fall betreuen ein Weiterbildungsassistent im 5. Weiterbildungsjahr und eine Anästhesiepflegekraft das Kind zusammen.

Die Wirkung der medikamentösen Prämedikation mit Midazolam 5 mg rektal ist bei Ankunft im OP-Bereich noch unzureichend. Bei guter Vorbereitung mit einem EMLA-Pflaster gelingt dem Anästhesisten jedoch das problemlose Anlegen eines periphervenösen Venenweges, sodass die Narkose mit der intravenösen Gabe von Propofol und Alfentanil induziert wird. Die Platzierung einer Larynxmaske gelingt problemlos. Danach steigt plötzlich der Beatmungsdruck an, SpO_2 fällt und beträgt aktuell 92 % und die endexspiratorische CO_2-Kurve zeigt eine unzureichende Ventilation an. Der zuständige Oberarzt wird hinzugerufen, dieser betreut zu dieser Zeit jedoch selbst einen größeren kinderchirurgischen Eingriff bei einem Neugeborenen im Nachbarsaal.

Bei der beschriebenen unklaren Notfallsituation entschließt sich der Oberarzt, dass die Überwachung der Narkose in seinem Saal eine erfahrene Anästhesiepflegekraft kurzzeitig übernehmen soll, sodass er persönlich zu dem jüngeren Assistenten gehen kann. Als er im Nachbarsaal ankommt, lässt er sich kurz die Situation schildern, vertieft die Narkose mit zusätzlicher Propofol-Injektion und intubiert das Kind endotracheal. Eine deutliche Verbesserung der Beatmungssituation ist zu beobachten.

Die Operation startet und das Kind kann 45 Minuten später problemlos extubiert und in den Aufwachraum verlegt werden. Nachmittags wird das Kind vom Weiterbildungsanästhesisten nochmals visitiert. Das Kind ist unauffällig und wird nach Hause entlassen.

Als der Oberarzt 15 Minuten später wieder in seinen eigenen Saal zurückkommt, erfährt er von der Pflegekraft, dass „alles in Ordnung" sei. Zeitnah bemerkt er jedoch, dass die Pulsoxymetriekurve eine schlechtere Qualität aufzeigt und der invasiv gemessene arterielle Mitteldruck in der Zwischenzeit von 40 auf 25 mmHg abgefallen und die Herzfrequenz von 130 auf 155/Minute angestiegen ist. Nach einem kurzen Blick über die OP-Tücher entdeckt er drei blutige Bauchtücher neben dem OP-Situs, sodass am ehesten eine relevante Hypovolämie vorliegt. Er verabreicht unverzüglich jeweils 15 ml Erythrozytenkonzentrat und Frischplasma. Daraufhin steigt der Blutdruck wieder auf 38 mmHg an.

1.2 Konsequenzen für den Patienten

Das Beatmungsproblem beim 3-jährigen Kind wurde rechtzeitig behandelt, sodass sich keine klinischen Konsequenzen ergeben haben.

Beim Neugeborenen kam es zu einer stärkeren chirurgischen Blutung bzw. zu einer relevanten Hypovolämie, die erst mit einer 15-minütigen Zeitverzögerung therapiert wurde. Klinisch ergaben sich hier keine Konsequenzen.

1.3 Interpretation aus Sicht des Anästhesisten

Während der Narkoseeinleitung erfordern schmerzhafte Maßnahmen (wie z. B. die Punktion eines periphervenösen Venenweges, die endotracheale Intubation aber auch die Platzierung einer Larynxmaske) eine ausreichende Narkosetiefe. Falls der maximale Wirkeintritt von Anästhetika aber nicht lange genug abgewartet wird, die medikamentöse Prämedikation unzureichend ist oder die Anästhetika nicht in ausreichender Dosierung appliziert werden, kann es bei unzureichender Narkosetiefe während der Stimulation zu einem Laryngospasmus, Bronchospasmus, Würgen und Erbrechen mit Aspiration kommen. Die Folgen sind dann ein steigender Beatmungsdruck, eine unzureichende Ventilation mit der Gefahr von Hypoxie und Hyperkapnie bis hin zu Bradykardie und Herz-Kreislauf-Stillstand.

Das Kind mit der Beatmungsproblematik wurde von einem noch nicht fertig weitergebildeten Facharzt narkotisiert. Falls keine permanente Supervision durch einen oberärztlichen „Libero" möglich ist, muss bei der Übertragung einer eigenverantwortlichen Tätigkeit an einen in der Weiterbildung zum Facharzt stehenden Arzt dessen persönliche Kenntnisse und Fähigkeiten berücksichtigt werden. Verfügt der Weiterbildungsassistent über ausreichende Kenntnisse und Fertigkeiten, ist der Facharztstandard gewährleistet. Ist dies nicht der Fall, muss eine adäquate Überwachung durch einen Facharzt sichergestellt sein, um die Defizite des Weiterbildungsassistenten auszugleichen.

Das Neugeborene im Nachbarsaal stellt mit dem größeren chirurgischen Eingriff sicherlich die größere anästhesiologische Herausforderung dar, sodass der Oberarzt hier primär die Betreuung übernommen hat. Während seiner Abwesenheit kam es jedoch zu einer stärkeren chirurgischen Blutung und Hypovolämie, die aufgrund seiner Abwesenheit erst mit einer 15-minütigen Zeitverzögerung therapiert wurde.

1.4 Interpretation aus Sicht des Juristen

Nach der Rechtsprechung haben Patienten innerhalb und außerhalb der Regeldienstzeit Anspruch auf eine Versorgung nach Facharztstandard. Da es sich beim Facharztstandard um ein Qualitätskriterium handelt, kann dieser aber auch ohne ständige Aufsicht und Anwesenheit eines Facharztes gewährleistet sein, wenn der Weiterbildungsassistent über einen Kenntnis- und Erfahrungsstand verfügt, der gewährleistet, dass das in der Situation medizinisch Gebotene theoretisch und praktisch genauso beherrscht wird wie von einem erfahrenen Facharzt. Ist dies nicht der Fall, muss eine adäquate Überwachung durch einen Facharzt sichergestellt sein, d.h. es muss sicher gewährleistet sein, dass im Komplikationsfall sofort Beistand durch den Facharzt erfolgen kann – bei gleichzeitig an beiden Operationstischen auftretenden Komplikationen wäre dies dem Oberarzt im beschriebenen Fall jedoch unmöglich gewesen. Im Schadensfall wäre zu befürchten, dass sich alle Beteiligten (Krankenhausträger, leitender Arzt, Weiterbildungsassistent) dem Vorwurf eines Organisations- und Übernahmeverschuldens mit allen zivil- und strafrechtlichen Konsequenzen aussetzen müssten.

1.5 Weiterführende Gedanken[1]

Generell gilt bei allen Narkosen der Anspruch auf Facharztstandard. Insbesondere bei Kindern muss aber ein in der Kinderanästhesie erfahrener Kollege diesen Standard absichern.
Stimulationen während der Narkoseeinleitung dürfen erst bei einer ausreichenden Narkosetiefe erfolgen.

Take Home Message

In diesem Fall wäre ein frei verfügbarer Facharzt mit Erfahrung in der Kinderanästhesie gut gewesen, dann wäre auch für das Kind mit den Beatmungsproblemen zumindest Facharztstandard gewährleistet gewesen.

---

[1] Leitlinien, wichtige Referenzen zum Thema, Fehlervermeidungsstrategien

2 Nachblutung und schwieriger Atemweg

Patrick Meybohm

2.1 Klinischer Fall

Ein 61-jähriger Patient stellt sich in der Klinik für Mund-, Kiefer- und Gesichtschirurgie zu einer offenen Operation eines Mundboden-Tumors vor. Anhand von klinischen Prädiktoren und dem HNO-Spiegelbefund ergibt sich bereits präoperativ der Hinweis auf einen potenziell schwierigen Atemweg. Der Patient wird elektiv fiberoptisch wach intubiert. Der operative Verlauf gestaltet sich unauffällig. Der Patient wird noch im OP-Saal mit Hilfe eines Cook-Stabes problemlos extubiert und anschließend in den Aufwachraum spontan atmend verbracht. Nach ca. 2 Stunden kann der Patient wach, schmerzfrei und kardiopulmonal stabil aus dem Aufwachraum auf die periphere Station verlegt werden.

Etwa 3 Stunden später wird über eine zentrale Notfallrufnummer ein „Reanimationsteam" von der Intensivstation auf die Normalstation gerufen. Bei Eintreffen des Teams ist der Patient wach, aber zyanotisch und dyspnoisch. Mittels Gesichtsmaske erhält der Patient bereits eine Sauerstoffinsufflation von 12 l/min. Anamnestisch ergeben sich keine Hinweise auf Vorerkrankungen im kardiopulmonalen Bereich. Der Patient sei zufällig beim Nachmittagsrundgang plötzlich im Bett liegend mit Atemnot vorgefunden worden. Nach Befragung des Station-Pflegeteams sei die Operation am Vormittag problemlos verlaufen. Die Patientenakte liegt am Patientenbett, auf dem Narkoseprotokoll sind keine Besonderheiten dokumentiert. Bei einer erneuten, aber jetzt differenzierteren klinischen Untersuchung des Patienten fällt eine Schwellung im Halsbereich auf, sodass der Verdacht auf eine chirurgische Nachblutung mit Einengung des Atemweges als potenzielle Ursache der akuten Dyspnoe im Raum steht. Nach Narkoseeinleitung mit Etomidat und Succinylcholin ist die Maskenbeatmung nicht möglich. Der Versuch einer endotrachealen Intubation misslingt zweimal. Der Anästhesist legt sodann eine Larynxmaske an. Hierüber lässt sich der Patient mäßig eingeschränkt ventilieren und

oxygenieren. Noch während des Versuchs, über die liegende Larynxmaske mit Hilfe eines Bronchoskops den Tubus endotracheal einzubringen, kommt der Operateur auf die Station, löst den Verband und öffnet die OP-Naht – ca. 1500 ml frischblutiges Hämatom entleert sich. Es werden zusätzlich 250 mg Solu-Decortin zur Schleimhautabschwellung gegeben und die sofortige Überstellung in den OP-Bereich zur chirurgischen Wundversorgung veranlasst.

2.2 Konsequenzen für den Patienten

Durch die sofortige Alarmierung des Reanimationsteams und das umgehende Handeln (alternatives Atemwegsmanagement sichert Oxygenierung und Ventilation) treten keine hypoxischen Schäden ein. Mit Ausnahme der Revisions-OP und unerwarteten Blutverlust hat der Patient keine nachhaltigen negativen Folgen.

2.3 Interpretation aus Sicht des Anästhesisten

Im vorliegenden Bericht wird die Re-Intubation eines kurz zuvor operierten Patienten geschildert, dessen Atemwege durch das Hämatom einer Nachblutung erheblich komprimiert werden. Erschwert wird die Versorgung auf der peripheren Station durch den Umstand, dass Informationen über den bereits initial schwierigen Atemweg nicht sofort verfügbar sind.

Die alleinige postoperative Betreuung eines solchen Risikopatienten auf der peripheren Station muss als unzureichend eingeschätzt werden. Der „schwierige Atemweg" und das operationsbedingte Trauma mit erhöhtem Nachblutungsrisiko stellen zwei unabhängige Risikofaktoren dar. Bei diesen Risikopatienten ist zumindest am Operationstag eine engmaschige klinische Beobachtung sowie eine regelmäßige Überwachung der vitalen Parameter (SpO$_2$, Herzfrequenz, Blutdruck) zu fordern.

Hinsichtlich der Ursache zielführend und vermutlich für den weiteren positiven Verlauf entscheidend war die frühzeitige Eröffnung der Nähte und die schnelle Hämatomentlastung noch auf der Station. Insofern unterstreicht diese Fallbeschreibung, dass für das Management einer Ateminsuffizienz im postoperativen Verlauf die Hämatomentlastung bei Verdacht auf eine raumfordernde Nachblutung eine lebensrettende Sofortmaßnahme darstellt.

2.4 Weiterführende Gedanken

Die Information „schwieriger Atemweg" wird häufig unmittelbar für den operativen Eingriff als relevant angesehen und verliert ihre Bedeutung, sobald ein Patient den Aufwachraum verlässt und auf die Normalstation verlegt wird. Der vorliegende Fall macht aber sehr eindrücklich deutlich, dass sich diese Grundannahme als falsch erweist: Es sind durchaus Situationen denkbar, in denen diese Informationen auch auf der Normalstation schnell verfügbar sein müssen. Ein Mitführen der Information „schwieriger Atemweg" in der Patientenakte ist dringend zu empfehlen.

Jedoch reicht die Information alleine nicht aus, vielmehr müssen dem Anästhesisten auch während einer Notfallsituation Möglichkeiten zur Verfügung stehen, einen schwierigen Atemweg sicher zu meistern. Da die normale Notfallausstattung auf einer peripheren Station in der Regel nur einfache Laryngoskope beinhaltet, muss für den Fall des „schwierigen Atemweges" das weitere Vorgehen in dieser Notfallsituation im Vorfeld geklärt sein. Wo ist die nächste (transportable) Ausrüstung für den schwierigen Atemweg deponiert? Oder soll diese spezielle Patientengruppe nicht vor Ort intubiert, sondern stattdessen oxygeniert und so rasch wie möglich in den Anästhesie- bzw. Operationsbereich transportiert werden, um sie dort mit allem zur Verfügung stehenden Equipment versorgen zu können?

Take Home Message

Eine postoperative intensive Überwachung ist nicht nur bei kardiopulmonalen Risikopatienten indiziert, sondern muss auch die Art und Weise des chirurgischen Eingriffs berücksichtigen. Insbesondere Patienten aus den Kliniken für Mund-, Kiefer-, Gesichtschirurgie sowie Hals-Nasen-Ohren haben perioperativ ein erhöhtes Risiko für einen unerwartet schwierigen Atemweg aufgrund der Pathologie aber auch aufgrund des operativen Traumas mit ausgeprägtem Nachblutungsrisiko. Eine intensive Überwachung kann zur frühzeitigen Detektion von Komplikationen beitragen. Relevante Informationen, wie z. B. „schwieriger Atemweg", müssen in der Patientenakte dokumentiert werden, sodass sie im Notfall für alle Beteiligten direkt verfügbar sind. Bereits im Vorfeld sollte für das Vorgehen in derartigen Notfallsituationen eine Standardarbeitsanweisung (SOP) erstellt und verbindlich kommuniziert werden.

3 Bedrohliche Hypoxie aufgrund eines zugebissenen Woodbridge-Tubus

Patrick Meybohm

3.1 Klinischer Fall

In der Klinik für Mund-, Kiefer- und Gesichtschirurgie soll bei einem 21-jährigen Patienten nach Faustschlag ins Gesicht eine komplizierte Oberkieferfraktur versorgt werden. Die Narkose erfolgt als totalintravenöse Anästhesie mit 5 mg/kg/h Propofol und 0,4 µg/kg/min Remifentanil. Zunächst wird die Intubation nasal mit einem Woodbridge-Tubus Größe ID 7,0 angestrebt. Die Passage durch die Nasengänge gelingt jedoch nicht, sodass der Patient oral intubiert werden muss. Hierfür wird der bereits benutzte Woodbridge-Tubus anstatt eines herkömmlichen Mallinckrodt-Tubus eingesetzt. Ursächlich für die frustane nasale Passage waren am ehesten die Frakturen im Mittelgesichtsbereich, die die Nasengänge einengten.

Nach ca. 2 Stunden Operationsdauer ruft der Operater über die Tücher, dass die Operation in ca. 5 Minuten fertig sei und nur noch „3 Stiche" anstehen würden. Beide Perfusoren werden daraufhin gestoppt. 5 Minuten später sind zwar alle Nähte fertig, doch müssen noch die Steri-Strips geklebt werden. Zeitgleich wird der Patient wach und bewegt sich bereits unter den noch liegenden OP-Tüchern. Der Patient beißt im Rahmen der Ausleitung auf den Woodbridge-Tubus. Daraufhin reißt der Assistenzarzt die Tücher vom Kopf des Patienten und legt einen Guedel-Tubus als „Beißschutz" ein. Die Sättigung fällt auf Werte um die 90 %. Diese Werte werden zunächst als Fehlmessung interpretiert, da sich der Patient bewegt und die Pulsoxymetriekurve Bewegungsartefakte aufweist. Im weiteren Verlauf entsättigt der Patient jedoch weiter bis auf Werte um die 70 %. Nun wird der zuständige Oberarzt durch eine anwesende OP-Pflegekraft hinzugerufen. Der Assistenzarzt entscheidet sich beim Verdacht auf einen Bronchospasmus, erneut rasch eine Narkose einzuleiten und injiziert den Rest des in der Perfusorspritze vorhandenen Propofols (ca. 80 mg). Die manuelle Beatmung ist allerdings er-

schwert. Das APL-Ventil wird auf 70 mbar gestellt. Die Beatmung verbessert sich jedoch nicht nennenswert. Der Oberarzt trifft ein und wird informiert, dass eine manuelle Beatmung über den Tubus nicht optimal möglich ist. Ohne direkte Kommunikation zum Assistenzarzt extubiert dieser den Patienten sofort (zu diesem Zeitpunkt liegt die SpO$_2$ bei ca. 50 %), beatmet ihn mit Maske und injiziert erneut 200 mg Propofol. In den folgenden Minuten erholt sich die Sättigung auf Werte > 90 %. Danach wird der Patient in den Aufwachraum verlegt. Der Patient ist wach, kooperativ und orientiert.

Während der Arbeitsplatzreinigung und Vorbereitungen für den nächsten Patienten inspiziert die Anästhesiepflegekraft „neugierig" den entsorgten Tubus noch einmal. Hierbei zeigt sich ein nahezu komplett zugebissener Tubus!

3.2 Konsequenzen für den Patienten

Zwar lag eine bedrohliche Hypoxie für einen 1- bis 2-minütigen Zeitraum vor, doch konnte diese durch die Extubation und manuelle Maskenbeatmung relativ schnell behoben werden. Anhaltende Folgeschäden aufgrund der Hypoxiephase wurden beim Patienten nicht beobachtet.

3.3 Interpretation aus Sicht des Anästhesisten

Insbesondere bei jüngeren erwachsenen Patienten können ausgeprägte Exzitationserscheinungen im Rahmen der Narkoseausleitung des Öfteren beobachtet werden. Im vorliegenden Fall führte die Exzitation zu einem plötzlichen Zusammenbeißen der Zähne mit konsekutiver Einklemmung des Tubus zwischen den Zähnen. Um der eingeschränkten Mundöffnung und Tubuseinklemmung entgegenzuwirken, versuchte der Assistenzarzt einen Guedel-Tubus zu legen. Unbemerkt blieb jedoch, dass die in den Woodbridge-Tubus eingearbeitete Metallspirale aufgrund des Bisses bereits stark deformiert wurde und anhaltend das innere Tubuslumen einengte. Aufgrund der frühzeitigen Narkoseausleitung bei noch klebenden OP-Tüchern und damit schwer zugänglichen Lagerung des Kopfes hatte das Anästhesieteam das Beißen auf den Tubus zu spät bemerkt. Hilfreich wäre gewesen, die Narkose etwas später bei einem sicheren Kopfzugang zu beenden bzw. nach dem Lösen der „Kieferklemme" im Rahmen der Exzitation den Tubus äußerlich zu inspizieren und zu prüfen.

Alternativ hätte der Anästhesist nach erfolgter Tubusdeformierung und Einengung des Lumens in der Notsituation noch den endotracheal liegenden Tubus entblocken können, sodass der Patient zumindest anteilig über eine „iatrogene" Leckage noch etwas hätte mitatmen, respektive oxygenieren können.

Positiv zu bewerten sind zum einen die sofortige und suffiziente Benachrichtigung des Oberarztes durch eine OP-Pflegekraft sowie das schnelle und unverzügliche Vertiefen bzw. dann erneute Einleiten der Narkose bei akuten Beatmungsproblemen.

3.4 Weiterführende Gedanken

Kritisch zu hinterfragen ist, ob 80 mg Propofol für einen jungen kräftigen Mann zur Narkosevertiefung ausreichend sind und eine höhere Propofoldosis die „Kieferklemme" frühzeitiger gelöst und die Exzitation schneller durchbrochen hätte. Zudem ist kritisch zu hinterfragen, ob die Fehlinterpretation der niedrigen SpO_2-Werte als „Artefakte", als die Situation eigentlich noch nicht bedrohlich war, ein früheres Erkennen der Notsituation verhindert hat.

Der Assistenzarzt hat mit dem Ziel von Sparmaßnahmen nach dem frustanen nasalen Intubationsversuch anstatt eines herkömmlichen flexiblen PVC-Tubus den bereits ausgepackten Woodbridge-Tubus für die orale endotracheale Intubation genutzt. Damit verbunden ist allerdings ein erhöhtes Risiko einer anhaltenden Tubusdeformierung beim Zusammenbeißen der Zähne, was dem Assistenzarzt bis dahin nicht bewusst war.

Take Home Message

Die orale Intubation mit einem Woodbridge-Tubus ist insbesondere im Rahmen des Exzitationsstadiums aufgrund des Zusammenbeißens der Zähne und dem fehlendem Schutz mit einem erhöhten Risiko einer anhaltenden Tubuseinengung und nachfolgender Hypoxie assoziiert. Bei plötzlichen intraoperativen Beatmungsproblemen ist neben patientenbezogenen Faktoren insofern auch an defektes Material zu denken. Therapeutisch muss frühzeitig eine Vertiefung der Narkose sowie ggf. ein Wechsel des Materials bzw. der (Beatmungs-)Geräte in Erwägung gezogen werden.

4 Hypoxie durch sterilen Handschuh

Felix Jäger, Patrick Meybohm

4.1 Klinischer Fall

Ein 71-jähriger Patient war häuslich gestürzt und hatte sich eine Schenkelhalsfraktur links zugezogen. An Vorerkrankungen ist ein nicht insulinpflichtiger Diabetes mellitus und eine leichte COPD vorbeschrieben. Nach Einlieferung ins Krankenhaus und Vorbereitung des Patienten kann die operative Versorgung in Vollnarkose problemlos durchgeführt werden. Auch aus anästhesiologischer Sicht gibt es keine Probleme, der Patient kann über den Aufwachraum auf die Normalstation verlegt werden. Am vierten postoperativen Tag muss der Patient mit dem Verdacht auf eine Bronchopneumonie und konsekutiver respiratorischer Globalinsuffizienz auf die Intensivstation aufgenommen werden. Neben dem Versuch der Erregerbestimmung und einer antibiotischen Therapie wird dort mit intensiver Atemgymnastik und intermittierender nicht invasiver CPAP-Beatmung über eine Gesichtsmaske begonnen. Darunter kommt es zunächst zu einer deutlichen Besserung des Gasaustauschs. Die Compliance des Patienten gegenüber der NIV-Therapie ist jedoch deutlich eingeschränkt.

Während der NIV-Pausen wird zur Vermeidung einer Kontamination des Beatmungsschlauchsystems ein einzeln abgepackter steriler Handschuh, der normalerweise für ein steriles endotracheales Absaugen verwendet wird, über das Ende des HME-Filters gezogen. Als sich der Gasaustausch des Patienten wieder etwas verschlechtert, wird dem Patienten die NIV-Maske erneut angelegt und nach Herunterziehen des Handschuhs die Beatmungsschläuche über eine „Gänsegurgel" wieder mit der Maske verbunden. Unter der NIV-Therapie kommt es nun zu einer akuten weiteren Verschlechterung mit ausgeprägter Hypoxämie (SpO_2 < 85%), sodass von der betreuenden Pflegekraft notfallmäßig der Stationsarzt der Intensivstation hinzugerufen wird. Bei inzwischen nicht nur respiratorischer sondern auch beginnender hämodynamischer Dekompensation des Patienten und voll-

kommen fehlender Vigilanz wird der Patient sofort intubiert. Unter manueller Beatmung mittels Ambu-Beutel über den Endotrachealtubus kommt es zu einer schnellen Rekompensation. Beim Anschluss des Intensiv-Beatmungsgeräts wird die Fehlermeldung „niedriges Atemminutenvolumen" angezeigt. Im BIPAP-Modus kommt es selbst unter invasiven Beatmungseinstellungen mit einem Spitzendruck von 35 mbar nur zu Atemzugvolumina um die 200 ml. Die Oxygenierung des Patienten verschlechtert sich massiv. Der Stationsarzt wechselt wieder auf den Handbeatmungsbeutel, um das Problem des Beatmungsgeräts in Ruhe angehen zu können. Bei genauer Betrachtung der Beatmungsschläuche fällt dann auf, dass zwischen dem HME-Filter und der „Gänsegurgel" noch winzige Reste des sterilen Handschuhs herausragen. Nach Diskonnektion der beiden Teile zeigt sich eine wie „ausgestanzt" wirkende Membran mit mehreren kleineren Löchern, die beim Abziehen des Handschuhs am HME-Filter hängen geblieben war. Nach Entfernung dieser Handschuhreste kann der Patient problemlos über das Intensiv-Beatmungsgerät ventiliert werden.

Nach 6 Stunden wird der Patient problemlos extubiert und kann 2 Tage später auf die Normalstation verlegt werden.

4.2 Konsequenzen für den Patienten

Glücklicherweise kam es in diesem Fall trotz der ca. 3 Minuten andauernden Hypoxiephase zu keinen neurologischen Folgeschäden, sodass der Patient in stabilem kardiopulmonalen Status und komplett unauffälliger Neurologie 2 Tage später wieder auf die Normalstation verlegt werden konnte.

4.3 Interpretation aus Sicht des Anästhesisten

Beatmungsprobleme eines Patienten aufgrund von technischen Fehlern treten in der Anästhesie und der Intensivmedizin nicht sehr häufig auf, kommen gelegentlich aber vor. Deshalb ist im Medizinproduktegesetz u. a. gefordert, dass der Anwender die vorgeschriebene Funktionsprüfung des Geräts kennt und diese auch vor jeder Anwendung durchführt.

Eine vorschriftsmäßig durchgeführte Funktionsprüfung vor der Anwendung des Geräts hätte die partielle Verlegung des Beatmungsschlauchsystems erkannt und somit die gefährliche Situation höchstwahrscheinlich verhindert.

Im Nachhinein hat das sorglose Abziehen des sterilen Handschuhs kombiniert mit der unterlassenen Funktionsprüfung des Geräts zu einer unnötigen Gefährdung des Patienten geführt. Die möglichen Konsequenzen dieser Komplikation wären äußerst schwerwiegend und hätten bis hin zum schweren hypoxischen Hirnschaden oder Tod des Patienten führen können.

Positiv in oben aufgeführtem Fall ist, dass die ersten Beatmungen über den Handbeatmungsbeutel erfolgten. Somit konnte der Stationsarzt ein manuelles „Gefühl" für die Compliance und Resistance der Lunge gewinnen, ein Vorgehen, das auch die nachfolgende Fehlersuche erleichterte. Da die Handbeatmung problemlos durchzuführen war, lag es nahe, dass das Problem mit dem Intensiv-Beatmungsgerät und/oder dem zugehörigen Schlauchsystem verbunden war. Unter wieder aufgenommener Handbeatmung hatte der Stationsarzt schließlich genug Zeit, sich mit der Problemlösung zu befassen. Dabei dauerte es zugegebenermaßen relativ lange, bis er den Rest des Handschuhs, der zwischen dem HME-Filter und der Gänsegurgel herausragte, entdeckt hatte.

> **Take Home Message**
>
> Vor der Inbetriebnahme eines Geräts sollte man sich von einem fehlerfreien Funktionieren des Geräts überzeugen. Gerade in Notfallsituationen sollte man einen Routinealgorithmus zur Fehlersuche und Fehlerbehebung zur Hand haben, der einem hilft, auch in kritischen Situationen einen ruhigen Kopf zu bewahren.

4.4 Weiterführende Gedanken

Wie bei allen Krisensituationen in der Anästhesie und Intensivmedizin ist es ratsam, sich gewisse Algorithmen zurechtzulegen, auf die man in solchen Stresssituationen zurückgreifen kann. Bei dem beschriebenen Fall gibt es eine ganze Reihe von möglichen Ursachen für die trotz hoher Beatmungsdrücke nur insuffiziente Ventilation und Oxygenierung des Patienten. Neben einer einseitigen Intubation oder ösophagealen Fehlintubation wäre u. a. auch ein unter der Überdruckbeatmung aufgrund geplatzter Lungenbullae neu aufgetretener (Spannungs-) Pneumothorax, ein Abknicken des Tubus oder des Beatmungsschlauchs oder eine Schleimverlegung denkbar gewesen. Diese potenziellen Komplikationen müssen anhand der üblichen Diagnostikverfahren (Inspektion, Auskultation, endexspiratorische CO_2-Messung etc.) differenzialdiagnostisch zügig abgearbeitet und ausgeschlossen werden.

5 Ignorierter Abfall der Hämoglobin-Sauerstoffsättigung

Axel Fudickar, Patrick Meybohm

5.1 Klinischer Fall

Ein 3 Monate alter, bis auf den zur OP-Indikation führenden Befund gesunder männlicher Säugling (Größe 58 cm, Gewicht 4,342 kg) wird zur geplanten operativen Versorgung einer Leistenhernie rechts im Routineprogramm ohne medikamentöse Prämedikation und ohne intravenöse Verweilkanüle in den OP-Saal gebracht. An der Schleuse wird der kleine Patient von einer Fachärztin in Empfang genommen, die über knapp 20 Berufsjahre Erfahrung verfügt, auch in der Durchführung von Säuglingsnarkosen, und durchaus sehr selbstsicher auftritt, aber leicht gekränkt auf Kritik reagiert. Ihr steht ein gut motivierter Anästhesiepfleger, der im Rahmen seiner Einarbeitung nach dem Pflegeexamen seit einigen Monaten in der Anästhesie arbeitet, zur Seite. Die Fachärztin entscheidet sich für eine Maskeneinleitung mit Sevofluran, um dann anschließend in Ruhe die venöse Kanüle in Narkose anzulegen. Nach Anlegen von EKG, Pulsoxymetrie und nicht invasiver Blutdruckmessung erhält der Säugling reinen Sauerstoff (100%) mit Sevofluran (Konzentration: 8% inspiratorisch) unter Spontanatmung ohne assistierende Zwischenbeatmung fast bis zum Atemstillstand über die Beatmungsmaske. Danach beginnt die Anästhesistin mit der vorsichtigen assistierenden Maskenbeatmung, wobei sich der Thorax gerade hebt. Die Vitalparameter sind zu diesem Zeitpunkt weitgehend unauffällig. Die Herzfrequenz beträgt 155/min, die Sauerstoffsättigung ist zunächst 96% und die nicht invasive Blutdruckmessung ergibt 70/40 mmHg. Der Säugling wird über 2 Minuten assistierend beatmet, die Spontanatmung sistiert jedoch trotz der hohen inspiratorischen Sevoflurankonzentration nicht (Konzentration weiterhin: 8% inspiratorisch). Währenddessen fällt die Sauerstoffsättigung kontinuierlich bis unter 90%. Diesbezügliche Hinweise der Pflegekraft beantwortet die Fachärztin mit beruhigenden Worten. Die Sauerstoffsättigung könne nicht schlecht sein, da die Hautfarbe unauffällig sei und das Kind nicht bradykard werde. Wenig später kommt ihre seit Jahrzehnten erfahrene Oberärztin hinzu und bemerkt nun eine Sauerstoffsättigung von 85% bei unauffälliger Pulsoxymetriekurve. Die Fachärztin beruhigt auch sie unter Hinweis auf eine Fehlmessung bei unveränderter Hautfarbe, guter Maskenbeatmung und stabiler Herz-Kreislauf-Situation mit einer Herzfrequenz von inzwischen 175/min. Die Oberärztin beginnt darauf mit der Punktion zur Anlage einer Venenverweilkanüle auf dem linken Handrücken. Der erste Versuch schlägt fehl, beim zweiten Versuch in der rechten Ellenbeuge gelingt die Anlage nach insgesamt 90 Sekunden. Zeitgleich steigt die Herzfrequenz auf 194/min und die Sauerstoffsättigung fällt auf 65%, welches die Fachärztin mit erneutem Verweis auf eine Fehlmessung bei funktionierender Maskenbeatmung kommentiert. Wegen livide werdender Hautfarbe übernimmt die Oberärztin jedoch die Maskenbeatmung, erhöht das Tidalvolumen und erreicht einen Sauerstoffsättigungsanstieg auf 97% innerhalb einer Minute. Das Kind kann danach von der Fachärztin problemlos intubiert werden. Nach Lagerung und Abdecken erfolgt die komplikationslose Operation der Leistenhernie. Die restliche Narkose verläuft störungsfrei und das Kind kann postoperativ problemlos extubiert und verlegt werden.

5.2 Konsequenzen für den Patienten

Durch Ignorieren oder Fehldeutung des Sauerstoffsättigungsabfalls wurde eine kurzfristige Hypoxämie des Säuglings herbeigeführt. Diese hätte bei längerer Dauer ischämische Schäden hervorrufen können. Im aktuellen Fall waren Konsequenzen für den Patienten im Aufwachraum und während der stationären Behandlung klinisch nicht erkennbar.

5.3 Interpretation aus Sicht des Anästhesisten

Der Abfall der Sauerstoffsättigung war wahrscheinlich kein Messfehler. Dennoch wurde der kontinuierliche Abfall der Hämoglobinsauerstoffsättigung als technischer Artefakt bzw. als Messfehler falsch interpretiert. Die Fehlinterpretation wurde auch dann noch aufrechterhalten, als auch die Hautfarbe livide wurde. Nach der Narkoseeinleitung reagierte der Säugling auf den initialen Hypoxämiereiz mit einem Anstieg der Herzfrequenz auf 175 Schläge pro Minute, im weiteren Verlauf sogar bis 194/min. Unter Berücksichtigung einer adäquaten Narkosetiefe ist diese zunächst paradox erscheinende Tachykardie aber als pathophysiologische Stressreaktion als Antwort auf den globalen Hypoxämiereiz zu werten. Dieser Zusammenhang wurde von der Fachärztin nur unzureichend erkannt und der Oberärztin gegenüber nicht kommuniziert.

Der Abfall der Sauerstoffsättigung war wahrscheinlich auf Atelektasenbildung unter während der Narkoseeinleitung zunehmend flacher werdender Spontanatmung zurückzuführen. Dafür spricht auch, dass die Sauerstoffsättigung nach einigen Beatmungszyklen mit höheren Tidalvolumina wieder anstieg.

darauf verzichten zu können. Die Fehlinterpretation der fallenden Sauerstoffsättigung ist ein typischer kognitiver Fehler der Verkennung. Diese war verknüpft mit einem Fixierungsfehler, in diesem Fall der Verzicht auf assistierende Maskenbeatmung bis zum Sistieren der Spontanatmung, der zu einem Zwischenfall führte, nämlich dem Sauerstoffsättigungsabfall. Eine übertrieben selbstsichere Persönlichkeitsstruktur mit leichter Kränkbarkeit begünstigt möglicherweise das Auftreten dieser Fehlerart, da ein instabiles Selbstwertgefühl bei nach außen hin zur Schau getragener Unfehlbarkeit das Eingeständnis eines Fehlers erschwert. Auch die Oberärztin hat sich vorübergehend von dem Hinweis auf einen Messfehler von der selbstsicher auftretenden Fachärztin über die augenscheinliche Problemsituation hinweg täuschen lassen und erst interveniert, als das Kind livide wurde und die Sauerstoffsättigung weiter fiel.

> ### Take Home Message
>
> Auch erfahrene Ärzte machen Fehler. Bestimmte Fehlerarten treten sogar eher bei erfahrenen als bei unerfahrenen Ärzten auf. Eine instabile Persönlichkeit mit extrovertierter Selbstsicherheit erhöht das Fehlerrisiko aufgrund riskanten Verhaltens.

5.4 Weiterführende Gedanken

Mehrere Fehler führten hier zu einem Beinahe-Unfall oder kritischen Ereignis. Zunächst hätte die Fachärztin die Maskeneinleitung ohne liegende Verweilkanüle nicht allein und schon gar nicht mit einer unerfahrenen Pflegekraft einleiten dürfen. Die Einleitung unter Spontanatmung ohne assistierende Beatmung kann außerdem zu Atelektasen führen, die insbesondere beim Säugling schnell zu kritischer Beeinträchtigung des Gasaustauschs führen. Das Weglassen von Sicherheitsvorkehrungen, der Verzicht von auch im Notfall ausreichender personeller Ausstattung, der Verzicht auf eine ausreichende Präoxygenierung sowie eine fehlende Atelektasenprophylaxe durch assistierende Beatmung sind „typische" Fehler erfahrener Anästhesisten, die aufgrund langer Routine mit seltenen Zwischenfällen daran glauben, immer wieder mal

6 Thorakotomie in der HNO

Michael St.Pierre

6.1 Klinischer Fall

Ein Tumorpatient mit Tracheostoma wird bei rezidivierendem Bluthusten unter dem Verdacht einer Nachblutung vom Rettungsdienst in die Notaufnahme einer HNO-Klinik gebracht. Der Patient wird als Notfall sofort in den OP gebracht und nach unauffälliger Narkoseeinleitung tracheoskopiert. Etwas distal der Tracheostomaöffnung findet sich eine kleine dorsale Schleimhautausbuchtung als mögliche Ursache. Bei dem Versuch, die vermeintliche Blutungsquelle in der Tiefe blind mit der bipolaren Pinzette zu kautern, löst der Operateur eine schlagartig einsetzende Blutung aus, die aufgrund ihres pulsatilen Charakters arteriellen Ursprungs zu sein scheint. Die Blutung ist so heftig, dass es dem Operateur auch bei maximaler Leistung des Saugers nicht gelingt, die Blutungsquelle in der Tiefe zu lokalisieren. Nach Wiedereinführen des Tracheostomas kann er die Blutung lediglich mithilfe von Kompressen und forcierter manueller Kompression zum Sistieren bringen. Die Komprimierung führt jedoch umgehend zu einem Stenosealarm des Anästhesierespirators und mit geringer Latenz zu einem Abfall des Atemminutenvolumens und der pulsoxymetrisch gemessenen Sättigung auf Werte unter 80%. Sobald der Operateur jedoch auf Bitte des Anästhesisten hin den Druck verringert, um die Ventilation zu verbessern, setzt die Blutung erneut ein. Die nächsten Minuten sind von einem beständigen Abwägen der operativen (Blutung) und anästhesiologischen (Sättigung) Prioritäten geprägt. Erst die Auskultation während einer Phase niedriger Sättigung trägt zur Lösung des Dilemmas bei: die Trachealkanüle scheint grenzwertig lang in der Trachea zu liegen, sodass der forcierte dorsokaudale Druck des Operateurs dazu führt, dass die Trachealkanüle einseitig rechts zu liegen kommt. Durch Zurückziehen der Kanüle und neuer Fixierung lässt sich die Oxygenierung sicherstellen.

Unter dem dringenden Verdacht einer iatrogenen Verletzung der A. subclavia wird der Oberarzt der HNO hinzugerufen. In der Zwischenzeit versorgt die Anästhesie den Patienten mit zwei weiteren großlumigen i.v. Zugängen und kann den Blutdruck stabil halten. Dem mittlerweile eingetroffenen Oberarzt gelingt es ebenfalls nicht, die Blutung zum Stillstand zu bringen; seine Manipulationen haben eher den gegenteiligen Effekt einer weiteren Blutungszunahme.

Mittlerweile ist auch die anästhesiologische Mannschaft durch eine zweite Pflegekraft und den diensthabenden Oberarzt verstärkt und eine Aufgabenverteilung vorgenommen worden. Da die Blutbank in erheblicher räumlicher Entfernung zum HNO-OP liegt und aufgrund der Notfalleinweisung weder Blutgruppe noch Kreuzblut für den Patienten existieren, kann sich die zweite Pflegekraft ausschließlich um die Organisation der notwendigen Maßnahmen kümmern, während die erste Pflegekraft den Anästhesisten bei der Betreuung des Patienten im Saal unterstützt.

Die HNO-Ärzte holen den Gefäßchirurgen konsiliarisch hinzu. Dieser präpariert retrosternal in die Tiefe, kann aber ebenfalls nicht die Blutungsquelle soweit darstellen, dass er diese umstechen oder ligieren könnte. Jede Unterbrechung der Kompression führt zu einem erneuten Einsetzen der arteriellen Blutung. Der mittlerweile ebenfalls hinzugezogene Thorax- und Kardiochirurg schlägt aufgrund der bereits bestehenden Blutung und der unklaren Anatomie (Lage der Gefäßläsion und Beziehung zu den hirnversorgenden Gefäßen) die Thorakotomie über eine mediane Sternotomie vor. Er weist den Kardiotechniker telefonisch an, sowohl den Cellsaver als auch zur Sicherheit eine Herz-Lungen-Maschine in den OP zu bringen. Im Falle von unerwarteten Schwierigkeiten könnte über eine femorale Kanülierung ein Verbluten des Patienten vor Freipräparation des betroffenen Gefäßes verhindert werden.

Da der HNO-Operationstrakt mehrere Straßen von der Kardiochirurgie entfernt liegt und der klinikeigene Transportdienst um diese Uhrzeit nicht mehr zu erreichen ist, stellt sich das logistische Problem, wie die beiden Geräte möglichst rasch in den Operationsaal gebracht werden können. Das Problem kann dadurch gelöst werden, dass die Rettungsleitstelle einen RTW alarmiert, der den Kardiotechniker samt seinem Equipment mit Sonderrechten zu seinem außergewöhnlichen Einsatzort fährt.

Bei Eintreffen im OP sind seit Einsetzen der Blutung fast 50 Minuten vergangen. Noch immer kann die Blutung nur durch manuelle Kompression gestillt werden und der Blutverlust beläuft sich mittlerweile auf über 2500 ml. Durch ausreichende Substitution von Volumen, Erythrozytenkonzentraten und den mittlerweile aufgetauten Gefrierplasmapräparaten gelingt es, die Hämodynamik des Patienten auf niedrigem Niveau stabil zu halten. In extremer räumlicher Enge werden Cellsaver und die Herz-Lungen-Maschine vorbereitet. Bei der Sternotomie kommt es aufgrund der nachlassenden Kompression zu erheblichen Blutverlusten, die jedoch über eine Rückgewinnung mittels Cellsaver aufgefangen werden können. Kurzfristig wird die Bolusgabe von Katecholaminen zur Blutdruckstabilisierung notwendig, eine Kanülierung der Femoralgefäße und der Anschluss der Herz-Lungen-Maschine muss jedoch nicht erfolgen. Als Ursache der Blutung findet sich ein aus der Vorgeschichte des Patienten nicht bekanntes Aneurysma des Truncus thyreocephalicus, das vom Operateur ausgeklemmt und dann übernäht werden kann. Die Blutung kommt zum Stillstand und der Patient stabilisiert sich hämodynamisch. Unter dem Einsatz von Gerinnungsprodukten und Thrombozytenkonzentraten normalisiert sich der Gerinnungsstatus.

6.2 Konsequenzen für den Patienten

Aufgrund der intraoperativ notwendig gewordenen Massivtransfusion ist der weitere postoperative Verlauf durch eine temporäre Verschlechterung der Oxygenierung gekennzeichnet. Am dritten postoperativen Tag ist der Patient wieder wach, spontanatmend und neurologisch ohne pathologischen Befund.

6.3 Interpretation aus Sicht des Anästhesisten

Die Besonderheiten des Falles lassen einen klinischen und einen organisatorischen Schwerpunkt erkennen:

Aus *klinischer Sicht* ist das initial bestehende Dilemma bemerkenswert, bei dem „des einen Freud' des anderen Leid" ist: Bei der eilig durchgeführten Reintubation mit dem Tracheostoma kommt dieses zu tief zu liegen und führt aufgrund der starken Kompression zur einseitigen Ventilation. Je mehr der Operateur sein Ziel erreicht (Sistieren der Blutung) desto schlechter stellt sich für den Anästhesisten die Oxygenierung dar, die beispielsweise durch die Aspiration einer signifikanten Menge von Blut beeinträchtigt worden sein könnte. Blutstillung und adäquate Oxygenierung scheinen einander auszuschließen. Nachahmenswert ist der Lösungsansatz, sich von dem initialen „Entweder-Oder" mit den zugrundeliegenden Differenzialdiagnosen zu lösen und bewusst nach weiteren Ursachen für die Beatmungsschwierigkeiten und somit einem dritten Weg zu suchen, der für beide Parteien eine „Win-win-Situation" darstellen könnte. Diese Mühe wird belohnt: Durch die Detektion der einseitigen Intubation und das Zurückziehen der Trachealkanüle kann die Oxygenierung bei unverändert fortgeführter Kompression sichergestellt werden.

Aus *humanfaktorieller Sicht* ist der vorliegende Bericht ein gutes Beispiel für das Management von kritischen Situationen, auf die man so nicht vorbereitet ist: Eine unerwartete und unbekannte Kombination von Faktoren bescheren den Operateuren und dem Anästhesisten eine „unangenehme Überraschung" mit vitaler Bedrohlichkeit. Selbst wenn im Rahmen der Berufsausbildung verschiedene Typen von Notfällen und ein möglicher Umgang damit gelernt wurden, sind Situationen dieser Art im Voraus so nicht vorhersehbar: Was als harmlose Tracheostomarevision beginnt, mündet in einer medianen Sternotomie. Für den HNO-Arzt handelt es sich um eine ihm unbekannte Operation, der Anästhesist kennt diesen Eingriff nur aus einem anderen Kontext. Daher kann keiner der Beteiligten auf dieses Ereignis mit dem Abruf von eingeübten Routinen antworten. Anstatt einfach Regeln abrufen oder Fertigkeiten anwenden zu können, müssen alle Beteiligten *Probleme lösen*. Problemlösendes Denken ist jedoch ein relativ langsamer, mühsamer und in seinen Ressourcen begrenzter Verarbeitungsprozess, der unter Zeitdruck nicht optimal abläuft.

Darüber hinaus mag in der geschilderten Situation auch ein Überraschungseffekt bedeutsam gewesen sein. In solchen Fällen ergeben sich Fehler im Management aus einer komplizierten Wechselwirkung zwischen der begrenzten Rationalität von Entscheidern, deren unvollständigen mentalen Modellen der Situation und einer starken emotionalen Komponente, die sich auch auf die Kommunikation miteinander auswirken kann: Eine Situation, in der einerseits ein schnelles Eingreifen erforderlich ist, andererseits aber keine bekannten sicheren Handlungsmöglichkeiten vorhanden sind, kann für alle Beteiligten extrem bedrohlich wirken. Im vorliegenden Fall gelingt es ab dem Moment, in dem die Oxygenierung sichergestellt werden kann, ein Miteinander von Operateuren und Anästhesie sicherzustellen.

Aus *organisatorischer Sicht* ist die Logistik für den Einsatz jenseits der Routine bemerkenswert. Hier zahlt sich positiv aus, dass den Anästhesisten sowohl die Arbeitsweise der Thorax- und Herzchirurgen (inkl. möglicherweise notwendig werdenden kardiopulmonalen Bypass) als auch mit der Denk- und Arbeitsweise der Rettungsleitstelle vertraut ist. Die Anästhesiologie kann somit als klinisch kompetenter „Vermittler" zwischen den Belangen der HNO, Kardiotechnik und der Rettungsleitstelle fungieren und den Ablauf der Ereignisse deutlich beschleunigen.

6.4 Weiterführende Gedanken

Im Fall von Zwischenfällen mit unbekannter Dynamik ist es wesentlich, frühzeitig Hilfe zu mobilisieren, um die Koordination delegieren zu können: Telefonate mit der Blutbank, mit der Kardiotechnik, mit der Rettungsleitstelle.

Take Home Message

- Auch scheinbar alltägliche Eingriffe („Tracheostomarevision") können sich aufgrund unerwarteter und unwahrscheinlicher Konstellationen zu vitalen Notfällen entwickeln.

- Kenne deine Umgebung und Infrastruktur! Gelegentlich kann es notwendig werden, dieses Wissen zur Problemlösung seltener und ungewöhnlicher Ereignisse einzusetzen.

7 Notintubation bei M. Madelung

Michael St.Pierre, Paul Frank

7.1 Klinischer Fall

Im Bereitschaftsdienst wird der diensthabende Anästhesist gegen 20 Uhr von den Kollegen der HNO alarmiert, dass ein heute an den Halsweichteilen operierter Patient schwere Dyspnoe habe und dringend revidiert werden müsse. Wenige Minuten später präsentiert sich dem Anästhesisten auf der Intensivstation ein 55-jähriger, kleinwüchsiger, zyanotischer Patient mit ausgeprägtem inspiratorischen Stridor und in der Zirkumferenz des gesamten Halses blau-lividem Hämatom. Der Patient sitzt aufrecht im Bett und kann aufgrund der zunehmenden Erschöpfung kaum noch kommunizieren. Der Oberkörper und das Bett sind voll Blut, das aus der ca. 20 cm langen Naht am Hals läuft.

Im Rahmen seiner Grunderkrankung M. Madelung sind ihm 4 Stunden zuvor im Rahmen einer kombinierten Lipektomie und Liposuktion ca. 2 Liter subkutanes Fettgewebe am Hals entfernt worden. Die Blutstillung gestaltete sich protrahiert, aber letztlich konnte der Patient extubiert auf die Intensivstation zur postoperativen Überwachung verlegt werden. Schon auf dem Weg vom OP-Saal zur Intensivstation habe er über etwas Druck am linken Hals geklagt. Dies wurde als Schmerz interpretiert und mit der Bolusgabe von Dipidolor behandelt. Im Verlauf nahm das Druckgefühl jedoch zu und sowohl das Schlucken als auch die Atmung fielen ihm zunehmend schwerer. Laut eines gerade eben durchgeführten Spiegelbefunds der HNO-Kollegen war die linke Glottisebene gerade eben noch einsehbar.

Zeitgleich mit dem Eintreffen des Anästhesisten eskaliert die Situation. Unter 15 Liter Sauerstoff ist nur noch eine SpO$_2$ von 80 % zu erreichen. Der Kollege der HNO eröffnet umgehend noch im Patientenbett die Naht und saugt ein großes Hämatom ab, um den Druck im Halsbereich zu entlasten. Er weist den Anästhesisten darauf hin, dass eine Nottracheotomie seiner Meinung nach extrem schwierig sei und es deshalb gelingen müsste, den Patien-

ten konventionell zu intubieren. Im OP-Saal wurde zeitgleich der Airway-Notfallwagen bereitgestellt, um eine fiberoptische Wachintubation durchzuführen. Aus dem Protokoll der vorangehenden Operation war ersichtlich, dass der Patient als Cormack I zu intubieren ist. Während des Versuchs, den Patienten bei sehr schlechter Übersicht über die anatomischen Verhältnisse aufgrund der massiven Weichteilverschiebungen im Hypopharynx wach fiberoptisch zu intubieren, wird der Patient wegen der zunehmenden Hypoxie bewusstlos. Nach Abbruch des fiberoptischen Intubationsversuchs und Einlegen einer Larynxmaske (über die eine Ventilation so gut wie nicht möglich ist), wird mit der Nottracheotomie begonnen, die nach ca. 2 Minuten zur Eröffnung der Trachea führt. Historisch bedingt ist in dieser Klinik ein sog. „Lebensretter" Bestandteil des Nottracheotomiesets. Bei diesem Lebensretter handelt es sich um einen leicht gebogenen, ca. 10 cm langen, stumpf zulaufenden Metalltubus (ID 4,5), mit dem der HNO-Arzt seit jeher die Notöffnung intubierte, um dann über einen aufgesetzten Konus den Patienten oxygenieren zu können. Trotz erfolgreicher Einführung gelingt es aufgrund eines überblähten Magens nicht, den weiteren Sättigungsabfall zu verhindern. Der Anästhesist schlägt daraufhin vor, über den liegenden „Lebensretter" einen Cook-Guide einzuführen und den Metalltubus gegen einen größeren Tubus auszuwechseln. Dieser Versuch misslingt, weil nicht bedacht wurde, dass der Lebensretter sich an der Spitze nochmals verjüngt und der Cook-Guide somit nicht passieren kann. Während des kurzzeitigen Sistierens der Oxygenierung entwickelt der Patient eine Asystolie. Sofort wird mit den Reanimationsmaßnahmen begonnen, während der Operateur die Trachea weiter eröffnet, um eine Trachealkanüle adäquater Größe einbringen zu können. Mit dieser ist nach wenigen Minuten eine adäquate Ventilation möglich, unter der sich die Oxygenierung konsekutiv erholt. Nach ungefähr 10-minütiger kardiopulmonaler Reanimation stellt sich ein tachykarder Sinusrhythmus ein. Der Patient wird analgosediert und nach Beendigung der operativen

Blutstillung im Bereich der kollaren Weichteile erneut auf die Intensivstation gebracht.

Am nächsten Morgen kann er ohne neurologische Residuen auf die Normalstation verlegt werden.

7.2 Konsequenzen für den Patienten

Erfreulicherweise hatte die hypoxiebedingte Asystolie und konsekutive kardiopulmonale Reanimation keinerlei nachteilige Auswirkung auf den Patienten. Dies ist sicherlich darauf zurückzuführen, dass mit den Wiederbelebungsmaßnahmen unmittelbar nach Aussetzen der Herzaktionen begonnen werden konnte und auch die erfolgreiche Oxygenierung des Patienten nach kurzer Zeit möglich war.

7.3 Interpretation aus Sicht des Anästhesisten

Der Madelung-Fetthals (Synonym: benigne symmetrische Lipomatose, Launois-Bensaude-Syndrom) ist eine Erkrankung unklarer Ätiologie, die durch das Wachstum nicht gekapselter Lipome charakterisiert ist und fast ausschließlich bei Männern auftritt. Die Fettmassen dehnen sich über Schultern, Nacken und Gesicht aus. Bedingt durch die stark vaskularisierten Fettmassen, die teils nach enoral verdrängend wachsen, schildern die Patienten Symptome wie Dysphagie, Dyspnoe, Heiserkeit und Bewegungseinschränkungen. Darüber hinaus kann eine Makroglossie Bestandteil des Krankheitsbildes sein.

Anästhesisten sollten sich bei Patienten mit benigner symmetrischer Lipomatose besonders auf zwei Probleme einstellen:
- Möglichkeit eines schwierigen Atemwegs (eingeschränkte Halsbeweglichkeit, Makroglossie, verlagerte Halsweichteile)
- erhöhte postoperative Blutungsneigung (starke Vaskularisierung)

Während die Grunderkrankung bei der primären Narkoseeinleitung keine Schwierigkeiten bereitete, scheint sie bei der Notfallintubation in Kombination mit dem postoperativen Hämatom und Wundödem zu der Situation „can't ventilate, can't intubate" beigetragen zu haben. Das Vorgehen im beschriebenen Fall entsprach den Handlungsempfehlungen der Deutschen Gesellschaft für Anästhesiologie und Intensivmedizin. Im Nachhinein bleibt zu überlegen, ob nicht eine primäre Koniotomie in Lokalanästhesie dem fiberoptischen Vorgehen vorzuziehen gewesen wäre und den nötigen Zeitgewinn mit sich gebracht hätte, der eine hypoxisch bedingte Asystolie verhindert hätte. Ob ein derartiges Anliegen des Anästhesisten im vorliegenden Fall beim HNO-ärztlichen Kollegen auf Gehör gestoßen wäre, darf bezweifelt werden: offensichtlich existierten zwischen der anästhesiologischen und HNO-ärztlichen Klinik unterschiedliche primäre Notfallstrategien. So wurde von dem HNO-Kollegen eine chirurgische Atemwegssicherung von vornherein ausgeschlossen, da dieser offensichtlich die technisch wesentlich anspruchsvollere Tracheotomie, nicht aber die wesentlich rascher durchzuführende Koniotomie in Betracht gezogen hatte.

Die aufgetretene Asystolie entwickelte sich aus einer sog. reversiblen Ursache des Herz-Kreislauf-Stillstands heraus, sodass die Erfolgsaussichten für die eingeleitete Reanimation nicht als aussichtslos einzustufen waren, vor allem da zum Zeitpunkt des Beginns der Asystolie bereits eine Oxygenierungsmöglichkeit bestand. So konnte der Patient letztendlich mit stabilen Kreislaufverhältnissen auf die Intensivstation verlegt werden.

7.4 Weiterführende Gedanken

Die Deutsche Gesellschaft Anästhesie und Intensivmedizin und der Bundesverband Deutscher Anästhesisten stellen ihre Leitlinie zum Atemwegsmanagement im Internet zur Verfügung, diese finden Sie unter: http://www.dgai.de/leitlinien/13_643-Leitlinie.pdf.

Take Home Message

- Bei Patienten mit M. Madelung sollte ein differenziertes Vorgehen sowohl für die Intubation als auch für die Extubation festgelegt werden.

- Bei Patienten mit M. Madelung ist mit einer erhöhten Inzidenz an Nachblutungen zu rechnen. Daher sollte die Indikation zur postoperativen Nachbeatmung großzügig gestellt und die Patienten über Nacht beatmet werden.

- Wo immer möglich, sollte mit den operativen Partnern die Vorgehensweise und das verwendete Instrumentarium zur Bewältigung des schwierigen Atemwegs („can't intubate, can't ventilate") abgesprochen werden. Dadurch kann für den Notfall gewährleistet werden, dass alle Beteiligten dem Notfall mit demselben mentalen Modell gegenüber stehen.

7.5 Literatur

Conroy JP. Airway management: a patient with Madelung disease. AANA Journal 2006; 74(4): 281–284

Da Broi U, Zauli M, Bonfreschi V, Cason L, Parodi PC, Osti M, Pasetto A, Riberti C. Anesthesiologic problems in patients with Launois-Bensaude-Madelung disease. Clinical case. Minerva Anestesiol 1996; 62(10): 333–337

Stopar T, Jankovic VN, Casati A. Four different airway-management strategies in patient with Launois-Bensaude syndrome or Madelung's disease undergoing surgical excision of neck lipomatosis with a complicated postoperative course. J Clin Anesth 2004; 17(4): 300–303

8 Schwieriger Atemweg bei Adipositas und Minderwuchs

Michael St.Pierre, Alexander Hunsicker

8.1 Klinischer Fall

Ein 25-jähriger Mann mit Minderwuchs und Adipositas (110 kg bei 150 cm) mit vorhandenem ventrikuloperitonealem Shunt nach stattgehabtem Schädel-Hirn-Trauma als Kind, wird im Bereitschaftsdienst von den Kollegen der Neurochirurgie zur Shuntrevision bei Verdacht auf Shuntinsuffizienz angemeldet. Die Dringlichkeit wird durch einen zunehmenden Liquoraufstau im kranialen Computertomogramm begründet. Der diensthabende Assistenzarzt nimmt den nicht prämedizierten Patienten an der OP-Schleuse in Empfang und führt das Narkosegespräch mit ihm durch. Der Patient gibt an, dass vorherige Narkosen komplikationslos gewesen seien, die Belastbarkeit ist aufgrund einer Paraparese der Beine nur eingeschränkt beurteilbar. Anamnestisch erscheinen die weiteren Organsysteme orientierend unauffällig, Allergien sind keine bekannt. Insbesondere Fragen zu akuten Hirndruckzeichen werden verneint. Die letzte Mahlzeit ist allerdings erst vor 3 Stunden eingenommen worden. Bei der Untersuchung des Atemwegs fällt ein Mallampati-Score 4, ein Patil-Test mit ca. 4 cm thyreomentalem Abstand, neben der auch das Gesicht, den Nacken und Hals betreffenden ausgeprägten adipösen Physiognomie, auf. Der Mund ist zwanglos zu öffnen, die Reklination nicht eingeschränkt.

Aufgrund der ungewöhnlichen Physiognomie hält der Assistenzarzt Probleme bei der Atemwegssicherung für möglich. Infolge der durch die Paraparese bedingten Kontraindikation für Succinylcholin verständigt der Assistenzarzt seinen zuständigen Facharzt, der im OP erscheint. Gemeinsam mit der Pflegekraft wird das geplante Vorgehen besprochen: Nachdem keine Hinweise auf eine schwierige Intubation aktenkundig sind und auch der Patient von keinen Komplikationen weiß, soll eine „Rapid Sequence Induction" (RSI) mit Thiopental durchgeführt und eine Intubation in tiefer Hypnose ohne Relaxation angestrebt werden, wobei der Wagen für den schwierigen Atemweg bereits im Saal ist und das weitere Vorgehen für den Fall einer schwierigen Intubation festgelegt wird.

Die Einleitung findet nach ausführlicher Präoxygenierung mit dichtsitzender Gesichtsmaske in 30° Anti-Trendelenburg-Lagerung statt, das isolierte Anheben des Oberkörpers war dem Patienten der Adipositas wegen unangenehm. Nach Hypnoseinduktion laryngoskopiert der Assistenzarzt und stellt eine Cormack-I-Situation fest. Nach der Intubation ist jedoch weder eine manuelle Ventilation möglich, noch lässt sich bei beidseitiger Auskultation ein Atemgeräusch vernehmen. Ebenso kann kein endexspiratorisches CO_2 abgeleitet werden. Bei rasch fallender SpO_2 wird der Patient wieder extubiert und wie geplant als Alternative eine Larynxmaske platziert. Auch hierüber ist keine Ventilation möglich, die SpO_2 fällt weiter, kongruent zu einer zunehmenden Zyanose des Patienten. Nun wird auch die Larynxmaske entfernt und eine Maskenbeatmung versucht. Diese ist zwar nur schwer möglich, eine Oxygenierung des Patienten scheint aber zu gelingen, da die SpO_2 wieder auf Werte um 80% steigt. Da bislang noch keine Hinweise auf ein Erwachen des Patienten oder eine Spontanatmungsaktivität vorliegen, laryngoskopiert der Facharzt nach erneuter Hypnosevertiefung mit Thiopental. Er intubiert den Patienten unter Sicht der Glottisebene. Erneut ist weder eine manuelle Ventilation möglich, noch lässt sich endexspiratorisches CO_2 ableiten. Daraufhin laryngoskopiert der Facharzt ein weiteres Mal, um sich von der weiterhin korrekten Lage des Endotrachealtubus zu überzeugen. Dieser passiert in der Tat die Stimmlippen und anhand der Tubusmarkierungen kann auch von einer korrekten Tiefe ausgegangen werden. Da somit kein Zweifel mehr an der Tubuslage besteht, wird die Narkose nun mittels Sevofluran vertieft und der Patient manuell forciert ventiliert. Bei deutlich erschwerter Handbeatmung lässt sich nun auch in geringen Mengen CO_2 ableiten. In der nun folgenden Auskultation sind bilateral exspiratorisch brummende und giemende Geräusche hörbar. Unter der Arbeitsdiagnose eines massiven Bronchospasmus wird eine antiobstruktive Therapie mit Reproterol und Prednisolon eingeleitet sowie die Narkose weiter vertieft. Unter dieser Therapie kommt es zu einer raschen klinischen Verbesserung der Beatmungssituation.

8.2 Konsequenzen für den Patienten

Nachdem es möglich geworden war, den Bronchospasmus zu durchbrechen, konnte die Operation wie geplant durchgeführt werden, ohne dass der Patient nochmals pulmonal Probleme bereitete. Der Patient wurde nach der Operation intubiert und beatmet auf die Intensivstation verlegt und konnte dort innerhalb kurzer Zeit problemlos extubiert werden.

8.3 Interpretation aus Sicht des Anästhesisten

Der Fall beschreibt die Vorbereitung und das Management eines erwartet schwierigen Atemweges bei einem adipösen und kleinwüchsigen Patienten. Statt der erwarteten Intubationsschwierigkeiten wird das Team jedoch unerwartet mit einem ganz anderen Beatmungsproblem konfrontiert: Die aufgrund einer akuten Bronchospastik entstehenden Oxygenierungsschwierigkeiten werden zunächst nicht auf eine pulmonale Ursache zurückgeführt, sondern als Resultat einer Fehlintubation gedeutet.

Die Vorbereitung der Narkoseeinleitung erscheint nach Identifikation eines möglichen Intubationsproblems vorbildlich: Es wird sowohl Equipment für den schwierigen Atemweg bereitgestellt als auch fachärztliche Hilfe angefordert, um Handlungsoptionen im Falle von Intubationsschwierigkeiten zu haben. Aufgrund der anamnestischen Information von bisher problemlosen Narkoseeinleitungen und möglicherweise auch aus der Motivation heraus, dem Patienten eine fiberoptische Wachintubation zu ersparen, entscheidet man sich für eine „Rapid Sequence Induction" (RSI). Warum

Thiopental als Einleitungshypnotikum gewählt wird, wird aus der Meldung nicht ersichtlich.

Das Verhalten nach dem ersten Intubationsversuch kann kontrovers beurteilt werden. Positiv und ganz im Sinne des Atemwegsalgorithmus muss die Vorgehensweise gewertet werden, bei fehlendem sicheren Zeichen für den Intubationserfolg (Nachweis eines $etCO_2$) den Tubus zu entfernen („if in doubt – take it out") und eine alternative Atemwegssicherung anzustreben. Negativ hingegen kann man die Tatsache sehen, dass trotz des initial sicheren Intubationszeichens einer Tubuspassage durch die Stimmlippen dieser Befund nicht durch eine erneute Laryngoskopie verifiziert, sondern stattdessen der Tubus wieder herausgezogen wurde. Dadurch wurde eine Maskenbeatmung notwendig, die den Patienten aufgrund der fehlenden Nüchternheit einem erhöhten Aspirationsrisiko aussetzte. Eine Ausweitung der Ursachensuche für die unmögliche Beatmung – wie nach der zweiten Intubation durch den Facharzt geschehen – hätte evtl. früher die Diagnose eines Bronchospasmus mit konsekutiver Therapie ermöglicht.

Da bei dem Patienten klinisch keinerlei pulmonale Vorerkrankungen bekannt waren und dieser unmittelbar präoperativ klinisch vollkommen unauffällig war, ist ein Zusammenhang der Bronchospastik mit den für die Narkoseeinleitung verwendeten Medikamenten am wahrscheinlichsten. Die eigentliche Ursache des Beatmungsproblems könnte somit in einer massiven Bronchospastik auf Thiopental gelegen haben. Diese unerwünschte Nebenwirkung wurde bereits vor 40 Jahren beschrieben und wird sowohl bei Patienten mit bekanntem Asthma bronchiale oder bronchialer Hyperreagibilität als auch bei pulmonal gesunden Menschen beobachtet.

Daneben besteht die Möglichkeit, dass eine zu flache Anästhesie – gerade in Kombination mit Thiopental – die Bronchospastik induziert hat. Die vom Standardpatienten doch erheblich abweichenden Körperproportionen des zudem nicht prämedizierten Patienten und die weder durch Opioid noch Muskelrelaxans supplementierte Hypnose, mögen die in der Situation optimale Einleitungsdosis schwer kalkulierbar gemacht haben.

Aus humanfaktorieller Sicht scheint ein wesentlicher Beitrag zu der Situation in der erwartungsgesteuerten Wahrnehmung gelegen zu haben. Mit dem Begriff der erwartungsgesteuerten (oder hypothesengesteuerten) Wahrnehmung beschreibt man das Phänomen, dass menschliche Wahrnehmung Objekte und Situationen nicht erst vollständig erfasst, um sich dann aus der gewonnenen Information ein Bild zu machen, sondern dass sie sich immer anhand von Hypothesen und Erwartungen der Umwelt zuwendet und Sinneseindrücke auf ihre Kompatibilität mit den Hypothesen hin vergleicht und nur die wahrscheinlichste weiterverfolgt. Nach einer ausreichenden Zahl von „Treffern" wird dieser Prozess des Abgleichs von erwarteten und vorhandenen Items abgebrochen und man „weiß", womit man es zu tun hat. Dieser Mechanismus der hypothesengesteuerten Wahrnehmung nimmt Irrtümer in Kauf. Der Satz: „Was wahrscheinlich ist, ist wahrscheinlich", ist somit nicht nur eine Grundregel ärztlicher Diagnostik, sondern *die* Auswahlregel unseres Gehirns schlechthin. Evolutionär scheint eine schnelle Musterbildung in einer Umwelt, in der Täuschungen selten sind, gegenüber einer hundertprozentigen Abtastung der Reizvorlage, die zwar fehlerfrei, dafür aber langsamer arbeiten würde, von Vorteil gewesen zu sein. In kritischen Situationen wird dieser Prozess weiter abgekürzt und nur versucht, eine einzige vorhandene Hypothese anhand von Informationen zu bestätigen („confirmation bias"). Zeitdruck und Stress reduziert somit die Zeitspanne, bis eine Hypothese als Faktum akzeptiert wird. Die klinisch bedeutsame Konsequenz aus diesem Sachverhalt liegt darin, dass es bewusste Anstrengung und große Mühe erfordert, sich zu fragen, ob nicht auch eine andere Deutung die vorhandenen Daten erklären könnte. Im geschilderten Fallbeispiel war die Erwartung im Hinblick auf Intubationsschwierigkeiten so stark ausgeprägt, dass erst mehrere Anläufe notwendig waren, um die Atemwege als gesichert zu sehen und nach anderen Erklärungen Ausschau zu halten. Mit vielem scheint das Anästhesieteam im Vorfeld gerechnet zu haben, aber nicht mit einer akuten Bronchospastik.

> **Take Home Message**
>
> - Eine sorgfältige Planung, die Bereitstellung adäquater Ressourcen (Equipment, Personal) und gegenseitige Absprache („Briefing") sind Vorraussetzung eines erfolgreichen Managements des erwarteten schwierigen Atemwegs.
>
> - Eine akute Bronchospastik kann sich unmittelbar nach Narkoseeinleitung und Intubation manifestieren und aufgrund der reduzierten Compliance und des fehlenden Nachweises von CO_2 eine ösophageale Fehlintubation imitieren.
>
> - Hypothesengesteuerte Wahrnehmung ist ein grundsätzliches Funktionsprinzip der menschlichen Kognition. Somit ist nicht nur der Wunsch, sondern auch die Erwartung „Vater des Gedanken" und beeinflusst in erheblichem Maße, welche Bedeutung sensorischen Informationen beigemessen wird.
>
> - Unter Stress und Zeitdruck werden Hypothesen schneller und bereitwilliger als Fakten akzeptiert.

8.4 Literatur

Bruner JS, Postmann L. An Approach to social perception. In: Dennis W, Lipitt R, eds. Current trends in social psychology. Pittsburgh: University of Pittsburgh Press; 1951

Goldstein EB. Wahrnehmungspsychologie. Heidelberg: Spektrum; 2007

Deutsche Gesellschaft der Anästhesiologie und Intensivmedizin e.V. Leitlinie schwieriger Atemweg der DGAI. Anästh Intensivmed 2004; 45: 302 – 306

Wedley JR. Thiopentone induced bronchospasm. Anaesthesia 1973; 28 (3): 318 – 319

9 Hyperkapnie bei analgosediertem Kind

Michael St.Pierre

9.1 Klinischer Fall

Bei einem geistig retardierten Jugendlichen mit orofazialer Missbildung und komplexen Fehlanlagen der Zähne soll eine Freilegung einiger Zähne erfolgen und Brackets geklebt werden. Dieser Eingriff erfolgt normalerweise in Lokalanästhesie, soll aber bei diesem Patienten aufgrund mangelnder Compliance in Vollnarkose durchgeführt werden. Bei der Durchsicht der Patientenakten fällt dem prämedizierenden Anästhesisten ein Narkoseprotokoll jüngeren Datums in die Hand, auf dem sowohl eine schwierige Maskenbeatmung als auch eine unmögliche konventionelle Intubation beschrieben ist. Eine sekundäre fiberoptische Intubation war mit dem zur Verfügung stehenden Bronchoskop aufgrund sehr enger Nasenlöcher nicht möglich. Der Anästhesist bespricht sich mit dem kieferchirurgischen Kollegen und einigt sich aufgrund der voraussichtlichen Dauer von 1–1,5 Stunden auf ein kombiniertes Vorgehen mit Spontanatmung unter Analgosedierung und Lokalanästhesie. Aufgrund persönlicher negativer Erfahrungen mit der Kombination von Remifentanil mit Propofol zur Analgosedierung entscheidet sich der Anästhesist, ausschließlich Remifentanil über Perfusor zu geben und ggf. Midazolam-Boli zu verabreichen.

Die Einleitung gestaltet sich problemlos und der Patient toleriert bei einer Remifentanil-Laufrate von 0,15 µg/kg/min die Infiltration mit Lokalanästhetikum. Der Patient erhält 4 Liter Sauerstoff über eine Nasensonde und wird mittels EKG und Pulsoxymetrie überwacht. Eine Messung des endexspiratorischen CO_2 ist zu diesem Zeitpunkt nicht möglich. Im weiteren Verlauf tauchen jedoch Probleme auf: Zum einen machen spontane Kopfbewegungen des Patienten repetitive Midazolam-Boli und eine wiederholte Adaptierung der Remifentanil-Dosierung notwendig, zum anderen gestaltet sich die Freilegung und das Anbringen der Brackets deutlich schwieriger als initial gedacht. Nach 2 Stunden Operationszeit wird der Anästhesist innerlich unruhig, weil ihm die Situation mit dem ge-

teilten Atemweg nicht behagt, aber auf die Frage nach der vermuteten Restdauer des Eingriffs erhält der Anästhesist lediglich eine ausweichende Information vom Operateur. Da die Sättigung des Kindes sich konstant zwischen 95–98% bewegt, akzeptiert der Anästhesist die unerwartete Verlängerung der OP-Zeit. Eine vergleichbare Situation ergibt sich 3 Stunden und 4 Stunden nach Beginn des Eingriffs: Noch immer ist der Kieferchirurg am Patienten tätig, und noch immer ist kein Ende der Operation in Sicht; die Sättigung hält sich bei regelmäßigem Atemmuster mittlerweile in einem Bereich von 92–94%.

Nach fast 5 Stunden OP-Dauer wird der Eingriff als beendet erklärt und die Analgosedierung mit Remifentanil beendet. 30 Minuten nach Ende der Zufuhr von Remifentanil (die zeitweise maximal 0,2 µg/kg/min betrug) atmet der Patient regelmäßig, reagiert jedoch weder auf Schmerzreize noch auf Ansprache. Da bei dem Patienten kein Anfallsleiden bekannt ist, wird eine Antagonisierung mit Flumazenil versucht, welche jedoch ohne Erfolg bleibt. Unter der Vorstellung einer analgetischen Abschirmung durch das Lokalanästhetikum und einer Restwirkung von Remifentanil wird dieses mit kleinen Boli von Naloxon antagonisiert; ebenfalls ohne Erfolg.

In einer daraufhin durchgeführten kapillären Blutgasanalyse zeigt sich ein pH von 6,9 und ein $paCO_2$ von über 110 mmHg. Der Patient erhält TRIS-Puffer und wird auf der Intensivstation der Kinderklinik angemeldet. Dort besteht die Möglichkeit, das Kind nicht invasiv zu beatmen, um die respiratorische Azidose zu eliminieren.

9.2 Konsequenzen für den Patienten

Bereits bei Aufnahme auf der Kinderintensivstation war der $paCO_2$ auf Werte um die 80 mmHg gefallen und der pH auf 7,2 gestiegen. Bei weiterhin guter

Oxygenierung entschloss man sich aufgrund der Dynamik, die respiratorische Erholung des Kindes zunächst nur zu beobachten. Am frühen Abend schlug das Kind die Augen auf und war uneingeschränkt kontaktierbar. Am nächsten Morgen wurde es bei unauffälliger Blutgasanalyse auf die Normalstation verlegt.

9.3 Interpretation aus Sicht des Anästhesisten

Bei dem vorliegenden Fall soll eine Analgosedierung für einen schmerzhaften Zahneingriff durchgeführt werden. Da die Analgesie durch die supplementierende Gabe eines Lokalanästhetikums erreicht wird, liegt die Herausforderung für den durchführenden Anästhesisten darin, die Sedierung des Kindes so tief zu halten, dass Spontanbewegungen auf ein Minimum reduziert werden und dennoch sowohl Schutzreflexe als auch Spontanatmung erhalten bleiben. Die Anforderungen entsprechen somit dem Erreichen der Sedierungsstufe III, der tiefen Sedierung. Entsprechend der Einteilung für Erwachsene wurde auch für die Sedierung von Kindern eine Einteilung definiert, die durch 4 Stadien gekennzeichnet ist (▶ Tab. 9.1): Während bei der *minimalen Sedierung* das Kind wach und ansprechbar und im Stadium der *moderaten Sedierung* jederzeit aus der Sedierung erweckbar ist,

kann ab dem Stadium III (*tiefe Sedierung*) jederzeit eine Atemwegssicherung erforderlich werden, da die Schutzreflexe häufig eingeschränkt sind und eine klare Abgrenzung zur Allgemeinanästhesie somit nicht immer möglich ist.

Sowohl die Verwendung von Midazolam als auch von Remifentanil sind für die Durchführung einer Analgosedierung geeignet. Bezüglich der atemdepressiven Wirkung von Remifentanil bei Kindern ist zu beachten, dass ein Bereich größerer Variabilität existiert, in dem es zu keiner Atemdepression kommt ($0,05 - 0,3\,\mu g/kg/min$), und jüngere Kinder zudem höhere Dosen tolerieren als ältere (Ansermino et al. 2005).

Bei dem vorliegenden Bericht handelt es sich um einen der klinischen Fälle, in denen sich eine initial gute und sicherheitsbewusste Idee im Rückblick als problematisch und gefährlich herausgestellt hat: Aus dem Anliegen heraus, bei bekannter Anamnese eine gefährliche Intubationssituation zu vermeiden, setzte der Anästhesist das Kind bei ungesicherten Atemwegen dem Risiko einer protrahierten respiratorischen Azidose aus. Hätte man also nicht doch lieber primär eine Intubation anstreben sollen? Hätte man sich nicht von vornherein denken können, dass enorale Manipulationen von so langer Dauer unmöglich in Analgosedierung und Spontanatmung durchzuführen sind? Sobald man jedoch beginnt, so zu denken, tappt man in eine

Tab. 9.1 Sedierungsstufen.

Stadium	Name	Charakterisierung
Grad I	minimal sedation (anxiolysis) = minimale Sedierung	• Erweckbarkeit durch akustische Reize • volle Atemwegskontrolle • uneingeschränkte Spontanatmung
Grad II	moderate sedation = moderate Sedierung	• Schutzreflexe erhalten • volle Atemwegskontrolle ohne Hilfsmittel • Erweckbarkeit durch taktile und akustische Reize
Grad III	deep sedation = tiefe Sedierung	• Teilverlust der Schutzreflexe • teilweise fehlende Atemwegskontrolle • keine unmittelbare Erweckbarkeit
Grad IV	general anesthesia = Allgemeinanästhesie	• vollständiger Verlust der Schutzreflexe • komplett fehlende Atemwegskontrolle • völlige Bewusstlosigkeit und Schmerzausschaltung

Falle, die unser kognitives System jedem stellt, der über vergangene Ereignisse nachdenken möchte: Unser Urteil darüber, ob Entscheidungen richtig und Maßnahmen angemessen waren, wird entscheidend von unserem Wissen über das Outcome beeinflusst wird (Caplan et al 1991; Fischoff 1975). Menschen tendieren im Nachhinein zur Überschätzung des in dem Moment der Entscheidung zur Verfügung stehenden Wissens. Je gravierender das Outcome eines Zwischenfalls, desto härter fällt das Urteil aus und desto höher ist die Bereitschaft, beteiligte Personen zu verurteilen. Je harmloser der Vorfall, desto zurückhaltender sind Menschen in ihrem Urteil und desto häufiger gelangen sie zu der Einschätzung, dass sie einen Sachverhalt nicht beurteilen können. Vielmehr scheint der wesentlich entscheidendere Punkt die Frage zu sein, wann der Anästhesist den mit 1,5 Stunden geplanten Elektiveingriff hätte abbrechen sollen, und aufgrund welcher Kriterien? Nach 2 Stunden oder nach 3? Oder unabhängig von der Zeitdauer in dem Moment, als die Sättigung in Bereiche unter 95 % fiel? Hier war ihm möglicherweise nicht mehr bewusst, dass die Applikation von Sauerstoff eine Hypoventilation maskieren kann.

Ein wesentlicher Überwachungsparameter stand dem Anästhesisten während der gesamten Dauer der Operation nicht zur Verfügung, mit Hilfe derer er Bradypnoen und Apnoephasen frühzeitiger und genauer hätte detektieren können: die kontinuierliche Messung des endexspiratorischen Kohlendioxids (Soto et al. 2004; Yldzdas et al. 2004). Da die endexspiratorische Messung von CO_2 sehr einfach durchzuführen ist, sollte sie heute ab einer Sedierungstiefe von Grad II zum Standardmonitoring gehören. Zur Kontrolle der Spontanatmung eignen sich doppelläufige Nasensonden („Nasenbrille"): ein Kanal wird an die Sauerstoffleitung angeschlossen, während der andere Kanal mit der Messleitung der Kapnografie verbunden wird.

Hilfreich wäre für künftige Fälle somit sowohl die Verfügbarkeit der Kapnografie als auch die klare Kommunikation des Anästhesisten vorab, nach welcher Zeitdauer und unter welchen weiteren Kriterien die Analgosedierung von ihm abgebrochen wird.

> **Take Home Message**
> - Die Grenzen zwischen allen Stadien der Sedierung sind fließend, eine moderate Sedierung kann jederzeit in eine tiefe Sedierung übergehen. Daher ist es unabdingbar, für jede Form der Sedierung eine adäquate Überwachung zu gewährleisten und den Arbeitsplatz entsprechend auszustatten.
> - Die Applikation von Sauerstoff kann eine Hypoventilation maskieren, die durch die Messung des endexspiratorischen Kohlendioxids und der Atemfrequenz bemerkt werden kann.
> - Zur Kontrolle der Spontanatmung während Analgosedierung eignen sich doppelläufige Nasensonden, bei denen ein Kanal an die Sauerstoffleitung und der andere an die Messleitung der Kapnografie angeschlossen wird.

9.4 Literatur

Ansermino JM, Brooks P, Rosen D, Vandebeek CA, Reichart C. Spontaneous ventilation with remifentanil in children. Pediatr Anesth 2005; 15: 115–122

Caplan RA et al. Effect of outcome on physician judgements of appropriateness of care. JAMA 1991; 265: 15: 1957–1960

Deutsche Gesellschaft für Anästhesiologie und Intensivmedizin e.V., Berufsverband Deutscher Anästhesisten. Entschließung: Analgosedierung für diagnostische und therapeutische Maßnahmen im Kindesalter. Anästh Intensivmed 2010; 51: 603–614

Fischhoff B. Hindsight does not equal foresight: the effect of outcome knowledge on judgement under uncertainty. Exp Psychol 1975; 1: 289–299

Soto RG, Fu ES, Vila H, Miguel RV. Capnography accurately detects apneaduring monitored anesthesia care. Anesth Analg 2004: 99: 379–382

Yldzdas D, Yapcoglu H, Ylmaz HL. The value of capnography during sedation or sedation and analgesia in pediatric minor procedures. Ped Emerg Care 2004; 20: 162–165

10 Intubationsschwierigkeiten bei einer Routine-OP trotz Anästhesieausweis

Wolfgang Heinrichs

10.1 Klinischer Fall

Der Bereichsoberarzt wird von der leitenden Anästhesieschwester in den Einleitungsraum gerufen. Sie erklärt ihm, dass der nächste Patient in diesem Saal für eine geplante, wache fiberoptische Intubation vorgesehen sei. Er habe einen Narkoseausweis, in dem erhebliche Intubationsschwierigkeiten attestiert seien. Das Problem sei, dass die abteilungseigene Fiberoptik defekt und zur Reparatur sei und dass die Intensivstation keine Optik ausleihen könne, da diese dort gebraucht würde. Im Übrigen sähe der Patient ganz „normal" aus. Der Oberarzt möge ihn doch noch einmal ansehen und entscheiden, wie man weiter vorgehen solle; der für den Saal zuständige Anästhesist habe erklärt, dass er auf jeden Fall das Votum des Oberarztes haben wolle.

Der Oberarzt geht zum Patienten und befragt diesen zu eventuellen Intubationsschwierigkeiten. Der Patient verweist auf den Narkoseausweis und dass alles am Vortag schon mit ihm besprochen worden sei. Im Narkoseausweis ist vermerkt: „Keine Einsicht auf den Kehlkopf bei direkter Laryngoskopie, Cormack IV. Fiberoptische Intubation empfehlenswert".

Der Oberarzt untersucht die Zeichen der Intubierbarkeit: Mallampati Grad II, gute Halsbeweglichkeit, gute Mundöffnung, die Zunge imponiert recht groß. Normaler Kinnspitzen-Kehlkopf-Abstand. Da eine Fiberoptik nicht zeitnah zur Verfügung steht, beschließt der Oberarzt eine konventionelle Einleitung.

Nach 20 µg Sufentanil und 150 mg Propofol lässt sich der Patient gut mit der Maske beatmen. Relaxierung mit 40 mg Rocuronium (Routinedosis). Weiterhin gute Maskenbeatmung. Einstellen mit dem Laryngoskopspatel ergibt den im Narkoseausweis vorbeschriebenen Befund: keinerlei Einblick auf den Kehlkopf, keine Sicht auf die hintere Kom-

missur oder die Aryknorpel! Vorsichtiger Versuch der blinden Intubation mit hockey-stick-gebogenem Führungsstab: Fehllage im Ösophagus. Weiterhin gute Maskenbeatmung, Sättigung immer 98–100%. Nachinjektion von Propofol, neuer Versuch, wieder Fehlanzeige.

Das Angebot an den jüngeren Kollegen, es einmal sehr vorsichtig zu versuchen, lehnt dieser mit dem Hinweis auf seine deutlich geringere Erfahrung ab. Ein anderer erfahrener Kollege ist im Bereich nicht rasch verfügbar.

Plan B? Da die Abteilung als Standard auf die fiberoptische Intubation setzt, gibt es an alternativen Devices nur die Intubationslarynxmaske, normale Larynxmasken und den Larynxtubus. Andere optische Hilfsmittel, wie z. B. Bonfils, stehen nicht zur Verfügung. Der Oberarzt setzt zunächst die Maskenbeatmung fort (ohne Probleme) und weist die Schwester an, alle Abteilungen durchzurufen, ob nicht doch irgendwo akut ein Bronchoskop aufzutreiben sei. Die Schwester erreicht in der internistischen Endoskopie, die auch Bronchoskopien durchführt, den zuständigen Kollegen, der sich selbst mit einem Bronchoskop auf den Weg macht. Bei dieser Nachricht verzichtet der Anästhesist auf den Versuch eines alternativen Atemwegs und setzt die Maskenbeatmung unter weiterer i. v. Anästhesie bis zum Eintreffen des internistischen Kollegen fort. Gemeinsam gelingt dann die fiberoptische Intubation.

10.2 Konsequenzen für den Patienten

Keine. Der Patient erhielt einen weiteren Eintrag in den Narkoseausweis, in dem die Intubationssituation auch im zweiten Krankenhaus eindrücklich beschrieben wurde. Er wurde in einem Nachgespräch über die „Komplikation" informiert und intensiv gebrieft, bei zukünftigen Anästhesien auf die zu erwartenden Schwierigkeiten hinzuweisen.

10.3 Interpretation aus Sicht des Anästhesisten

Gut gelaufen an diesem Fall sind mehrere Dinge:
- Die Maskenbeatmung wurde vor Relaxierung ausgiebig überprüft und erwies sich als problemlos.
- Alle Beteiligten waren sehr erfahren und bewahrten eiserne Ruhe.
- Der Oberarzt hat nur 2 konventionelle Versuche gemacht, dann abgebrochen.
- Der Oberarzt hat angeboten, dass ein anderer Kollege die Intubation durchführt.
- Der Oberarzt verzichtete bewusst auf alternative Luftwege, da letztendlich der Goldstandard der Abteilung doch noch besorgt werden konnte. Dies geschah aus 2 Überlegen: Einmal handelte es sich um einen längeren intraabdominellen Eingriff, bei dem man nicht gerne mit der Larynxmaske arbeiten wollte und ferner wollte der Anästhesist nicht das Risiko einer Blutung im Larynxbereich eingehen, die die fiberoptische Intubation weiter erschwert hätte.
- Nach Beschaffung einer Fiberoptik (geschätzt 20–30 Minuten nach Beginn der Einleitung) erfolgten die Intubation und die Durchführung der Operation wie geplant.

Anmerkung: Zum Zeitpunkt des Geschehens war der Rocuronium-Antagonist Sugammadex noch nicht verfügbar.

Es gibt auch Kritikpunkte am Verhalten der Beteiligten:
- „Hochmut kommt vor dem Fall": So könnte man diesen Fall auch überschreiben. Der Anästhesieoberarzt galt in der Klinik als sehr erfahrener und manuell äußerst geschickter Intubateur, der schon in vielen Fällen anderen Kollegen bei Intubationsschwierigkeiten helfen konnte. Das wusste auch die leitende Schwester und sagte so etwas wie: „Sie schaffen das bestimmt". Nicht anders ist zu erklären, warum ein so erfahrener Anästhesist unnötigerweise ein solches Risiko einging. Der Eingriff war nicht dringlich, das OP-Programm noch am frühen Morgen, eine Optik wäre im Laufe des Vormittags zu beschaffen gewesen. Man hätte den Patienten halt nur aus der Einleitung wieder ausschleusen und ihn im Aufwachbereich der Klinik solange „parken" müssen. Dieses Verfahren ist nicht unüblich.
- Auf den Prüfstein muss man auch die Entscheidung stellen, es nicht mit der Intubationslarynxmaske versucht zu haben. Dieses Verfahren ist bei richtiger Durchführung recht sicher und auch atraumatisch.
- Schließlich darf man fragen, warum die Klinik nicht eine optische Intubationshilfe vorgehalten hat. Dies wurde in der gemeinsamen Nachbesprechung thematisiert und kurze Zeit später realisiert. So hätte dieses Problem mit einem Videolaryngoskop möglicherweise auch direkt gelöst werden können. Heute sollte Videolaryngoskopie zum Standard einer Anästhesieabteilung gehören.

Take Home Message
- Probleme, die zur Ausstellung eines Narkoseausweises führen, immer ernst nehmen.
- Einleitung einer Narkose nur bei vollständigem Equipment des Klinikstandards.
- Schwierige Atemwegs-Szenarien regelmäßig am Patientensimulator üben.

11 „Verlorene" Rachentamponade

Berthold Bein, Elmar Biermann

11.1 Klinischer Fall

Während einer OP im Bereich der Nasennebenhöhlen wird eine Rachentamponade eingelegt. Eine Dokumentation der Rachentamponade auf dem Narkoseprotokoll erfolgt nicht. Beim Ankleben der sterilen Abdeckung ist dem Operateur das Rückholbändchen im Weg und wird von ihm abgeschnitten, ohne dies klar zu kommunizieren. Bei Narkoseausleitung deutet äußerlich nichts mehr auf die eingelegte Rachentamponade hin, die jetzt auch dem betreuenden Anästhesisten nicht mehr bewusst ist.

Nach der Extubation zeigt sich das Bild eines Laryngospasmus, welcher gemäß des klinikeigenen Algorithmus mittels Narkosevertiefung und Maskenbeatmung therapiert wird, bis das auslösende Agens plötzlich wieder ins Bewusstsein des Anästhesisten dringt. Daraufhin problemlose Entfernung der in den Larynxeingang prolabierten Tamponade.

11.2 Konsequenzen für den Patienten

Aufgrund der Atemwegsobstruktion war nur eingeschränkte Ventilation möglich. Allerdings fiel die pulsoxymetrisch gemessene Sättigung nie unter 90 % ab. Insofern keine bleibende Beeinträchtigung.

11.3 Interpretation aus Sicht des Anästhesisten

Bei einer Operation im Mund-Rachen-Bereich wird eine Rachentamponade eingelegt. Der Operateur schneidet das Rückholbändchen ab, die Rachentamponade verbleibt auch über die Extubation hinweg und verursacht einen Laryngospasmus. Noch während des Behandlungsversuchs wird die auslösende Ursache wieder erinnert und beseitigt. Der Patient ist zwar gefährdet, kommt aber nicht zu Schaden. Dem Bericht ist schließlich noch zu entnehmen, dass eine Dokumentation der Rachentamponade auf dem Narkoseprotokoll nicht erfolgte.

Medizinisch ist zu dem Fall wenig zu sagen: Der Laryngospasmus wurde korrekt erkannt und nach einem Standard-Algorithmus mit initialer Vertiefung der Anästhesie und Maskenbeatmung korrekt und offensichtlich innerhalb voll tolerabler Oxygenierungsgrenzen behandelt. Umso interessanter ist die Analyse des Falles unter den Human-Factor-Gesichtspunkten „Teamarbeit" und „Kommunikation mit dem Operateur" und dem Aspekt einer sorgfältigen Dokumentation. Bei derartigen Operationen kann es zweifellos jederzeit vorkommen, dass der Operateur ein Rückholbändchen durchschneidet (z. B. versehentlich oder weil es im OP-Gebiet stört etc.). Es stellt sich dann aber die Frage, wie die weitere Entwicklung der geschilderten Problemsituation vermieden werden kann?

1. Das Ereignis sollte unmissverständlich kommuniziert werden. Dies ist im vorliegenden Fall nicht geschehen.
2. Operateur und Anästhesist sollten sich auf ein Vorgehen einigen, wer von beiden am Ende der Operation die Rachentamponade entfernt. Durch ein standardisiertes Vorgehen bleibt die Tatsache gut in Erinnerung und die Wahrscheinlichkeit des Vergessens sinkt.
3. Schließlich sollte der Anästhesist die Tatsache, dass eine Rachentamponade eingelegt wurde, auch auf dem Narkoseprotokoll dokumentieren. Dies dient insbesondere auch dazu, dass bei unerwarteter Ablösung ein nachfolgender Anästhesist während der laufenden Prozedur vollen Zugriff auf alle notwendigen Informationen hat.

11.4 Analyse aus Sicht des Juristen

Es darf davon ausgegangen werden, dass es um eine HNO-Operation ging, bei der routinemäßig eine Rachentamponade einlegt wird. Weiter darf unterstellt werden, dass dem Operateur bekannt ist, dass der Patient bei noch liegender Rachentamponade Probleme bei der Extubation haben wird. Nach den in der interdisziplinären Kooperation geltenden Grundsätzen der strikten Arbeitsteilung, ergänzt durch den Vertrauensgrundsatz, ist zunächst jeder Fachvertreter nur für die seinem Fachgebiet – nach dem Inhalt der Weiterbildungsordnung und/oder konkreten Absprachen vor Ort – zukommenden Leistungen zuständig und verantwortlich. Dürfen diese Grundsätze auch so verstanden werden, dass der Operateur sich zurücklehnen darf, wenn er das seinige getan hat und keine Rücksicht darauf nehmen muss, welche Bedeutung seine Maßnahmen für den Partner in der Behandlung, den Anästhesisten hat? Oder sind die beiden Grundsätze vielmehr zu ergänzen durch die Verpflichtung zur Kommunikation und Kooperation, zur Abstimmung der Maßnahmen?

Dazu hat der Bundesgerichtshof in einem Urteil vom 26.02.1991 angesichts einer Schieloperation (BGH, MedR 1999, 321) Stellung genommen. Der BGH führt aus:

„Zwar hat der erkennende Senat … den Grundsatz aufgestellt, dass jeder Arzt denjenigen Gefahren zu begegnen hat, die in seinem Aufgabenbereich entstehen, und dass er sich, so lange keine offensichtlichen Qualifikationsmängel oder Fehlleistungen erkennbar werden, darauf verlassen darf, dass auch der Kollege des anderen Fachgebietes seine Aufgaben mit der gebotenen Sorgfalt erfüllt, ohne dass insoweit eine gegenseitige Überwachungspflicht besteht. Hieraus kann jedoch nicht abgeleitet werden, dass eine Abstimmung zwischen mehreren an einer Heilmaßnahme beteiligten Ärzten – hier: Anästhesist und Operateur – in solchen Fällen unterlassen werden dürfe, in denen sich die Gefährdung des Patienten gerade aus dem Zusammenwirken mehrerer Ärzte bzw. einer Unvereinbarkeit der von ihnen angewendeten Methoden oder Instrumente ergibt. Der dargestellte Vertrauensgrundsatz kann nämlich nur in solchen Konstellationen gelten, in denen es um Gefahren geht, die ausschließlich dem Aufgabenbereich eines der betei-

ligten Ärzte zugeordnet sind, während im Streitfall die Schädigung der Klägerin gerade daraus entstanden ist, dass die von den beteiligten Ärzten angewendeten Maßnahmen für sich genommen jeweils beanstandungsfrei waren und das besondere Risiko sich erst aus der Kombination der beidseitigen Maßnahmen ergeben hat. … Aus dem hierfür aufgestellten Vertrauensgrundsatz kann jedoch nicht hergeleitet werden, dass unter den Umständen des Streitfalls eine Abstimmung zwischen Anästhesist und Operateur über die Wahl der Narkosemethode bzw. die bei der Operation zum Einsatz gelangenden Instrumente entbehrlich gewesen wäre. Insbesondere vermag jener Grundsatz die Pflichten der beteiligten Ärzte gegenüber dem Patienten nicht in solchen Fällen zu begrenzen, in denen sich wie im Streitfall das besondere Risiko der Heilmaßnahme gerade aus dem Zusammenwirken zweier verschiedener Fachrichtungen und einer Unverträglichkeit der von ihnen verwendeten Methoden oder Instrumente ergibt. Der erkennende Senat hat … ausgeführt, dass bei Beteiligung mehrerer Ärzte eine gegenseitige Informationspflicht zu den Schutzpflichten dem Patienten gegenüber gehöre. Schon hiernach liegt eine Verpflichtung der beteiligten Ärzte zur Abstimmung über die Vereinbarkeit von Narkose- und Operationsmethode auf der Hand. … Da … das Wohl des Patienten oberstes Gebot und Richtschnur ist, muss für diese Zusammenarbeit der Grundsatz gelten, dass die beteiligten Ärzte den spezifischen Gefahren der Arbeitsteilung entgegenwirken müssen und es deshalb bei Beteiligung mehrerer Ärzte einer Koordination der beabsichtigten Maßnahmen bedarf, um zum Schutz des Patienten einer etwaigen Unverträglichkeit verschiedener von den Fachrichtungen eingesetzten Methoden oder Instrumente vorzubeugen. Unter diesem Blickpunkt ist auch dann, wenn insoweit keine ausdrückliche Vereinbarung zwischen den beteiligten Fachrichtungen besteht, schon nach allgemeinen Grundsätzen eine Pflicht der beteiligten Ärzte zu bejahen, durch hinreichende gegenseitige Information und Abstimmung vermeidbare Risiken für den Patienten auszuschließen."

Vor dem Hintergrund des Primats der Sicherheit des Patienten verlangt die Rechtsprechung also, dass die Fachvertreter auch „über den Tellerrand hinausschauen" und prüfen, ob und inwieweit die von ihnen eingesetzten Medikamente und/oder Verfahren kompatibel sind. Selbst wenn das Rückholbändchen versehentlich abgeschnitten worden wäre, wird man den Operateur für verpflichtet halten müssen, am Ende der OP diese Feststellung zu treffen und dies zu kommunizieren. Wäre der Patient geschädigt worden, spricht viel dafür, dass der Operateur die rechtliche Verantwortung für diesen Zwischenfall trägt.

11.5 Weiterführende Gedanken

Die Zusammenarbeit im OP erfordert unabhängig von der geschilderten Situation ein hohes Maß an Kommunikation und Abstimmung. Diese verläuft meist abhängig von den beteiligten Personen mehr oder weniger effizient. Eine gute Möglichkeit, diese Kommunikation im Hinblick auf sicherheitsrelevante Maßnahmen zu formalisieren, stellt die WHO-Checkliste dar (▶ Abb. 23.1), die präoperativ vor Narkoseeinleitung („Sign In"), vor Beginn der chirurgischen Maßnahmen („Team Time Out") und unmittelbar nach Beendigung der chirurgischen Maßnahmen („Sign Out") standardisiert wichtige Informationen abfragt (http://www.who.int/ patientsafety/safesurgery/**ss_checklist/en/index. html**).

> **Take Home Message**
>
> Operateur und Anästhesist müssen über alle relevanten Maßnahmen miteinander kommunizieren. Eine formalisierte Kommunikation in Form der WHO-Checkliste ist in diesem Zusammenhang empfehlenswert.

12 Intraoperative Tubusdislokation nach fiberoptischer Intubation bei schwierigem Atemweg

Berthold Bein

12.1 Klinischer Fall

Ein 40-jähriger Mann ist als Führer eines PKW frontal gegen einen Baum geprallt und hat dabei eine komplizierte Mittelgesichtsfraktur Typ LeFort III erlitten. In der Anamnese finden sich außer einem mit einem Betablocker eingestellten arteriellen Hypertonus keine weiteren Vorerkrankungen. Nach Rücksprache mit dem Operateur wird eine nasale Intubation wach fiberoptisch geplant, um eine weitere Traumatisierung der Gesichtsweichteile durch die Mundöffnung bei direkter Laryngoskopie zu vermeiden. Die fiberoptische Intubation gelingt problemlos. Der Tubus wird mit braunem Pflaster und Haftbinden an der Stirn des Patienten fixiert und über den Scheitel des Patienten abgeleitet. Der Anästhesist wird nach Narkoseeinleitung von einem Kollegen zur Mittagspause abgelöst. Bei Übergabe wird die Tubusfixierung wie oben dargestellt explizit erwähnt. Der Operateur ist mit der Tubusfixierung nicht einverstanden und durchschneidet zur optimalen OP-Lagerung die Haftbinden. Eine Annaht des Woodbridge-Tubus am Nasenseptum wird nicht durchgeführt. Als der einleitende Anästhesist nach der Mittagspause zurückkehrt, erwähnt der Kollege die mangelhafte Tubusfixierung nicht; der Kopf des Patienten ist mittlerweile komplett mit Tüchern abgedeckt und nicht mehr zugänglich. Intraoperativ tritt plötzlich eine massive Leckage auf, der stehende Balg des Narkosegeräts fällt zusammen und nur bei maximalem Frischgasfluss ist noch eine Füllung des Balgs gegeben. Es erfolgt die sofortige Bronchoskopie über den liegenden Woodbridge-Tubus. Dabei fällt auf, dass die Tubusspitze ca. 1 cm vor der Glottisebene liegt. Die zügige Passage der Stimmbandebene und Replatzierung des Tubus über das Bronchoskop gelingen. Der Operateur fixiert nun zur Verhinderung einer erneuten Tubusdislokation den Tubus mit einer Haltenaht am Patienten. Der Eingriff kann ohne weitere Komplikationen beendet werden.

12.2 Konsequenzen für den Patienten

Während der Tubusdislokation kam es zu einer Hypoventilation. Die pulsoxymetrisch gemessene Sauerstoffsättigung fiel jedoch nie unter 90 %.

12.3 Interpretation aus Sicht des Anästhesisten

Bei der Lagerung wirken Operateur und Anästhesist interdisziplinär zusammen. In den meisten Fällen erfolgt die Lagerung durch das OP-Pflegepersonal noch in der Einleitung bei unmittelbarer Anwesenheit des Anästhesisten, sodass hier eine enge Abstimmung und Kooperation erfolgen kann. In einigen operativen Disziplinen wird der Patient jedoch regelhaft vom Operateur im OP gelagert (Neurochirurgie – Mayfield-Klemme) oder die Lagerung wird wie im obigen Fallbeispiel vom Operateur verändert. Bei einem potenziell schwierigen Atemweg nach Mittelgesichtsfraktur hat die Sicherung des Tubus oberste Priorität, zumal der Tubus intraoperativ aufgrund der Abdeckung nicht unmittelbar zugänglich ist. Der Operateur kann selbstverständlich eine das chirurgische Vorgehen behindernde Tubusfixierung abändern – aber nur in Absprache mit dem Anästhesisten. Der zur Pausenablösung anwesende Anästhesist hat die potenzielle Patientengefährdung durch das Durchtrennen der Haftbinden nicht realisiert und daher auch dem Kollegen darüber bei der Übergabe nicht berichtet. Dies verdeutlicht, dass auch bei einer Pausenablösung von der anästhesiologischen OP-Organisation darauf geachtet werden muss, dass Kollegen, die zur Pausenablösung eingeteilt werden, mit den Besonderheiten an den Tischen vertraut sind, an denen Sie vorübergehend die Durchführung der Narkose übernehmen. Hier ist nicht nur der Ausbildungsstand, sondern auch die tatsächliche Sachkenntnis vor Ort zu berücksichtigen.

12.4 Weiterführende Gedanken

Es existieren klare Absprachen zwischen den Berufsverbänden, wer im Rahmen der Lagerung des Patienten die Verantwortung für welche Körperregionen trägt (Vereinbarung „Verantwortung für die prä-, intra- und postoperative Lagerung des Patienten" des Berufsverbandes der Deutschen Anästhesisten mit dem Berufsverband der Deutschen Chirurgen). Im Allgemeinen obliegt dem Anästhesisten die intraoperative Kontrolle hinsichtlich der Extremitäten, die er für die Überwachung und die Infusion benötigt. Außerdem ist er selbstverständlich für die Sicherung des Atemweges verantwortlich und muss hier entsprechend sorgfältig die Kopflagerung überprüfen, um einen Lagerungsschaden und einen Verlust des Atemweges zu verhüten. Bei operativen Disziplinen, die am oder in der Nähe des Atemweges operieren (Neurochirurgie, HNO), ist eine klare vorherige Absprache über die Zuständigkeit im Einzelfall erforderlich.

Take Home Message

Die auch kurzfristige Übernahme einer Narkose erfordert eine strukturierte Übergabe und ein Mindestmaß an Orts- und Sachkenntnis in der betreffenden OP-Einheit. Einer Gefährdung der Atemwegssicherung durch den Operateur muss ggf. energisch entgegengetreten werden – im Zweifel auch durch Hinzuziehen des zuständigen Oberarztes.

13 Akzidentelle Tubusdislokation während intrakraniellem Eingriff im MRT-OP

Jan Höcker

13.1 Klinischer Fall

Eine 49-jährige Patientin mit einem Glioblastom soll im MRT-OP operiert werden, um durch intraoperative Bildgebungen ein bestmögliches Resektionsergebnis zu erzielen. Für diesen über 4 Stunden geplanten Eingriff ist ein umfassendes invasives anästhesiologisches Monitoring (kontinuierliche arterielle Blutdruckmessung, ZVK, Blasendauerkathether) vorgesehen.

Die Einleitung der Anästhesie erfolgt in einem Vorraum. Wegen der Operation in unmittelbarer Nähe des MRT (Entfernung ca. 2,5 m zum Gerät) sowie der intermittierenden Scanphasen sind bestimmte Maßnahmen erforderlich, u. a. der Verzicht auf sämtliche magnetische Gegenstände im OP, ein speziell abgeschirmtes Narkosegerät inkl. Monitor sowie ein spezieller Narkosewagen. Daneben wird auch – abweichend vom Standardprocedere – ein besonderes Pflaster (Scotch 3 M Transpore) zur Fixierung des Tubus am Mundwinkel verwendet, da dass übliche „braune Pflaster" Bildartefakte hervorrufen kann. Der Kopf ist in Seitenlage in der Mayfield-Klemme fixiert. Die Narkoseeinleitung, -aufrechterhaltung (als TIVA) und die Operation verlaufen zunächst problemlos, bis nach ca. 3,5 Stunden der Operateur dem Anästhesisten mitteilt, die Patientin würde „schnarchen". Gleichzeitig fällt eine Leckage im Beatmungssystem auf, die durch Erhöhung des Frischgasflusses auf 2 l/min kompensierbar ist. Der Anästhesist begibt sich nach Absprache mit dem Operateur daraufhin unter die OP-Tücher zum Tubus, um die Ursache der Leckage zu identifizieren. Bei eingeschränkten Sichtverhältnissen fällt zunächst ein nur „minimal geblockter", „weicher" Cuff auf, die Fixierung des Tubus am Gesicht ist unverändert, auskultatorisch sind beide Lungen belüftet. Nach dem Nachblocken des Tubus sind die „Schnarchgeräusche" verschwunden, die Leckage ebenso. Etwa 2 Minuten später tritt erneut eine Leckage auf, die sich auch unter hohem Frischgasfluss von 8 l/min nur eingeschränkt kompensieren lässt. Bei nochmaliger Inspektion des Tubus unter den OP-Tüchern fällt auf, dass dieser bei starkem Speichelfluss der Patientin innerhalb der zirkulären Fixierung mit Pflaster weit herausgerutscht ist (ca. 16 cm bei Zahnreihe). Nach Entblocken des Cuffs wird der Tubus daraufhin blind vorgeschoben, was ohne Widerstand gelingt, und erneut geblockt. Eine anschließende manuelle Beatmung durch den Anästhesiepfleger gelingt nur unter hohen Beatmungsdrücken bei fehlendem exspiratorischen CO_2, sodass der Verdacht auf eine ösophageale Intubation besteht. Die Chirurgen werden simultan über das Vorliegen des Problems informiert und aufgefordert, das OP-Gebiet sofort so abzudecken, dass freier Zugang zum Mund besteht. Hiernach wird der Tubus entfernt und eine Maskenbeatmung durchgeführt. Mittlerweile ist die pulsoxymetrische Sättigung der Patientin auf 84 % abgefallen, steigt jedoch bei suffizienter Maskenbeatmung schnell wieder auf 98 %. Eine Reintubation mit in der Mayfield-Klemme fixiertem Kopf gelingt im 2. Versuch. Der weitere Verlauf ist komplikationslos.

13.2 Konsequenzen für den Patienten

Im Rahmen der Tubusdislokation kam es zu einem kurzfristigen Sättigungsabfall ohne weitergehende Beeinträchtigung der Patientin.

13.3 Interpretation aus Sicht des Anästhesisten

Ursache der Tubusdislokation war ein Herausrutschen des Tubus aus der zirkulären Pflasterfixierung. Hervorgerufen wurde diese durch eine starke Speichelsekretion im Bereich der Fixierungsstelle (seitliche Kopflage) bei ungenügender Fixierung mit einem speziell im MRT erforderlichen Pflaster, das eine geringere Klebewirkung aufweist als das standardmäßig verwendete Produkt. Das initiale Nachblocken des Cuffs hat zu einem „Herausblocken" des Tubus geführt, was das Problem weiter verschlimmert hat. Bei eingeschränktem Zugang und beeinträchtigter Sicht auf den Tubus ist zunächst dessen Herausrutschen nicht bemerkt worden. Durch gute Kommunikation mit den Operateuren und schnelles Handeln auf beiden Seiten konnte zeitnah ein adäquater Zugang zum Kopf mit der Möglichkeit der Maskenbeatmung und Reintubation geschaffen werden. Günstigerweise befand sich die Operation bereits in der Phase des Wundverschlusses, was das Vorgehen erleichterte. Erleichternd kam hinzu, dass sich die Patientin nicht in Bauchlage befand.

13.4 Weiterführende Gedanken

Die geschilderte Situation ist – wie so oft – durch das Zusammentreffen mehrerer Probleme und Besonderheiten gekennzeichnet. Ein fehlender oder eingeschränkter Zugang zum Kopf des Patienten, die (notwendige?) Verwendung nicht optimaler Hilfsmittel, unzureichende Sorgfalt in ihrer Verwendung und hier zusätzlich die Fixierung des Kopfes in der Mayfield-Klemme. Wichtig in einer derartigen Situation ist neben der schnellen Identifikation der Problemursache insbesondere die sofortige und unmissverständliche Kommunikation mit allen anderen Anwesenden (Operateur, Pflege, ggf. Oberarzt) über Art und Ausmaß des Problems sowie geplante Lösungswege. Bei schwieriger Reintubation wäre der Einsatz einer Larynxmaske im Rahmen der bestehenden Algorithmen möglich und indiziert.

Take Home Message

Die „Sicherung des Atemweges" stellt immer wieder eine Herausforderung insbesondere für den Anästhesisten dar. Gerade bei Abweichungen vom „etablierten" Standard, z. B. durch fehlenden Zugang zum Kopf oder alternative Befestigungsverfahren, ist höchste Sorgfalt vonnöten. Bei Problemen sind diese sofort klar an die anderen Beteiligten im OP (Operateur, Pflege) zu kommunizieren, damit Unterstützung gewährt werden kann.

14 Einlage eines Wendl-Tubus postextubationem führt zu einer akuten Atemwegsverlegung

Berthold Bein, Jochen Renner

14.1 Klinischer Fall

Bei einer 82-jährigen Patientin mit einer Schenkelhalsfraktur wird die Indikation zu einer elektiven Hüft-TEP gestellt. Im Rahmen der Prämedikationsvisite sehen wir eine rüstige, schlanke Patientin (Größe 160 cm, Gewicht 51 kg), die einen gut eingestellten Hypertonus sowie einen Diabetes mellitus Typ II mitbringt. Die Patientin hat bislang diverse Vollnarkosen bekommen, die sie insgesamt gut vertragen hat und die sie für die anstehende operative Versorgung erneut wünscht und auch bekommt. Die Narkose wird mit 20 µg Sufentanil, 20 mg Etomidate sowie 30 mg Rocuronium induziert. Nach problemloser Intubation (Tubus ID 7,0 mm) wird noch ein zentraler Venenkatheter in die V. jugularis interna gelegt. Anästhesiologisch wie auch unfallchirurgisch zeigen sich im weiteren intraoperativen Verlauf keine Besonderheiten. Der Patientin werden 500 ml kristalloides sowie 500 ml kolloidales Volumen verabreicht, bei einem dokumentierten Blutverlust von ca 500 ml. Laborchemisch zeigt sich in der Blutgasanalyse ein ausgeglichener Säure-Basen-Haushalt bei einem Hämoglobinwert von 10,5 g/dl. Nach 80-minütiger OP-Dauer wird die Patientin bei einer Körpertemperatur von 36,4 °C für die Narkoseausleitung vorbereitet. Nach weiteren 10 Minuten unter suffizienter Spontanatmung über den liegenden Endotrachealtubus und offensichtlich ausreichender Vigilanz kann die Patientin in Oberkörperhochlagerung extubiert werden.

Nach Extubation zeigt sich jedoch eine nicht ausreichend suffiziente Spontanatmung, die zunächst durch eine Augmentation mit der Maske kompensiert werden kann. Eine Restrelaxierung kann mit Hilfe der Relaxometrie ausgeschlossen werden, ebenso zeigt sich kein relevanter Sekretverhalt im Oropharynx. Bei offensichtlich noch mangelnder Vigilanz erfolgt die Entscheidung zur Einlage eines Wendl-Tubus der Größe ID 7,5 mm (Ch 30), über den Sauerstoff verabreicht wird. Beim Transport in den Aufwachraum wird die Patientin zunehmend unruhig, bei abfallender Sauerstoffsättigung auf 85 %. Im Aufwachraum angekommen, verschlechtert sich die Situation trotz Sauerstoffinsufflation über eine Maske zunehmend, sodass der hinzugezogene Oberarzt die Indikation zur Re-Intubation stellt und diese auch selbst durchführen will. Im Rahmen der Laryngoskopie zeigt sich jedoch, dass der vollständig eingeführte Wendl-Tubus die Epiglottis vor die Stimmbandebene gedrückt und dort fixiert hat. In dieser Position hat der für diese Patientin zu tief eingelegte Wendl-Tubus nicht die gewünschte Funktion einer Atemwegssicherung erfüllt, sondern im Gegenteil eine ausgeprägte Atemwegsverlegung induziert. Nach Entfernung des Wendl-Tubus und kurzfristiger Maskenbeatmung ist die akute Notsituation behoben und die Patientin zeigt im weiteren Verlauf unter leichter Sauerstoffgabe via Maske keine Auffälligkeiten.

14.2 Konsequenzen für den Patienten

Der hier geschilderte Zwischenfall ist im Wesentlichen für die Patientin ohne nennenswerte Konsequenzen geblieben. Dennoch hätte die Hypoxie gerade bei älteren Patienten mit entsprechenden Komorbiditäten und eingeschränkten Kompensationsmechanismen ebenso eine Reanimationspflichtigkeit induzieren können, die per se bei älteren Patienten mit einer hohen Mortalität belegt ist (Perdok et al. 2005).

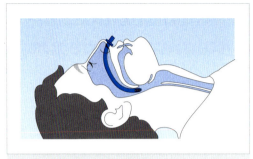

Abb. 14.1 Wendl-Tubus. Wendl-Tubus in korrekter Position im Hypopharynx (Hinkelbein 2007).

Tab. 14.1 Nasopharyngealtubengrößen nach Wendl aus Weichgummi.

Charrière	ID mm	OD mm	Länge cm
24	5,0	8,0	17,0
26	5,5	8,7	17,0
28	6,0	9,3	17,0
30	6,5	10,0	17,0
32	7,0	10,7	17,0
34	7,5	11,3	17,0

14.3 Weiterführende Gedanken

Die Einlage eines nasopharyngealen Tubus (Wendl-Tubus; ▶ Abb. 14.1) ist zur Sicherung der oberen Atemwege seit seiner Einführung 1958 durch Johann Karl Wendl zur gängigen Praxis geworden. Bei mangelnder Vigilanz und/oder Anzeichen einer geringen Restrelaxierung können die Atemwege durch den Esmarch-Handgriff (Überstrecken des Kopfes und Anheben des Kinns) initial freigemacht und durch die Verwendung eines Wendl-Tubus freigehalten werden. In der Literatur sind kaum Fallbeispiele beschrieben, in denen die Einlage eines Wendl-Tubus zu nennenswerten Komplikationen geführt hat. Dennoch zeigt dieses Fallbeispiel, dass sehr wohl bei der Handhabung eines nasopharyngealen Tubus die verschiedenen Größen berücksichtigt werden müssen und nicht nach dem Prinzip „One size fits all" angewendet werden dürfen. Darüber hinaus gilt es zu beachten, dass verschiedene Größen hinsichtlich des Innendurchmessers eine identische Länge (17 cm) aufweisen. Bei unserer zierlichen Patientin war die Wahl des 7,5-Wendl-Tubus mit einer Länge von 17 cm (wenn komplett eingeführt) unangemessen und folglich mit einer Verlegung der Atemwege assoziiert. Der Irrtum in dem hier geschilderten Fall bestand in der Annahme „One size fits all" für die Anwendung eines Wendl-Tubus bei Erwachsenen. Der Fehler, den Wendl-Tubus vollständig einzuführen, hat sich direkt aus der irrigen Annahme identischer Längen der Wendl-Tuben ergeben.

Die bei Erwachsenen am häufigsten angewandten Größen sind in ▶ Tab. 14.1 aufgeführt.

Take Home Message

Die Einlage eines Wendl-Tubus zur Sicherung des Atemweges ist keineswegs eine triviale Maßnahme hinsichtlich der Handhabung. Insbesondere bei den Größen, die für erwachsene Patienten infrage kommen, muss die identische Länge der verschiedenen Wendl-Tuben berücksichtigt werden, um eine iatrogene Verlegung der Atemwege zu vermeiden.

14.4 Literatur

Perdok JM, van der Starre PJ, Ottervanger JP, Jager AR, Snellen FT, Siemons WA, Pasma FH. Age and survival after in-hospital cardiopulmonary resuscitation. European journal of anaesthesiology 2005; 22(11): 892–894

Hinkelbein J, Genzwürker H. Prüfungsvorbereitung Notfallmedizin. Stuttgart: Thieme; 2007

15 Verlust des Atemweges durch den Operateur

Berthold Bein

15.1 Klinischer Fall

Bei einem 6 Monate alten Säugling besteht eine partielle Stimmbandsynechie und Granulombildung nach Langzeitintubation im Anschluss an eine nekrotisierende Enterokolitis unmittelbar nach Geburt. Der Befund im Bereich des Kehlkopfes soll in der HNO-Klinik laserchirurgisch therapiert werden. Bereits vor einer Woche wurde der Säugling laserchirurgisch behandelt, es besteht aber immer noch eine residuale Synechie und Granulombildung. Das Kind wird im Transportinkubator in den OP gebracht. Es ist mit einem nasalen Tubus ID 3,0 mm versorgt, der pharyngeal platziert ist im Sinne eines Nasen-CPAP. Das Kind atmet spontan, die FiO_2 am Beatmungsgerät des Transportrespirators beträgt 0,3 und die pulsoxymetrisch gemessene Sättigung (SpO_2) 93%. Der Säugling ist nicht sediert, über einen Zugang am linken Fuß wird lediglich eine Vollelektrolytlösung über eine Spritzenpumpe infundiert; zwei Perfusoren mit Midazolam und Fentanyl sind vorbereitet, aber nicht in Betrieb. Die Narkose soll von einem erfahrenen Facharzt für Anästhesiologie durchgeführt werden, den Eingriff wird der Chefarzt der HNO-Klinik selbst durchführen. Der Chefarzt der HNO-Klinik hat den Säugling im Rahmen des letzten Eingriffs mehrfach in- und extubiert, um während der eigentlichen Laserbehandlung freie Sicht auf die Stimmritze zu haben. Da dies unproblematisch gelang, rechnet er nicht mit größeren Problemen während des Eingriffs, wie er dem Anästhesisten mitteilt, er habe aber aus Sicherheitsgründen das notwendige Equipment für eine Tracheotomie vorbereiten lassen. Um das Kind wie für die Operation notwendig lagern zu können, bittet er den Anästhesisten um eine Relaxierung des Kindes. Der Anästhesist beschließt, nach Einleitung mit Propofol die weitere Narkose mit den vorhandenen Perfusoren aufrechtzuerhalten. Nach Injektion von Propofol schläft das Kind rasch ein. Der Anästhesist relaxiert das Kind mit Rocuronium und gibt es zur Operation frei. Nach operationstypischer Lagerung des Patienten ist die SpO_2 bereits auf 85% abgefallen. Der Operateur will nun den Endotrachealtubus platzieren. Dies gelingt ihm jedoch bei mehrfachen Versuchen mit Tuben unterschiedlichen Durchmessers (ID 3,0 mm, ID 2,5 mm) nicht, obwohl er nach eigener Aussage die Stimmritze eindeutig visualisieren kann. Die SpO_2 ist jetzt auf Werte um 70% abgefallen.

Die hinzugerufene anästhesiologische Bereichsoberärztin fordert den Operateur nun mehrfach nachdrücklich auf, sofort einen Atemweg zu schaffen, da die SpO_2 auf unter 50% abgefallen sei und eine Betamung über den liegenden CPAP-Tubus im Pharynx nicht suffizient ist. Das Kind wird bradykard, dann tritt rasch eine Asystolie ein. Entschluss zur Notfalltracheotomie, die der Operateur nun mit einem erfahrenen Oberarzt der HNO-Klinik gemeinsam durchführt. Der Anästhesist führt die mechanische und pharmakologische Reanimation durch. Die Tracheotomie gestaltet sich schwierig. Es gelingt zunächst nicht, die Trachea zu identifizieren.

Der hinzugerufene leitende Oberarzt der Klinik für Anästhesiologie beschließt nun, eine Larynxmaske (Größe 1,5) einzulegen. Der Zugang zum Kopf des Kindes ist zunächst nicht möglich, da der Oberarzt der HNO-Klinik sich dort befindet und mit einem OP-Mikroskop auf den OP-Situs blickt. Nachdem sich der leitende Oberarzt dort Zugang verschafft, gelingt die Einlage der Larynxmaske. Auch darüber kann das Kind nicht suffizient beatmet werden. Es fällt jedoch ein Luftaustritt im Bereich der eröffneten Halsweichteile auf. Dem leitenden Oberarzt gelingt es nun, einen Tubus ID 2,5 mm in der Trachea zu platzieren. Der Luftaustritt im Bereich der Halsweichteile nimmt massiv zu. Daraufhin Instillation von NaCl 0,9% in den OP-Situs. Durch die Blasenbildung gelingt es, die offenbar teilweise bereits eröffnete Trachea zu identifizieren. Einlage eines geblockten Tubus ID 3,0 in die provisorische Tracheotomie. Unmittelbar anschließend Wiederherstellung des Spontankreislaufs. Beginn mit der Kühlung des Patienten mit Eispacks um den Kopf herum. Verlegung des Kindes intubiert und beatmet auf die Intensivstation.

15.2 Konsequenzen für den Patienten

Der Säugling erleidet durch die prolongierte Hypoxie im Rahmen der Reanimation, die insgesamt ca. 60 Minuten dauerte, einen hypoxischen Hirnschaden. Er verstirbt wenige Tage später im Multiorganversagen auf der Intensivstation.

15.3 Interpretation aus Sicht des Anästhesisten

Die Sicherung des Atemweges (oder salopp ausgedrückt: die „Lufthoheit") stellt eine Kernkompetenz des Fachgebiets Anästhesiologie dar. Es gibt jedoch durchaus Eingriffe, insbesondere im Bereich des Kehlkopfes, wo die Lufthoheit an den Operateur abgetreten werden muss, z.B. wie im vorliegenden Fall bei laserchirurgischen Eingriffen, die einen freien Blick auf die Glottis erfordern. Bevor der Anästhesist den Atemweg an den Operateur übergibt, muss er sich jedoch selbst ein Bild davon gemacht haben, ob ihm im Notfall die Atemwegssicherung gelingen würde oder nicht. Dies hat der Facharzt für Anästhesiologie im vorliegenden Fall versäumt. Die Information des Operateurs, er habe alles für eine Notfalltracheotomie vorbereiten lassen, hätte spätestens zur Diskussion über den Ablauf bei fehlgeschlagener Intubation führen müssen. Für das Vorgehen bei fehlgeschlagener Intubation gibt es klare Algorithmen, die in jeder Klinik bekannt sein müssen. Der nächste Schritt bei fehlgeschlagener Intubation wäre der Versuch der Maskenbeatmung (evtl. mit Hilfsmittel) gewesen, anschließend die Einlage einer Larynxmaske, und nicht nach insuffizienter Beatmung mittels Nasen-CPAP die sofortige Eskalation zur Tracheotomie. Es kann darüber diskutiert werden, ob man als Anästhesist auf einer eigenen Laryngoskopie bestehen muss oder im Rahmen des Vertrauensgrundsatzes davon ausgeht, dass die fehlgeschlagene Intubation durch den erfahrenen Chefarzt der HNO ein Gelingen der Intubation eher unwahrscheinlich macht und unnötig Zeit kostet. Nach Einlage der Larynxmaske konnte das Kind nur deswegen nicht suffizient (oder wenigstens minimal) beatmet werden, weil die Trachea bereits bei Durchtrennung der Haut verletzt worden war und daher eine große Leckage bestand. Selbst nach korrekter oraler Intubation konnte das Kind aufgrund dieser Leckage nicht mehr suffizient beatmet werden.

15.4 Weiterführende Gedanken

Eingriffe, die an Schnittstellen zwischen Fachgebieten stattfinden bzw. die vorübergehende Wahrnehmung von Aufgaben der jeweils anderen Fachabteilung, erfordern eine besonders intensive Zusammenarbeit und Kommunikation im Team. Durch ein vorheriges Festlegen „Wer macht was und wann?" ist ein strukturierter Handlungsablauf gegeben, der den Stress für alle Teammitglieder reduziert und auch die Interaktion zwischen unterschiedlichen Hierarchieebenen erleichtert. Der Teamleiter des jeweiligen Fachgebiets muss in einer kritischen Situation die Übersicht behalten und für die Krisensituation wesentliche Algorithmen kennen. Der anästhesiologische Facharzt hat es versäumt, vor Beginn des Eingriffs mit dem Chefarzt das Vorgehen abzusprechen, wenn die Intubation intraoperativ nicht gelingt, sondern sich darauf verlassen, dass der Eingriff wie beim letzten Mal unkompliziert vonstatten geht. Bei Sättigungsabfall hat er korrekt die zuständige Oberärztin zu Hilfe gerufen. Anschließend war er mit der medikamentösen und pharmakologischen Reanimation beschäftigt und hat – möglicherweise auch im Sinne eines Fixierungsfehlers – nicht an Alternativen zur Oxygenierung gedacht bzw. diese klar geäußert. Die anästhesiologische Oberärztin hat nach dem vergeblichen Versuch der Beatmung mittels Nasen-CPAP und aufgrund der Information, dass bei dem Kind Stimmband-Synechien vorlagen und der Operateur bei unbehinderter Sicht auf die Glottis den Tubus nicht vorschieben konnte, auf einen chirurgischen Atemweg gedrängt, ohne die Alternativen Maskenbeatmung bzw. Einlage einer Larynxmaske versucht zu haben. Die Tatsachen, dass das Kind bei Spontanatmung eine SpO_2 von 93% hatte und zudem bereits eine laserchirurgische Therapie der Synechien und Granulome erfolgt war, hätten jedoch zumindest für einen Versuch zur Einlage einer Larynxmaske gesprochen. Sowohl der Facharzt als auch die Oberärztin waren möglicherweise nicht in der Lage, den Hierarchiekonflikt mit dem Chefarzt der HNO zu lösen und auf einem Zugang zum Atemweg zu bestehen. Auch hier hätte eine vorherige Absprache Klarheit gebracht. Der Operateur war offenbar mit dem Algorithmus zum Management des schwierigen Atemweges nicht vertraut, da er bereits vorab als Strategie zur Bewältigung einer Atemwegskomplikation eine Tracheotomie (und nicht die Koniotomie) vorgesehen hatte.

Take Home Message

Bei Eingriffen, die mit einem vorübergehenden Verlust der „Lufthoheit" einhergehen, ist unbedingt vorab eine Teambesprechung erforderlich, in der das Vorgehen bei einer drohenden oder eingetretenen Hypoxie festgelegt wird. Gerade in Krisensituationen ist es notwendig, bestehende Algorithmen einzuhalten. Dies erlaubt auch in kritischen Situationen, Wissen abzurufen, dass sonst vielleicht aufgrund der externen und internen Stressoren nicht mehr zur Verfügung steht.

16 Kommandoatmung und Verlegung in den Aufwachraum

Axel Fudickar, Patrick Meybohm

16.1 Klinischer Fall

Ein 8-jähriger Junge (Gewicht 28 kg) wird im Bereitschaftsdienst gegen 17 Uhr zur Osteosynthese einer Unterschenkelfraktur rechts in den Operationssaal eingeschleust. Als Prämedikation erhält er 7,5 mg Midazolam per os zur Sedierung und zwei EMLA-Pflaster zur Venenpunktion. Zur Durchführung der Narkose sind ein neu eingestellter 30-jähriger Weiterbildungsassistent, der vor Einstellung im 3. Ausbildungsjahr an einer anderen Klinik tätig war, und ein 55-jähriger erfahrener Anästhesiepfleger eingesetzt. Letzterer weist als erstes auf seinen Dienstschluss um 19 Uhr hin und drängt auf zügige Einleitung. Beim Versuch der Umlagerung auf die Schleuse klagt der Junge über heftige Schmerzen im rechten Bein und ist sehr ängstlich. Deshalb wird ihm vom Anästhesieassistenten ein Venenverweilkatheter vor der Schleuse in die V. cubitalis links gelegt und eine Analgesie mit 2 mg Piritramid und zusätzliche Sedierung mit 2 mg Midazolam jeweils intravenös durchgeführt, obwohl auch der einschleusende ältere OP-Pfleger ungeduldig wird. Danach ist der Patient schläfrig, aber erweckbar und kooperativ. Nach nunmehr problemlosem Einschleusen wird im Operationssaal das Monitoring mit Pulsoxymetrie, nicht invasiver Blutdruckmessung und EKG angebracht und die Narkose nach Präoxygenierung bei normalen Vitalparametern (RR 110/72 mmHg, Puls 90/min, SaO_2 99%) eingeleitet. Zur Einleitung erhält das Kind 60 mg Propofol, 15 µg Sufentanil und 15 mg Rocuronium intravenös. Maskenbeatmung und Intubation gelingen problemlos, die Narkose wird danach mit Sevofluran (endexspiratorisch 2%) fortgesetzt. Die Operation wird nach Lagerung um 17:40 Uhr bei stabilen Vitalparametern begonnen. 40 Minuten nach Schnitt steigt die Herzfrequenz auf 115/min und der Blutdruck auf 125/79 mmHg. Die Veränderung wird als mangelnde Analgesie bei nachlassender Sufentanil-Wirkung interpretiert und mit 10 µg Sufentanil behandelt. Daraufhin

normalisieren sich die Werte und die Narkose wird störungsfrei bis zum Operationsende 25 Minuten später fortgesetzt. Die Sevofluran-Zufuhr wird beendet und die Frischgaszufuhr von minimal flow auf 10 l/min mit reinem Sauerstoff umgestellt, um das Gas schnell zu eliminieren und für die Extubation zu präoxygenieren, während die OP-Schwestern die Naht verpflastern und die Abdecktücher abnehmen. 5 Minuten später, bei einer endexspiratorischen Gaskonzentration von 0,3%, wird der Anästhesiepfleger ungeduldig und fordert den Assistenten auf, den Jungen durch Absaugen zu wecken. Der Anästhesieassistent bittet um noch etwas Geduld, da das Gas noch nicht vollständig ausgewaschen ist. Trotzdem nimmt der Pfleger den Sauger und saugt den Rachen des Patienten durch die Nase ab. Dabei beginnt sich das Kind zu bewegen, öffnet die Augen und atmet durch den Tubus. Die Extubation gelingt problemlos, während der Assistent den Tubus entsorgt, entfernt der Pfleger schnell EKG und Blutdruckmanschette und zuletzt die Pulsoxymetrie mit den Worten „Sättigung 100%, wir können rausfahren, Feierabend" und verschwindet aus dem Saal. In der Zeit hat der OP-Pfleger schon unter Beiseitedrängen des Assistenten das Fahrgestell unter den Tisch geschoben und fährt mit dem Patienten los, während der Assistent versucht, die Papiere zu sammeln. Mit den Akten in der Hand läuft er dem schon auf dem Flur vorausfahrenden Tisch nach und bemerkt eine livide Verfärbung des Patienten und bei näherem Hinsehen keine Atembewegung.

Er stoppt den OP-Pfleger und versucht das Kind zu erwecken und zum Atmen aufzufordern, kann aber nur ungerichtete Abwehrbewegungen auf Schmerzreiz provozieren. Eilig lässt er das Kind zurück in den OP fahren und begegnet auf dem Weg zufällig dem diensthabenden Oberarzt. Im Saal beginnt dieser sofort mit der Maskenbeatmung mit reinem Sauerstoff. Die Pulsoxymetrie zeigt bei Anschließen eine Sauerstoffsättigung von 75%, die unter Beatmung schnell auf 100% ansteigt. In diesem

Augenblick erscheint der Pfleger wieder und fragt, warum es nötig gewesen sei, in den Saal zurück zu fahren, die Sättigung sei doch 100 % und alles gut und verschwindet Richtung Ausgang. Das Kind ist mittlerweile erweckbar, schläft jedoch immer wieder ein und hört ohne Aufforderung auf, zu atmen. Dieser Zustand hält über 20 Minuten an, bis das Kind auch in Ruhe spontan suffizient atmet und die Augen spontan öffnet. Daraufhin erfolgt die Verlegung in den Aufwachraum, wo das Kind sich komplett erholt und keine Anzeichen von Folgeschäden hat.

16.2 Konsequenzen für den Patienten

Der kleine Patient erlitt einen vorübergehenden Atemstillstand unter Einfluss von Sufentanil und Sevofluran nach Extubation. Eine glücklicherweise nur kurze Hypoxiephase von maximal 1 bis 2 Minuten hat zu keinen Folgeschäden geführt. Hätte der Assistent die Zyanose später erkannt, wäre eine hypoxische Schädigung die Folge gewesen.

16.3 Interpretation aus Sicht des Anästhesisten

In diesem Fall handelte es sich um einen typischen Fall von Opioid-Überhang mit Kommandoatmung. Der Weckreiz durch Absaugen und Extubation führte zu Augenöffnen und Spontanatmung. Sobald der Reiz wegfiel, wurde das Kind wieder bewusstlos und atmete nicht mehr. Die pulsoxymetrisch gemessene Sauerstoffsättigung von 100 % war trügerisch, da das Kind präoxygeniert war und die kurze Zeit zwischen Extubation und Verlassen des Operationssaals nicht ausreichte, die Sauerstoffsättigung abfallen zu lassen, selbst wenn das Kind nicht mehr atmete. Um die suffiziente Atmung zu verifizieren, muss man im Zweifelsfall ausreichend lange warten und die Atembewegung beobachten, bis der Präoxygenierungseffekt weg ist. Üblicherweise sinkt die Sättigung dann innerhalb einiger Minuten auf einen Wert zwischen 94 % und 98 % und hält sich dort.

16.4 Weiterführende Gedanken

Es entsteht der Eindruck, dass der ältere Pfleger gemeinsam mit dem OP-Pfleger mehr oder weniger bewusst den Assistenten unter Druck gesetzt hat, die Anästhesie möglichst schnell zu beenden und eine ausreichende Nachbeobachtung zu unterlassen, um pünktlich Dienstschluss zu haben. Dies wurde dadurch begünstigt, dass es sich um einen vergleichsweise neuen, jungen und unerfahrenen Assistenten handelte, dem zwei ältere Mitarbeiter gegenüberstanden. Jüngere Assistenten müssen sich klarmachen, dass die Primärmotive von Mitarbeitern zur Empfehlung bestimmter Maßnahmen bei aller Erfahrung gelegentlich nicht patientenzentriert, sondern auch von äußeren Faktoren wie Restzeit zum Dienstschluss und Arbeitsaufwand von alternativen Maßnahmen beeinflusst sind. Da die Ratschläge erfahrener Pfleger im Allgemeinen wertvoll und immer in die Überlegungen mit einzubeziehen sind, ist es gerade für Anfänger schwierig, sich durchzusetzen, wenn im Einzelfall Druck ausgeübt wird, eine gefährliche Alternative zu wählen, weil es die bequemere ist. Wenn dieser Eindruck entsteht, ist es sinnvoll, erfahrenere Hilfe anzufordern und trotz anhaltender Proteste bewusst den sichersten, wenn auch unbequemeren Weg zu gehen.

> **Take Home Message**
>
> Die Kommandoatmung ist eine gefährliche Komplikation der Opioid-Überdosierung bei Narkoseausleitung. Empfehlungen nicht unmittelbar verantwortlicher Mitarbeiter sind gelegentlich nicht patientenzentriert, sondern beruhen in nicht immer einfach zu identifizierenden Einzelfällen auf persönlichen Primärmotiven.

17 Notsectio im Bereitschaftsdienst ohne Pflegekraft

Michael St.Pierre, Alexander Hunsicker, Elmar Biermann

17.1 Klinischer Fall

An einem Samstagmorgen betreut das Anästhesieteam, bestehend aus einem Facharzt und einer Anästhesiefachpflegekraft, einen Kurzeingriff in Analgosedierung, während sich ein weiterer Patient zur postoperativen Überwachung im Vorraum des Operationssaals befindet. Ein Aufwachraum ist während des Wochenendes nicht besetzt, und eine Verstärkung der Personaldecke kann durch die Alarmierung des Rufdienstes (Oberarzt und 2. Pflegekraft) erfolgen. Kurz nach OP-Beginn wird der Anästhesist von den Geburtshelfern informiert, dass bei einer Patientin eine Notsectio durchzuführen ist.

Der Anästhesist lässt die Analgosedierung von der Anästhesiepflegekraft weiterbetreuen und bittet diese, beide Hintergrunddienste telefonisch zu alarmieren. Im Kreißsaal angekommen, wird er vom gynäkologischen Dienstarzt darüber informiert, dass eine Notsectio bei kindlicher Bradykardie unverzüglich zu erfolgen habe. Die Patientin liegt bereits auf dem OP-Tisch und hat einen peripheren Zugang am Handgelenk. Während er das Standardmonitoring anlegt und eine Infusion an den vorhandenen Zugang anschließt, erhebt der Anästhesist eine Kurzanamnese der Patientin. Die Infusion ist in eine Druckmanschette eingespannt und fließt im Strahl, ohne dass ein Paravasat zu erkennen ist oder die Patientin Schmerzen äußert.

Während die OP-Pflege den Bauch der Patientin abwäscht und die Tücher klebt, bittet der Anästhesist den Springer der OP-Pflege, die Maske zur Präoxygenierung der Patientin vor Mund und Nase zu halten und holt die vorbereiteten Medikamente („Notfalltablett") aus dem Kühlschrank des Nachbarraumes. Bei fertig vorbereitetem OP-Team und abgedeckter Patientin injiziert der Anästhesist die Narkosemedikamente (Thiopental, S-Ketamin, Succinylcholin), übernimmt die Maske und übt einen Krikoiddruck aus. Auf Drängen des gynäkologischen Kollegen gibt er die Patientin zur OP bereits unmittelbar nach Bewusstseinsverlust frei, ohne vorher die Atemwege gesichert zu haben. Direkt im Anschluss an die Gabe der Einleitungsmedikamente fällt auf, dass ein deutliches Paravasat im Bereich des Zugangs entsteht. Der Anästhesist unternimmt einen Intubationsversuch unter Assistenz des OP-Springers, welcher jedoch aufgrund der operativen Manipulation (Zug an den Bauchdecken lässt die Patientin deutlich wackeln) und einer noch geschlossenen Stimmritze misslingt. Die Narkose wird mittels Maskenventilation fortgeführt und Sevofluran wird in einer endexspiratorischen Konzentration von 2 Vol-% appliziert. Ca. 1 Minute nach Entwicklung des Kindes (ca. 90 Sekunden nach Schnitt) und Abnabelung wird bei einer exspiratorischen Sauerstoffkonzentration von 80% die Maskennarkose unterbrochen und ein neuer peripherer Zugang gelegt und fixiert. Dies gelingt bei guten Venenverhältnissen in weniger als einer Minute und ohne dass es zu einem Abfall der SpO_2 kommt. Da er durch die Maskenventilation gebunden ist, lässt der Anästhesist den OP-Springer S-Ketamin injizieren; die Gabe eines Opioids kann leider nicht erfolgen, da sich der Schlüssel für den BTM-Safe bei der Anästhesiepflege im Zentral-OP befindet.

Als der oberärztliche Hintergrunddienst 8 Minuten nach OP-Beginn eintrifft, führt der Anästhesist nach erneuter Gabe von S-Ketamin und Succinylcholin einen zweiten Intubationsversuch durch, der bei einer Cormack-I-Situation problemlos gelingt. Die Anästhesiepflege trifft nach weiteren 5 Minuten ein, sodass eine Opioid-Gabe erfolgen kann.

17.2 Konsequenzen für den Patienten

Der geschilderte Zwischenfall hatte keinerlei nachteilige Konsequenzen für die werdende Mutter: weder kam es zu irgendeinem Zeitpunkt zu einem Sättigungsabfall, noch gab es klinische Hinweise auf eine stattgehabte Aspiration.

17.3 Interpretation aus Sicht des Anästhesisten

Die vorliegende Meldung berichtet von einem kritischen Ereignis im Rahmen einer Notsectio, bei der ein Anästhesist ohne Pflegekraft eine Notfallnarkose einleiten und auftretende Komplikationen beherrschen muss. Wenn man liest, wie der behandelnde Kollege selbst unter schwierigsten Umständen und mit Komplikationen konfrontiert eine Patientin versorgt, ohne dass sie vital gefährdet wird, kann man angesichts des fachlichen Handelns und der kreativen Problemlösung nur anerkennend den Hut ziehen. Im vorliegenden Fall bestätigt sich die Erkenntnis, dass der „Faktor Mensch" nicht nur eine Quelle unsicheren Handelns, sondern weitaus häufiger die Ursache dafür ist, warum Patientenversorgung auch unter schwierigsten Umständen gut gelingen kann. Im gleichen Atemzug gilt aber auch: „Glück gehabt, das hätte auch ganz anders kommen können." Dass sich die Notfallversorgung der schwangeren Patienten nicht in einen Unfall mit schwerem Patientenschaden weiterentwickelt, ist keinesfalls selbstverständlich und darf auch nicht für das nächste Mal erwartet werden.

Ganz grundsätzlich gewinnt man beim Lesen den Eindruck, dass der Sicherheitsspielraum für das Handeln des Einzelnen durch die organisatorischen Rahmenbedingungen erheblich eingeengt wurde. Dieser eingeschränkte Sicherheitsspielraum führt gleich mehrfach dazu, dass Situationen entstehen, in denen nur das Können und die Erfahrung des beteiligten Arztes verhindert, dass es zu einem Patientenschaden kommt. Insbesondere die Konstellation von Parallelnarkosen, bei der erwartet wird, dass die Pflegekraft die bisherige Narkose weiterführt, während der Anästhesist den Notfall bewältigt, erscheint problematisch, da vom Gesetzgeber für jede Narkose „der Facharztstandard bei der Pa-

tientenbehandlung, der die Assistenz und Mitwirkung qualifizierten Pflegepersonals bedingt", als unerlässlich gesehen wird. Die aus dieser Konstellation resultierende regelhafte Einbindung von nicht anästhesiologisch geschultem Personal in die Einleitung einer Notfallnarkose dürfte angesichts des „Fachpflegestandards" ebenfalls nicht als adäquat gelten. Im Falle eines Patientenschadens würde vermutlich ein Organisationsverschulden mit allen sich daraus ergebenden Konsequenzen konstatiert werden.

Kritisch muss der Umstand gewertet werden, dass der Anästhesist die Operation vor der Sicherung der Atemwege freigibt. In vielen Häusern ist es üblich, dass der Anästhesist erst nach erfolgter Intubation die Freigabe erteilt, es sei denn, es wird während der Laryngoskopie ersichtlich, dass ein alternativer Atemweg oder die Maskenbeatmung gewählt werden muss. Dies würde dem „ABC der Notfallversorgung" entsprechen, bei dem das „A" der Atemwege weit vor dem „O" der Operation zu stehen kommt.

17.4 Interpretation aus Sicht des Juristen

Nach § 39 Abs. 1 Satz 3 SGB V schuldet der Krankenhausträger dem Patienten

„alle Leistungen, die im Einzelfall nach Art und Schwere der Krankheit für die medizinische Versorgung … notwendig sind, insbesondere ärztliche Behandlung … Krankenpflege …".

Das geschilderte Vorgehen ist vor diesem Hintergrund und mit Rücksicht auf den von der Rechtsprechung geforderten Facharztstandard bei der Patientenbehandlung, der die Assistenz und Mitwirkung qualifizierten Pflegepersonals bedingt, als kritisch zu werten. Zwar gibt es keine gesetzliche Vorschrift, wonach dem Anästhesisten während des gesamten Anästhesieverfahrens permanent eine pflegerische Assistenz zur Verfügung stehen muss. Unbestreitbar ist aber zumindest, dass während kritischer Phasen des Anästhesieverfahrens – und dazu gehört sicherlich die Einleitung einer Notfallnarkose bei einer nicht nüchternen Schwangeren – eine fachkompetente Assistenz unerlässlich ist.

Take Home Message

- Eine Freigabe zur Sectio sollte immer erst nach erfolgreicher Sicherung der Atemwege (ITN, LAMA) erfolgen.

- Zur Narkoseeinleitung ist die Anwesenheit einer Fachpflegekraft zwingend erforderlich. Eine Assistenz durch Personal ohne anästhesiologischen Fachpflegestandard ist nicht statthaft.

17.5 Literatur

Berufverband Deutscher Anästhesisten. JUS-Letter Juni 2008. Qualifizierte pflegerische Assistenz – immer notwendig? (http://www.bda.de/03_2jusletter.htm; Zugriff am 23.03.2012)

Deutsche Gesellschaft für Anästhesiologie und Intensivmedizin e.V., Berufsverband Deutscher Anästhesisten. Ärztliche Kernkompetenz und Delegation in der Anästhesie. Entschließung vom 26.10.2007/08.11.2007. Anästh Intensivmed 2007; 48: 712–714

18 Erwachendes Kind verliert i. v. Zugang und Atemweg

Michael St.Pierre, Alexander Hunsicker

18.1 Klinischer Fall

Bei einem 10 Monate alten männlichen Säugling (11 kg) soll ein Leistenbruch in Intubationsnarkose operiert werden. Nach ausreichender rektaler Prämedikation (Midazolam 0,5 mg/kg und S-Ketamin 2,5 mg/kg) wird das Kind nach Anschließen des Standardmonitorings mit Sevofluran (Sevofluran-Konzentration initial 6%, dann 2%) per inhalationem eingeleitet und dann ein intravenöser Zugang gesucht. Die Venenpunktion gestaltet sich bei dem Säugling aufgrund seines „speckigen" Habitus protrahiert, aber zuletzt erfolgreich. Die Anästhesie wird auf eine TIVA mit Propofol (6 mg/kg/h) und Remifentanil (0,25 µg/kg/min) umgestellt und eine Larynxmaske eingelegt. Auf eine Relaxierung wird verzichtet. Die Anlage eines Kaudalblocks ist unmittelbar postoperativ geplant, um die Analgesie möglichst lange in die postoperative Phase hinein auszudehnen.

Aufgrund der an diesem Tag stattfindenden sicherheitstechnischen Überprüfung durch den TÜV wurden an diesem Morgen alle entbehrlichen Perfusoren aus dem OP gegeben, sodass die Infusion mittels Tropfinfusion erfolgt.

Der OP-Verlauf gestaltet sich initial unauffällig, jedoch hört die Infusion, für den Anästhesisten unbemerkt, zu tropfen auf. Während der Präparation am Ductus deferens wird das Kind plötzlich tachykard und bewegt seine Arme. Fast zeitgleich verschwindet das kapnometrische Signal auf dem Überwachungsmonitor. Der Anästhesist möchte die Narkose mit der Bolusgabe von Propofol vertiefen, kann seine Absicht aber nicht durchführen, da der Perfusor nach 0,4 ml einen Stenosealarm abgibt. Eine Inspektion des Infusionsarms zeigt, dass der offensichtlich ungenügend fixierte i. v. Zugang während der Spontanbewegung des Kindes partiell disloziert ist, sodass keine intravenöse Gabe mehr möglich ist. In diesem Moment beginnt die Sättigung zu fallen.

Der Anästhesist erklärt den Notfall und lässt die Anästhesiepflegekraft in den Saal holen. Er erhöht die FiO$_2$ auf 1,0 und die Sevofluran-Konzentration auf 6% in der Vorstellung, die Narkose dadurch vertiefen zu können. Die Maßnahme ist jedoch ohne Erfolg, das Kind ist mittlerweile zyanotisch und wird bradykard. Der Anästhesist ordnet die i. m. Gabe von 50 µg Suprarenin an, entfernt die Larynxmaske und beatmet mit der Gesichtsmaske weiter. Nach weiteren 20 Sekunden, noch bevor das Suprarenin wirken kann, beträgt die Herzfrequenz des Kindes unter 60/min, sodass der Anästhesist den Operateur mit der Durchführung der Herz-Druck-Massage beauftragt.

Mittlerweile ist der aufsichtsführende Facharzt eingetroffen und lässt sich kurz den Verlauf des Zwischenfalls schildern. Aufgrund der vorhergehenden schwierigen Venenpunktion verzichtet der Anästhesist auf jeden weiteren peripheren Punktionsversuch und lässt stattdessen das EZ-IO Intraossärsystem holen. Das OP-Gebiet wird abgedeckt und binnen weniger als 90 Sekunden ist mit der 15 mm-Nadel an der proximalen Tibia ein suffizienter Zugang etabliert. Es werden zunächst 10 µg Suprarenin und dann 0,5 mg Norcuron gegeben, da ein durch ungenügende Anästhesie getriggerter Laryngospasmus als Ursache des plötzlichen Beatmungsausfalls vermutet wird. Die Herzfrequenz erholt sich und in der Kapnometrie zeigt sich wieder ein Signal. Das Kind stabilisiert sich und wird im Anschluss nasotracheal intubiert. Die Operation kann wie geplant zu Ende geführt werden.

18.2 Konsequenzen für den Patienten

Aufgrund der kurzzeitigen Reanimationssituation bei Bradykardie wird das Kind postoperativ intubiert und beatmet auf die Kinderintensivstation verbracht und dort wenige Stunden später extubiert. Während das Kind noch analgosediert ist, wird der intraossäre Zugang gegen einen zentralvenösen Zugang in der rechten V. jugularis interna ausgetauscht. Der weitere Verlauf gestaltet sich unauffällig, sodass der Säugling am nächsten Morgen auf die Normalstation verlegt werden kann.

18.3 Interpretation aus Sicht des Anästhesisten

Der geschilderte Vorfall berichtet von dem „Albtraum" jedes Anästhesisten: Ein Säugling ist in Narkose und von einem Moment auf den anderen „verliert" der Anästhesist sowohl den Atemweg des Kindes als auch den einzigen i. v. Zugang. Die wahrscheinlichste Ursache für die schlagartig einsetzenden Beatmungsschwierigkeiten in Zusammenhang mit einer abflachenden Narkose, der Laryngospasmus, ließe sich durch ein Muskelrelaxans durchbrechen, wenn denn ein i.v. Zugang vorhanden wäre. Diesen zu legen war allerdings bereits unter kontrollierten Bedingungen sehr schwierig, sodass im Notfall keinerlei Erfolgsaussichten bestehen. Denkbar und gelegentlich in Lehrbüchern noch empfohlen wäre auch die intralinguale Gabe von Succinylcholin zur Therapie des Laryngospasmus. Allerdings wird das Kind bereits bradykard, sodass sich der Anästhesist vermutlich aus diesem Grund dagegen und für die Gabe von Epinephrin entscheidet. Ob angesichts der durch Hypoxie bedingten Bradykardie die katecholamininduzierte Steigerung des myokardialen Sauerstoffverbrauchs (für das Kind) pathophysiologisch sinnvoll oder lediglich (für den Anästhesisten) psychologisch notwendig ist, wird kontrovers diskutiert.

Entscheidend für den erfolgreichen Ausgang des schweren Zwischenfalls ist die Tatsache, dass der Anästhesist keinen Moment einen periphervenösen Punktionsversuch erwägt, sondern umgehend einen suffizienten Zugangswegs über eine intraossäre (i.o.) Nadel etabliert. Da der wissenschaftliche Arbeitskreis Kinderanästhesie der DGAI sowohl den schweren Laryngospasmus als auch die kardiopulmonale Reanimation ohne Gefäßzugang als „Sofortindikation" für die Anlage eines i. o. Zugangs bezeichnet, handelt der Anästhesist in völliger Übereinstimmung mit den „Handlungsempfehlung zur intraossären Infusion in der Kinderanästhesie". Das vom Anästhesisten gewählte Intraossärsystem EZ-IO der Firma Vidacare ist technisch einfacher und sicherer als die Intraossärkanüle von Cook Critical Care oder die Bone Injection Gun (BIG) von Waismed.

> **Take Home Message**
> - Der intraossäre Zugangsweg sollte insbesondere bei bekannten schwierigen Punktionsverhältnissen im Notfall rasch gewählt werden. Keinesfalls sollte wertvolle Zeit durch periphere Punktionsversuche vertan werden.
> - Der Anwendung des EZ-IO ist aufgrund der besseren Kontrollierbarkeit während der Einführung vor der Bone Injection Gun oder der manuell einzubringenden Cook-Nadel der Vorzug zu geben.

18.4 Literatur

Wissenschaftlicher Arbeitskreis Kinderanästhesie der Deutschen Gesellschaft für Anästhesiologie und Intensivmedizin e.V. Handlungsempfehlung zur intraossären Infusion in der Kinderanästhesie. Anästh Intensivmed 2011; 46 – 52

Eich C, Weiss M, Neuhaus D. Die intraossäre Infusion in der Kindernotfallmedizin und Kinderanästhesie. Anästh Intensivmed 2010; 51: 75 – 81

19 Laryngospasmus im urologischen OP

Wolfgang Heinrichs

19.1 Klinischer Fall

Ein 2-jähriger Junge, gesund, normal entwickelt, wird wegen rezidivierender eitriger Balanitis im Kindersaal der Urologie zur Zirkumzision anästhesiert. Einleitung per inhalationem mit Sevofluran, Einlegen einer Larynxmaske, Etablierung einer druckkontrollierten Beatmung mit Sevofluran-, Luft-, Sauerstoffgemisch. Legen eines i. v. Zugangs in Anästhesie, unmittelbar vor OP-Beginn. Bei OP-Beginn beträgt die exspiratorische Sevofluran-Konzentration 3,5 Vol-%, was vom Anästhesisten als adäquat betrachtet wird.

Kurz nach OP-Beginn gibt das Narkosegerät Alarm wegen Unterschreiten der unteren exspiratorischen Volumengrenze. Der Anästhesist versucht die Einstellungen anzupassen, ohne Erfolg. Nach Umschalten auf manuelle Beatmung erkennt er relativ schnell, dass eine Beatmung über die Larynxmaske überhaupt nicht mehr möglich ist. Zu diesem Zeitpunkt beträgt die Sauerstoffsättigung nur noch 85 % mit fallender Tendenz. Der Anästhesist injiziert 0,1 mg Alfentanil (diese Dosis hatte er augenscheinlich zum OP-Beginn vergessen) – ohne Erfolg. Der Anästhesist gibt einen Bolus von 50 mg Propofol intravenös, ebenfalls ohne Erfolg. Jetzt wird die Larynxmaske entfernt, jedoch ist auch eine Maskenbeatmung nicht möglich. Das Kind ist verspannt und bewegt sich, dadurch wird der Stress noch erhöht. Die Sättigung fällt unter 60 %.

Jetzt wird der zuständige Oberarzt hinzugerufen, der ebenfalls eine Maskenbeatmung nicht etablieren kann und sich zur sofortigen Intubation entschließt. Während der Laryngoskopie öffnet sich die Stimmritze und das Kind holt einen tiefen Zug. Es wird intubiert und mit Sauerstoff beatmet, die Sauerstoffsättigung erholt sich vom tiefsten Punkt (55 %) rasch auf normale Werte. Im Rachenbereich finden sich keinerlei Anzeichen auf Fremdkörper, exzessiv viel Sekret oder ähnliche Gründe für einen Laryngospasmus.

Der weitere Verlauf der Anästhesie ist unauffällig. Das Kind erhält zur Prophylaxe eine kleine Dosis Kortison, wird vor der Extubation sehr gründlich im Rachen abgesaugt und in der Folge bei Aufwachen problemlos ausgeleitet.

19.2 Konsequenzen für den Patienten

Normaler postoperativer Verlauf. Keine Folgeschäden.

19.3 Interpretation aus Sicht des Anästhesisten

Dieser Fall weist auf ein Problem hin, welches in der Praxis leicht übersehen wird: Je kleiner das Kind, desto schwieriger sind Beatmung und Offenhalten des Luftweges mit der Larynxmaske. Im vorliegenden Fall wurde die Situation durch die Art des Eingriffs (sehr schmerzhaft, da im Bereich der Vorhaut viele Rezeptoren vorhanden sind!), der Verzicht oder das Vergessen eines Opiats und eine relativ flache Inhalationsanästhesie (bei 2-jährigen Kindern beträgt der MAC-Wert von Sevofluran um 3 Vol-%) verschlimmert. So entwickelte sich wohl unmittelbar bei Schnitt aufgrund einer Schmerzreaktion ein Laryngospasmus.

Diese Situation blieb zuerst unentdeckt. Die Aufmerksamkeit wurde erst durch den Alarm des Narkosegeräts (von der Protokollführung) erreicht. Vorbildlich, dass dieser Alarm richtig gesetzt war. Die weitere Therapie des Zwischenfalls war im Großen und Ganzen korrekt. Es bliebe vielleicht noch anzumerken, dass man in einem solchen Fall immer sofort Hilfe bzw. Unterstützung rufen sollte.

Aufgrund der niedrigen funktionellen Residualkapazität entsättigen Kinder äußerst rasch. Auf der anderen Seite vertragen sie eine kurzzeitige

Hypoxämie auch recht gut, sodass weitere Schäden nicht zu befürchten waren und auch nicht eingetreten sind.

Der Fall ist auch ein schönes Beispiel dafür, dass Alarme vom Beatmungsgerät schneller auf ein Problem hinweisen als der Alarm des Pulsoxymeters. So trat ja auch zuerst eine Behinderung der Beatmung ein, erst sekundär dazu entwickelte sich die Hypoxie.

An dieser Stelle kann die Frage nicht entschieden werden, ob es sinnvoll ist, im Kleinkindalter mit der Larynxmaske zu arbeiten. Es gibt viele positive Berichte, aber auch etliche Probleme. Man wird es mit der individuellen Erfahrung abgleichen müssen. In meiner Erinnerung sind mehr Probleme mit der Larynxmaske haften geblieben als mit der Intubation. Aber das mag eine subjektive Einschätzung sein.

19.4 Weiterführende Gedanken

Eine evidenzbasierte Empfehlung zur Prophylaxe und Behandlung des kindlichen Laryngospasmus unter der Anästhesie oder unmittelbar nach der Extubation gibt es nicht.

Die Empfehlungen der bekannten Kinderanästhesiologen lauten:
- Prophylaxe:
  - auf ausreichende Narkosetiefe achten (relevant nur, wenn das Kind nicht intubiert wird)
  - Ausleiten bei wachem Kind
  - gründliches Absaugen des Rachens vor Ausleitung

- Behandlung bei eingetretenem Laryngospasmus:
  - sofort Vertiefung der Anästhesie mit Propofol
  - gründliches Absaugen (auch bei schon eingetretenem Laryngospasmus)
  - konsequentes Anwenden des Esmarch-Handgriffs und Applikation eines leicht positiven Drucks mit der Maske
  - Gabe von 0,1 – 0,2 mg/kg Succinylcholin (nur wenn noch keine signifikante Hypoxie besteht)
  - Gabe von 0,1 mg/kg Rocuronium (wenn man im Kindesalter Succinylcholin grundsätzlich vermeiden will)

Take Home Message
- Bei Anästhesien von Kleinkindern mit Larynxmaske unbedingt auf eine ausreichend tiefe Narkoseführung achten.
- Kontinuierlich klinische Überwachung der Atmung/Beatmung durchführen.

20 Schwerer Bronchospasmus – Anaphylaxie nach Antibiose

Wolfgang Heinrichs

20.1 Klinischer Fall

Akutversorgung eines 50-jährigen sportlichen Patienten wegen komplizierter Oberschenkelfraktur mit beginnendem Kompartmentsyndrom. Der Patient weist keine tastbaren Pulse am Unterschenkel des betroffenen Beines auf, der Oberschenkel ist stark angeschwollen. Seitens der Unfallchirurgen wird eine dringliche OP-Indikation gestellt.

RSI-Einleitung ohne Besonderheiten. Nach Einleitung fällt der Blutdruck unerwartet stark ab und muss durch Katecholamingabe (Noradrenalin 10 µg-Bolus mehrfach) gestützt werden. Die Blutgasanalyse ergibt eine Hb-Konzentration von unter 10 g/dl, sodass der Anästhesist Blutkonserven in den OP ordert. Bis zur Lagerung ist der Patient wieder kreislaufstabil. Zum Schnitt erfolgt noch die Gabe von 1,5 g Cefuroxim als antibiotische Prophylaxe.

Nach OP-Beginn verliert der Patient noch einiges Blut, wobei nicht klar ist, was davon frisch ist. Jedenfalls wird das erste Erythrozytenkonzentrat vorbereitet. Der Anästhesist ist mit dem Bedside-Test beschäftigt.

Zu einem späteren Zeitpunkt fällt eine abgeflachte CO_2-Kurve auf, die aber nicht im Sinne einer Bronchospastik interpretiert wird. Dieser Befund nimmt weiter zu und deutet nach Meinung des Anästhesisten auf eine Minderperfusion der Lunge bei insgesamt schwerem Schock hin. Der Patient wird mit reinem Sauerstoff beatmet. Die Sättigung beträgt darunter nur noch 95 %, leicht fallende Tendenz. Innerhalb von wenigen Minuten verschlechtert sich das Bild weiter. Bei der Auskultation hört der Anästhesist nur noch ein leises, giemendes Atemgeräusch. Er behandelt dies symptomatisch mit einem inhalativem Beta-Mimetikum – ohne großen Erfolg.

Mittlerweile ist die Herzfrequenz auf 140/min angestiegen, der Blutdruck auf unter 80 mmHg systolisch abgefallen. Der Anästhesist interpretiert dies als operativen bzw. traumatischen Volumenmangel und verstärkt seine Bemühungen der Volumensubstitution mit kristalloider und insgesamt 1000 ml kolloidaler Infusion.

Nach weiterer Verstärkung der Schocksymptomatik ist der Blutdruck nicht mehr messbar, das Pulsoxymeter setzt teilweise aus. Sofort werden 100 µg Adrenalin als Bolus injiziert. Darunter bessert sich die Situation signifikant, wenn auch die Tachykardie bedrohliche Ausmaße annimmt. Mit weiteren Adrenalin-Injektionen in niedriger Dosierung (20–50 µg) kann der Kreislauf schlussendlich stabilisiert werden. Der Anästhesist ist der Meinung, mit Adrenalin den Kreislauf bei schwerem Volumenmangel stabilisiert zu haben.

Erst später fällt eine beginnende Schwellung der Gesichtshaut, der Konjunktiven und der Schleimhaut im Mund auf. Zur Sicherheit erhält der Patient noch Kortison, H1- und H2-Antagonisten intravenös. Das Antibiotikum war zu diesem Zeitpunkt komplett eingelaufen.

Die Diagnose „Anaphylaxie" wurde bis zur Entdeckung der Gesichtsschwellung zu keinem Zeitpunkt in Betracht gezogen.

20.2 Konsequenzen für den Patienten

Der Patient hat sich ohne erkennbare Nebenwirkungen von dem anaphylaktischen Schock erholt. Durch spätere Tests konnten die Antikörper und die allergische Disposition nachgewiesen werden. Der Patient bekam einen Allergiepass ausgestellt.

20.3 Interpretation aus Sicht des Anästhesisten

Dieser Fall ist ein schönes Beispiel dafür, dass Befunde manchmal nicht richtig im Zusammenhang gesehen werden. Im Vordergrund der Problematik stand für den Anästhesisten sicherlich ein möglicher bzw. auch tatsächlicher Volumenmangel aufgrund des Traumas, der folgenden Einblutung in den Oberschenkel und des auch operativ sicherlich relevanten Blutverlustes bei der Versorgung der Oberschenkelfraktur. Es lag mehr als nahe, alle Befunde diesem Geschehen unterzuordnen und eine adäquate Volumenersatztherapie zu beginnen.

Es war sehr konsequent, dass der Patient abgehört wurde und die Bronchospastik auffiel. Dieser Zusatzbefund wurde aber für den Moment leider nicht weiter berücksichtigt. Im Nachhinein wird klar, dass die Kapnometrie auf die beginnende und rasch zunehmende Bronchospastik hinwies.

Bei manifestem Schock trotz großzügiger Volumentherapie war im Grunde eine mechanische Reanimation angezeigt. Irgendwie entschloss sich der Anästhesist nun zu einer Adrenalin-Injektion, dies war ein entscheidender Pfeiler der kausalen Therapie des vorliegenden anaphylaktischen Schocks.

Wenn man bedenkt, dass bei schwerer Anaphylaxie wie im vorliegenden Fall eine kutane Reaktion nur in etwa 30 % der Fälle zu beobachten ist, haben alle Beteiligten Glück gehabt, dass eine Gesichtsschwellung auftrat und die richtigen Schlussfolgerungen eingeleitet wurden.

Alle Befunde schienen auf einen schweren Volumenmangel hinzudeuten, wenn da nicht der Sättigungsabfall bei $FiO_2 = 1$ gewesen wäre. Dieser „passt" nicht zu einem hämorrhagischen Volumenmangel, sondern deutet wahrscheinlich auf ein komplexeres Geschehen hin. Oder auf 2 unabhängige Probleme:

- nur hämorrhagischer Schock: unwahrscheinlich mit Bronchospastik; Schweregrad passte ebenfalls nicht zu Blutverlust und zur durchgeführten Therapie mit Volumenersatzmitteln
- Spannungspneumothorax: lässt sich durch Perkussion/Auskultation oder schnelle C-Bogen Aufnahme ausschließen; kein oberer Einflussstau
- Lungenembolie: Fettembolie möglich; Blutgasanalyse hätte bei der Klärung geholfen
- Bronchospastik bei akutem Asthmaanfall: unwahrscheinlich bei diesbezüglich leerer Anamnese des Patienten
- Bronchospastik bei allergischer Reaktion auf das Muskelrelaxans: könnte sein, aber dann doch direkt bei Einleitung oder kurz danach; außerdem wurde der Patient bis zur Lagerung problemlos wieder stabilisiert
- allergische Reaktion auf das Antibiotikum (auch wenn das für Cefuroxim selten ist): der zeitliche Zusammenhang hätte auf jeden Fall dafür gesprochen; zusammen mit der Kreislaufreaktion „Schock" wäre die Diagnose „anaphylaktischer Schock 3. Grades" naheliegend gewesen

Ein Problem im vorliegenden Fall bestand darin, dass ein solches konsequentes Durchdenken der Situation unterblieb. Externe Hilfe wurde nicht gerufen, sodass nur die abschließende Aufarbeitung im Rahmen einer Morbidity-Konferenz übrig blieb.

Take Home Message

- Immer mehrere Optionen bedenken.
- Alle Befunde in die Entscheidung mit einbeziehen.
- Befunde zu einer oder mehreren Arbeitsdiagnosen verdichten.
- Immer Hilfe rufen, wenn ein schwerer Zwischenfall passiert.

21 Schwierige Persönlichkeit im OP

Axel Fudickar, Patrick Meybohm

21.1 Klinischer Fall

Eine 45-jährige Patientin wird zur Narkose für die Resektion der Gallenblase wegen akuter Gallenkolik in den Narkoseeinleitungsraum gebracht (Gewicht 90 kg, Größe 170 cm). Außer eines arteriellen Hypertonus hat die Patientin keine wesentlichen Vorerkrankungen. Zeitgleich treffen eine 28-jährige, etwas schüchtern wirkende Assistentin in ihrem ersten Nachtdienst (Gewicht 58 kg, Größe 160 cm) und ein 45-jähriger breitschultriger Anästhesiepfleger (Gewicht 85 kg, Größe 189 cm) ein. Der Pfleger fällt durch eigenwillig modifizierte OP-Kleidung, Kaugummikauen und Kopfhörer in den Ohren auf, die mit einem in seiner Kasacktasche verstauten Walkman verbunden sind. Während die Assistentin sich nach Vorstellung bei der Patientin mit dem Narkoseprotokoll beschäftigt, legt der Pfleger schon einmal einen Zugang und versorgt die Patientin mit EKG, nicht invasiver Blutdruckmessung und Pulsoxymetrie. Außerdem unterhält er die Patientin mit einigen Details aus seiner Freizeittätigkeit als Laien-Heilpraktiker und überschüttet sie mit Diätratschlägen und Empfehlungen zur kohlenhydratarmen Ernährung, mit der diese Gallenkoliken bestimmt nicht aufgetreten wären. Die Assistentin hat sich inzwischen ausreichend über die ordnungsgemäße Vorbereitung der Narkose informiert und wendet sich, schon etwas genervt von dem Gerede des Pflegers, der Patientin zu. Diese wirkt trotz Einnahme von 7,5 mg Midazolam per os zur Sedierung befremdet und beunruhigt von dem Auftreten des Pflegers, dessen Redefluss die Assistentin mit der Aufforderung zum „Sign In"-Check der „Surgical Safety Checklist" zu unterbrechen versucht. „Schon erledigt", sagt der Pfleger, „wir fangen jetzt an", und injiziert der Patientin 25 μg Sufentanil, bevor die Assistentin protestieren kann. Dann versichert er der Patientin, es sei alles in Ordnung und sie müsse schön tief gegen seine Hand in den Plexus solaris atmen, das verbessere die ganzheitliche Wirkung der Narkose. „Jetzt halt schon mal die Maske vor", herrscht er die verdatterte Assistentin dann an, „ich gebe jetzt Etomi-

date, ja?". Während der Injektion verliert die Patientin das Bewusstsein und die Assistentin versucht die Maskenbeatmung, die ihr nicht auf Anhieb gelingt. Ihre Bitte um einen Guedel-Tubus beantwortet der Pfleger, er zeige jetzt mal, wie das geht, schiebt die Assistentin beiseite und übernimmt die Maskenbeatmung unter hoher Druckanwendung. Dabei kommt es zur Insufflation von Luft in den Magen, Singultus und Würgen der Patientin unter Abfall der Sauerstoffsättigung und zunehmender Zyanose. Der Pfleger wirft die Maske beiseite und geht zum Telefon, ruft den Oberarzt an und informiert ihn mit den Worten: „Du musst mal kommen, die Kleine baut hier Mist". In der Zwischenzeit hat sich die Assistentin einen Guedel-Tubus aus der Schublade geholt, die Narkose durch Nachinjektion von Etomidate vertieft und die Patientin durch jetzt suffiziente Maskenbeatmung wieder ausreichend oxygeniert. „Na, geht doch", sagt der Pfleger vom Telefon zurückkommend von oben herab, „können wir jetzt endlich relaxieren?" Er injiziert 50 mg Rocuronium mit dem jetzt freundlichen Kommentar: „Siehst du, wenn ich da bin, kann dir nichts passieren". „Soso", murmelt die Assistentin, nimmt das angereichte Laryngoskop und inspiziert den Rachen. Dabei fällt ihr grünliches Sekret um den Kehlkopf auf, das sie absaugt, bevor sie die Patientin intubiert. Auch beim anschließenden Absaugen des Tubus kommt etwas grünliches Sekret zum Vorschein. Sie bittet um die Vorbereitung des Bronchoskops und Information des Oberarztes über die offensichtliche Aspiration, erhält als Antwort aber: „Wegen dem bisschen Sekret soll ich das Bronchoskop nachher aufbereiten? Das resorbiert sich schon, da habe ich in meiner langen Erfahrung schon ganz andere Sachen gesehen. Wir fahren jetzt rein." Als die Assistentin darauf zu bestehen versucht, fängt er an, die Überwachungskabel zu diskonnektieren, stellt das Beatmungsgerät ab und schiebt den Tisch in den Saal. „Kannst dich ja gleich beim Oberarzt beschweren", sagt er, „und wirst schon sehen, was du davon hast".

Im Saal angekommen, schließt er die Beatmung und die Überwachungskabel an und wirft der Assistentin mit den Worten: „Kannst schon mal anfangen zu schreiben" das Protokoll hin. In dem Moment betritt der Oberarzt den Saal. Der Pfleger sagt: „Alles schon geregelt, kein Problem", und der Oberarzt verlässt den OP mit dem Hinweis an die Assistentin: „Und immer schön auf die erfahrenen Pfleger hören". „Soso", denkt diese und setzt die Narkose fort.

21.2 Interpretation aus Sicht des Anästhesisten

Hier ist offensichtlich eine Schädigung der Patientin durch Aspiration aufgetreten, deren konkreter Zeitpunkt nicht genau feststellbar ist. Wahrscheinlich ist die Regurgitation während forcierter Beatmungsversuche mit hohem Druck ohne Guedel-Tubus durch den Pfleger aufgetreten. Mehrere Fehler sind dem Ereignis vorausgegangen. Für den Notfalleingriff wurde offenbar eine unerfahrene, eher zurückhaltende Assistentin ohne ausreichende Supervision eingesetzt. Ein erfahrenerer Kollege hätte möglicherweise von vornherein eine Schnellintubation bei erhöhtem Aspirationsrisiko verlangt und sich von dem seinen Zuständigkeitsbereich grob überschreitenden Pfleger auch im weiteren Verlauf nicht übergehen lassen. Dessen maßlose Regelverstöße einschließlich unsachgemäßer Durchführung von ärztlichen Maßnahmen ohne Anordnung, Vertuschung von Komplikationen und Einschüchterungsversuchen bei gleichzeitiger Anbiederung als kompetenter, gutmeinender und erfahrener Helfer, machten den Umgang gerade für eine Anfängerin äußerst schwierig, die auf professionelle pflegerische Hilfe besonders angewiesen ist. Dies gilt insbesondere, weil sein Auftreten der sofortigen Korrektur bedurft hätte, die sich die Assistentin nicht traute. Offensichtlich hat sich aber auch der Oberarzt in der Situation im Vertrauen auf die Kompetenz des Pflegers nicht ausreichend informiert und die Assistentin seinerseits übergangen. Dadurch wurde ihre Position weiter geschwächt und das Fehlverhalten des Pflegers nicht erkannt oder, was die Äußerlichkeiten betrifft, bewusst ignoriert und dadurch bestärkt.

21.3 Weiterführende Gedanken

Schwierige Persönlichkeiten sind in den meisten Betrieben zu finden. Auch in jedem OP finden sich einzelne Mitarbeiter, die Probleme haben, die Grenzen ihrer Funktion einzuhalten, weil sie mit zunehmender Erfahrung in der Routine mit ihrem Tätigkeitsgebiet unzufrieden werden und jüngere, aber unerfahrenere Mitarbeiter in übergeordneten Positionen nicht akzeptieren können. Dazu kommt ein wachsendes Bedürfnis nach Individualität, das sich in Auftreten, abweichenden Therapievorstellungen und Kleidungsmodifikationen äußern kann. In der Zusammenarbeit ist es wichtig, den potenziell physisch und psychisch schädigenden Einfluss dieser Faktoren auf Kommunikation und Behandlung wahrzunehmen und klare Grenzen der Akzeptanz zu ziehen, die in einem aus Sicherheitsgründen stark standardisierten Betrieb wie der Operation naturgemäß relativ eng gesteckt sind. Zur Vermeidung einer ungünstigen Persönlichkeitsentwicklung in Einzelfällen muss generell das Bedürfnis der Mitarbeiter nach Respektierung ihrer bei der Vielfalt der Herausforderungen in einer Klinik im Allgemeinen ja produktiven Individualität und nach Wertschätzung ihrer fachlichen Kompetenz und Erfahrung in der täglichen Arbeit berücksichtigt werden.

> ### Take Home Message
> Schwierige Persönlichkeiten im OP machen nicht nur selbst Fehler, auch der Umgang mit ihnen ist eine alltägliche Fehlerquelle.

Herz, Kreislauf

22 Fehlende Blutdrucküberwachung

Patrick Meybohm

22.1 Klinischer Fall

Bei einem 58-jährigen Patienten ist die Versorgung einer Humerusfraktur im unfallchirurgischen OP-Saal geplant. Als Vorerkrankungen liegen ein arterieller Hypertonus sowie ein nicht insulinpflichtiger Diabetes mellitus vor. Der Patient erhält eine Allgemeinanästhesie mit problemloser endotrachealer Intubation. Für den Transfer vom Narkoseeinleitungsraum in den OP-Saal werden alle Überwachungskabel vom Narkosegerät diskonnektiert. Im OP-Saal schließt der Narkosearzt als erstes die Beatmung des Patienten wieder an, um die Oxygenierung sicherzustellen. Parallel dazu schließt die Anästhesiepflegekraft das EKG-Kabel, das Pulsoxymetrie-Kabel und die Leitung der nicht invasiven Blutdruckmessung an das Narkosegerät an und aktiviert am Narkosegerät die automatische Blutdruckmessung im 5-Minuten-Intervall. Gleichzeitig starten das OP-Pflegepersonal und der Operateur die Lagerung des Patienten in eine Beach-Chair-Position. Der Anästhesist steht direkt am Patienten und stellt während der Lagerung sicher, dass weder an den Beatmungsschläuchen noch an den Überwachungskabeln Zug entsteht. Nachdem die endgültige Lagerungsposition für die OP erreicht wird, wendet sich der Anästhesist wieder dem Narkosegerät zu und startet die automatische Blutdruckmessung.

Da die automatische Blutdruckmessung aber bereits vorher vom Pflegepersonal aktiviert wurde, hat sich die NIBD-Messung nun wieder abgeschalten. Der Monitor zeigt aktuell einen gemessenen Blutdruck an, jedoch ist die Intervallmessung eigentlich deaktiviert. Dieser Umstand wird erst nach 20 Minuten bemerkt, als der Anästhesist die Blutdruckwerte im Narkoseprotokoll dokumentiert und registriert, dass sich der Blutdruck seit 20 Minuten nicht verändert. Somit fand 20 Minuten lang keine Blutdrucküberwachung des Patienten statt. Daraufhin kontrolliert er das Messintervall und bemerkt dabei den Fehler, dass die automatische Blutdruckmessung deaktiviert ist. Die aktuelle Messung ergibt einen tatsächlichen Blutdruck von 75/45 mmHg.

Der Patient erhält daraufhin zügig einen Bolus von 3 µg Arterenol und über eine periphere 16 G-Braunüle im „Schuss" 500 ml kristalloide Infusionslösung. 3 Minuten später ergibt eine weitere RR-Messung einen Blutdruck von 108/72 mmHg. Im weiteren Verlauf der Operation ist der Kreislauf stabil ohne weiteren Blutdruckabfall.

Nach insgesamt 2 Stunden OP-Dauer kann der Patient problemlos extubiert und in den Aufwachraum kardial und neurologisch unauffällig verlegt werden.

22.2 Konsequenzen für den Patienten

Die fehlende Blutdrucküberwachung für 20 Minuten während der OP-Lagerung schließt eine länger anhaltende, allerdings maximal 20-minütige, hypotensive Phase nicht aus. In dem aktuellen Fallbericht ergaben sich jedoch keine mittelfristigen klinischen Konsequenzen, wie z. B. kardiale oder neurologische Komplikationen.

22.3 Interpretation aus Sicht des Anästhesisten

Der vorliegende Fall beschreibt eine ausbleibende automatische Blutdruckmessung, die dadurch entsteht, dass beide Anwender davon ausgehen, dass sich der Monitor im entsprechenden aktiven Messmodus befindet. Inwieweit die fehlende 20-minütige Blutdrucküberwachung unmittelbar nach Narkoseeinleitung einen relevanten Blutdruckabfall nicht detektiert hat, ist unklar. Die 1. Kontrollmessung nach 20 Minuten ergab jedoch einen kritisch niedrigen systolischen Blutdruckwert von weniger als 80 mmHg, sodass eine mindestens wenige Minuten andauernde kritische Herz-Kreislauf-Situation nicht auszuschließen ist. Somit könnte der individuelle zerebrale Perfusionsdruck durchaus für einen kurzen Zeitabstand unterhalb der individuellen Autoregulationsschwelle gelegen haben. Mittelfristige klinische Konsequenzen, wie z. B. ein kardiales oder neurologisches Ereignis im perioperativen Verlauf, lagen beim Patienten glücklicherweise nicht vor. Damit handelt es sich um ein sog. „minimales Ereignis", also eine sicherheitsrelevante Beobachtung, die bei alternativer klinischer Konstellation zu einem Schaden des Patienten hätte führen können.

Bei der Analyse fallen zwei Schwerpunkte auf:
- Zum einen liegt ein *Kommunikationsdefizit* vor, bei dem sowohl Arzt als auch Pflege unabhängig voneinander die gleiche Tätigkeit ausführen (Aktivierung der automatischen Messung). Um dem vorzubeugen, ist es wichtig, dass ein Ansagen der Handlungen allen Beteiligten zu einem gemeinsamen Verständnis der Situation verhilft („mentales Modell") und im geschilderten Fall höchstwahrscheinlich dazu geführt hätte, dass die doppelte Bedienung des Monitors unterblieben wäre. Eine routinemäßig begleitende Kommentierung eigener Handlungen dürfte in der Medizin jedoch die Ausnahme sein. Dass eine *zweifache Aktivierung* jedoch die gewählte Funktion wieder *deaktivieren* kann, weist auf das 2. Problem hin, das Bedienungsproblem des Monitors.
- Unter einem *Bedienungsproblem* versteht man Fehler, die durch ein „schlechtes Gerätemerkmal" (oder ein unverständliches Manual) verursacht werden und nicht durch einen aktiven Fehler eines Benutzers (welches ein *Bedienungsfehler* wäre). Werden wichtige kognitiv-ergonomische Kriterien bei der Geräteentwicklung nicht ausreichend berücksichtigt, resultiert dies in einer oftmals kontraintuitiven Bedienungsweise: Selbst wenn man als „Windows-User" sich schleichend an den Umstand gewöhnt haben sollte, ein Gerät dadurch zu beenden, dass man zunächst die Taste „Start" anwählt, so ist dennoch die geräteinterne „Logik" des verwendeten Geräts aus der Sicht des Anwenders in seiner Sinnhaftigkeit nicht nachvollziehbar. Somit resultiert ein unklarer Gerätestatus, der vom Anwender ein Bewusstsein dafür fordert, an welchem Verzweigungspunkt innerhalb der internen Software-Hierarchie man sich zurzeit

befindet. Kommt zu dieser falschen Grundeinstellung des Geräts das Vertrauen in die eingebauten Überwachungs- und Alarmfunktionen hinzu, so verzichtet der Behandler häufig darauf, Werte anhand klinischer Untersuchungen zu überprüfen. Erst die auffallend gleichen Vitaldaten haben dazu geführt, dass diese Annahme hinterfragt und der fehlerhafte Systemstatus des Geräts entdeckt wurde.

22.4 Weiterführende Gedanken

Anwender haben in der Regel keine Möglichkeit, die Systemarchitektur ihrer Medizingeräte zu ändern. Im vorliegenden Fall könnte man jedoch überprüfen, inwieweit die Möglichkeit besteht, Änderungen in der Systemkonfiguration vorzunehmen und die automatische Blutdruckmessung als „Default-Einstellung" zu hinterlegen. Somit müsste nicht zu Beginn jeder Inbetriebnahme dieser Modus manuell aktiviert werden. Eine Deaktivierung aufgrund einer „doppelten Aktivierung" könnte als Fehlerquelle somit eliminiert werden.

Take Home Message
Durchgeführte Aktionen sollten verbalisiert werden, damit klar ist, welche Tätigkeiten schon durchgeführt wurden. Ein Ansagen der Handlungen an alle Beteiligten verhilft zu einem gemeinsamen Status Quo und Verständnis der Situation.

23 Unerwarteter Blutverlust bei mittlerem allgemeinchirurgischem Eingriff

Axel Fudickar, Patrick Meybohm

23.1 Klinischer Fall

Bei einem 75-jährigen Patienten (Gewicht 59 kg, Größe 161 cm, Hb 10,5 g/dl) soll nach Rektumresektion mit Anus-präter-Anlage wegen Rektumkarzinom der Anus präter zurückverlagert werden. Der Patient hat keine wesentlichen Vorerkrankungen. Zur Einleitung werden nicht invasive Blutdruckmessung, Pulsoxymetrie, EKG und ein periphervenöser Venenweg angelegt. Die Narkoseeinleitung erfolgt nach Präoxygenierung mit reinem Sauerstoff durch intravenöse Injektion von Propofol (2 mg/kg, gefolgt von einer Inhalationsanästhesie mit endexspiratorisch 1,8 % Sevofluran) und Sufentanil (25 µg). Nach Eintritt von Bewusstseinsverlust und Atemstillstand wird die Maskenbeatmung durchgeführt. Nach Muskelrelaxation mit Rocuronium (40 mg intravenös) erfolgt die endotracheale Intubation mit Hilfe eines Führungsstabes. Die Beatmung erfolgt druckkontrolliert mit einem positiven endexspiratorischen Druck von 5 cmH$_2$O, einem Spitzendruck von 18 cmH$_2$O und einer Atemfrequenz von 12/min. Das Atemzugvolumen beträgt 480 ml, die endexspiratorische CO$_2$-Konzentration 32 mmHg. Lagerung und Operationsbeginn sind ohne Probleme. Das Abdomen wird eröffnet und begonnen, den Darm zur Reanastomosierung zu mobilisieren. Der Blutdruck beträgt 130/80 mmHg, die Herzfrequenz 75/min und die pulsoxymetrisch gemessene Sauerstoffsättigung 95 %.

In Erwartung eines Routineeingriffs (Anus-präter-Rückverlagerung laut OP-Plan) zieht sich der Anästhesist im ersten Ausbildungsjahr zur Protokollführung und Überwachung des Narkosegeräts hinter das Abdecktuch zurück. Die Anästhesieschwester weist ihn auf das recht blutige Operationsfeld hin, den Blutverlust schätzt er jedoch unter Hinweis auf fehlendes Blut im Operationssauger als gering ein. Etwa 20 Minuten später fällt allerdings auf, dass der Blutdruck kontinuierlich auf 95/70 mmHg

abgefallen ist und die Herzfrequenz auf 90/min angestiegen ist. Der Anästhesist lässt die Vollelektrolytlösung schneller laufen und wendet sich wieder dem Protokoll zu. Fünf Minuten später ist der Blutdruck auf 75/45 mmHg abgefallen, die Herzfrequenz beträgt 100/min. Der Anästhesist steht nun auf und blickt über das Tuch. Dort sieht er, dass aus dem OP-Situs dauernd Blut mit Bauchtüchern aufgenommen wird, die inzwischen schon einen halben Müllsack füllen. Der Darm ist als kompaktes Glomerulat sichtbar, welches diffus blutet. Auf seine Anfrage, warum er über die Erweiterung der Operation zu einer ausgedehnten Verwachsungslösung nicht informiert worden sei, erklären die Operateure, das sei doch vorher bekannt gewesen. Der Anästhesist ergänzt die Volumenzufuhr um 1000 ml Plasmaersatz und führt danach eine Hämoglobinwertbestimmung durch. Der Hämoglobinwert beträgt 8 g/dl. Die Blutung verstärkt sich und der Anästhesist stellt bei der Anforderung von Blutkonserven fest, dass keine Konserven bei der Blutbank vorbestellt wurden und kein Kreuzblut zur Blutgruppenbestimmung abgenommen worden ist. Eine Blutprobe Kreuzblut wird abgenommen und als Notfalltransport zur Blutbank geschickt. Unter Volumensubstitution ist der Blutdruck inzwischen auf 90/50 mmHg angestiegen, die Herzfrequenz beträgt 88/min. Im weiteren Verlauf müssen noch einmal 1000 ml Plasmaersatz infundiert werden, der Hämoglobinwert fällt auf unter 6 g/dl, bevor die Konserven gekreuzt sind und schließlich transfundiert werden.

23.2 Konsequenzen für den Patienten

Der Patient war wegen akutem intraoperativen Blutverlust einer Anämie und Hypotonie ausgesetzt, die bei längerem Bestehen zu Minderperfusion und Funktionsstörung wichtiger Organe hätte führen können. Insbesondere bei gleichzeitigem

Sicherheits-Checkliste OP

Modifiziert nach der „Surgical Safety Checklist"
der World Health Organization

Patientenetikett

SIGN IN	TIME OUT	SIGN OUT
vor Narkoseeinleitung (Anästhesist, Anästhesiepflege, Patient)	**vor Schnitt** (Chirurg, gesamtes Team)	**nach Naht** (OP-Pflege, gesamtes Team)

vor Narkoseeinleitung
(Anästhesist,
Anästhesiepflege, Patient)

- Patientenidentität
- Prozedur
- Körperseite
- Einverständnis
  unterschrieben
- erwarteter Blutverlust,
  Konserven und adäquate
  Infusionszugänge
- Pulsoxymetrie funktioniert
- Narkosegerät geprüft
- Allergie
- Aspirationsrisiko
- Atemwegsproblem

vor Schnitt
(Chirurg, gesamtes Team)

- Name und Funktion aller
  Teammitglieder
- Patientenidentität
- Prozedur
- Körperseite
- erwartete OP-Dauer
- erwarteter Blutverlust
- Lagerung überprüft
- Antibiotika
- Röntgenbilder vorhanden
- Begleiterkrankungen

nach Naht
(OP-Pflege, gesamtes Team)

- durchgeführte Prozedur
- Tücher, Instrumente und
  Nadeln vollständig
- Präparate korrekt
  gekennzeichnet
- technische Probleme
  zu beheben
- postoperative Anordnungen
- Kritik und
  Verbesserungsvorschläge

Datum:

_____
Unterschrift Anästhesist

_____
Name Operateur und
Unterschrift OP-Pflege i.A.

_____
Unterschrift OP-Pflege

Neu hinzukommenden Teammitgliedern die ausgetauschten Informationen übergeben.
Nach Durchführung bitte in die Patientenakte heften.

Abb. 23.1 Sicherheits-Checkliste OP (Quelle: Fudickar A et al. 2012).

Vorliegen von koronarer Herzkrankheit oder zerebraler vaskulärer Erkrankung hätte die Anämie eine Gefährdung dargestellt, die gegen die Gefährdung durch die Gabe ungekreuzter Blutkonserven der Gruppe 0– abgewogen hätte werden müssen.

23.3 Interpretation aus Sicht des Anästhesisten

Die Anämie und Hypovolämie waren auf mangelnde Kommunikation, Erfahrung und Aufmerksamkeit zurückzuführen. Dass erhebliche Verwachsungen mit voraussichtlich größerem operativem Aufwand und Blutverlust vorlagen, hätte präoperativ über den Operationsplan und einmal mündlich vor Schnitt dem Anästhesisten kommuniziert werden müssen. Entsprechend hätten schon präoperativ Blutkonserven bereitgestellt und vor Schnitt überprüft werden müssen. Ein erfahrener Anästhesist hätte allerdings aus dem Aspekt des Situs schon auf größeren Blutverlust geschlossen und angesichts der schon präoperativ bestehenden Anämie die Bereitstellung von Blutkonserven überprüft. Auch mit weniger Erfahrung hätte aber ein häufigerer Blick in das Operationsfeld geholfen, über die Anzahl der verbrauchten Bauchtücher auf den für den Eingriff relativ hohen Blutverlust zu schließen. Auch der Abfall des Blutdrucks und der Anstieg der Herzfrequenz zeichnet sich häufig schon bei noch im Normbereich befindlichen Werten ab und kann durch frühzeitige Volumensubstitution behandelt werden, bevor Hypotonie auftritt. Das Abwarten auf die Kreuzung der Konserven ist bei adäquater Kompensation ohne Risikofaktoren bei einem Hämoglobinwert > 6 g/dl vertretbar, solange keine Hinweise auf anämische Hypoxie (z. B. Tachykardie, Hypotension, EKG-Ischämie, Laktazidose) vorliegen, bei einem Hämoglobinwert < 6 g/dl jedoch nur in Einzelfällen (junge, sonst gesunde Patienten).

23.4 Weiterführende Gedanken

Kommunikationsprobleme, die wie in diesem Fall zu Fehleinschätzungen führen, können durch die von der World Health Organization empfohlene „Surgical Safety Checklist" (▶ Abb. 23.1) reduziert werden. Mit Hilfe dieser Checkliste werden gemeinsam von OP- und Anästhesieteam vor Anästhesieeinleitung, vor Schnitt und nach Nahtende wichtige Punkte überprüft und im gesamten Team mündlich kommuniziert. Vor Anästhesieeinleitung ist die Überprüfung des voraussichtlichen Transfusionsbedarfs und der Bereitstellung von Konserven Teil der Liste. Unmittelbar vor Schnitt wird vom Operateur noch einmal der geplante Eingriff und der erwartete Blutverlust mitgeteilt. Beide Punkte wurden hier nicht bedacht und wären bei Anwendung der Checkliste nicht übersehen worden.

Take Home Message

Intraoperative Blutverluste sind oft schwer abzuschätzen und erfordern gute prä- und intraoperative Kommunikation, genauso wie sorgfältige Beobachtung. Die Anwendung der „Surgical Safety Checklist" reduziert gefährliche Kommunikationsdefizite und verbessert die Teamzusammenarbeit. Die Anwendung wird für jede Operation von WHO und Fachgesellschaften empfohlen, da sie das Risiko schwerer und tödlicher Komplikationen nachweislich senkt.

23.5 Literatur

Bernek S et al. Die aktuellen Querschnitts-Leitlinien der Bundesärztekammer zur Hämotherapie. Anästh Intensivmed 2010; 51: 431–441

Fudickar A et al. The effect of the WHO Surgical Safety Checklist on complication rate and communication. Dtsch Arztebl Int 2012; in press

Haynes AB et al. A surgical Safety Checklist to reduce Morbidity and Mortality in a global Population. N Engl J Med 2009; 360: 491–499

24 Fehlende Bereitstellung von Erythrozytenkonzentraten

Patrick Meybohm, Thomas Frietsch, Elmar Biermann

24.1 Klinischer Fall

Ein 67-jähriger Patient wird in der Klinik für Neurochirurgie stationär für eine Wirbelsäulenstabilisierung über 3 Etagen aufgenommen. Bereits präoperativ berichtet der Patient eigenanamnestisch über bekannte irreguläre Antikörper nach einer Vortransfusion, die er im Rahmen einer Knie-TEP-Operation vor 2 Jahren erhielt. Als kardiovaskuläre Risikofaktoren sind ein arterieller Hypertonus, eine stabile KHK sowie ein insulinpflichtiger Diabetes mellitus bekannt. Die Information zu den irregulären Antikörpern wird ordnungsgemäß auf dem Narkoseprotokoll und vom Neurochirurgen auf dem Anforderungsbogen für Blutprodukte vermerkt. Am Folgetag bestellt der Anästhesist nach Narkoseeinleitung 2 Erythrozytenkonzentrate (EK) auf Abruf gekühlt in den OP, wobei sich jedoch herausstellt, dass die Differenzierung der Antikörper im Blutdepot noch nicht abgeschlossen ist und somit auch noch keine EK zur Verfügung gestellt werden können. Der aktuelle Ausgangswert für Hämoglobin liegt bei 13,2 g/dl. Mit Ausnahme von der Einnahme des Thrombozytenaggregationshemmer ASS bis zum Vortag liegen bei „normaler" Thrombozytenzahl keine weiteren Bedenken hinsichtlich einer Gerinnungsstörung vor (normale Werte für Quick und aPTT). Vor diesem Hintergrund entscheidet sich das anwesende Team aus 2 Neurochirurgen und dem Anästhesisten, mit der Operation zu starten und nicht auf die Freigabe und Bereitstellung der EK zu warten. Nach 3 Stunden OP-Dauer kommt es intraoperativ jedoch zu einem Gesamtblutverlust von ca. 1350 ml. Hämodynamisch ist der Patient jederzeit stabil. Bei entsprechender Volumensubstitution fällt der Hämoglobinwert jedoch auf 7,3 g/dl ab, sodass bei dem vorliegenden Risikoprofil einer KHK der Transfusionstrigger nun erreicht wird. Da auch zu diesem Zeitpunkt die Blutkonserven noch nicht endgültig freigegeben sind, wird die Gabe von 2 EK für die postoperative Phase geplant.

Während der Narkoseausleitung kommt es vermutlich stressbedingt und nicht auszuschließender latenter Hypovolämie zu einer Tachykardie bis max. 145/min. Im Aufwachraum zeigen sich relevante ST-Senkungen von 2 mm in den Ableitungen II, III und aVF. Ein Troponin-T-Schnelltest 2 Stunden postoperativ bestätigt die vorliegende Myokardischämie. In der Zwischenzeit hat der Patient bereits 4 EK erhalten, sodass der Hämoglobinwert bei 10,3 g/dl wieder liegt. Nach Rücksprache mit dem diensthabenden Kardiologen erfolgt bei zurückgehenden EKG-Veränderungen, dem nur leichten Anstieg des Troponin T und dem erhöhten Blutungsrisiko der Wirbelsäulenoperation keine weitere invasive kardiale Diagnostik bzw. spezifische Antikoagulation. Im weiteren stationären Verlauf zeigt der Patient keine weiteren Besonderheiten.

24.2 Konsequenzen für den Patienten

Die Kombination aus fehlender Bereitstellung von Blutkonserven, einer intraoperativen transfusionspflichtigen Anämie und die unzureichende Stressabschirmung mit Tachykardie führte bei diesem kardialen Risikopatienten zu einer Myokardischämie, die glücklicherweise schnell reversibel war und keine direkten Langzeitschäden hinterließ.

24.3 Interpretation aus Sicht des Anästhesisten

Im Rahmen der präoperativen Anamneseerhebung sollten insbesondere vor Eingriffen mit einer erhöhten Transfusionswahrscheinlichkeit bei der Angabe von Voroperationen grundsätzlich die Transfusionsanamnese erfragt und evtl. vorhandene Auffälligkeiten auf den Laboranforderungen für Blutprodukte an die Hämatologie vermerkt werden. In diesem Fall war der Patient offensichtlich im Rahmen früherer Behandlungen korrekt über das Vorhandensein und die Bedeutung bei ihm nachgewiesener irregulärer Blutgruppen-Antikörper aufgeklärt worden. Die Ausstellung eines „Transfusionspasses" könnte zusätzlich sinnvoll sein. Zudem wurden diese Informationen vom Anästhesisten auf dem Narkoseprotokoll und auch von den Chirurgen auf dem Anforderungsschein an das Blutdepot vermerkt. Probleme bei der Anforderung von Blutprodukten sind keine Seltenheit. Neben dem Unterlassen der Anforderung von Blutpräparaten, fehlenden Angaben über die Dringlichkeit und der Indikation bei der Anforderung spielen auch andere organisatorische Mängel, die zu einer fehlenden Bereitstellung zum gewünschten Zeitpunkt führen, eine entscheidende Rolle. Dies unterstreicht die Notwendigkeit, diesen bisher in seiner Tragweite unterschätzten Teilschritt nachhaltig besser zu organisieren und die Abläufe durch Softwarelösungen bzw. IT-Applikationen zukünftig sicherer zu gestalten.

Die Kardinalfragen im vorliegenden Fall sind,
1. warum die Narkose bei fehlenden Blutkonserven eingeleitet wurde und
2. warum die OP trotz des erhöhten Transfusionsrisikos aufgrund des kardialen Risikoprofils, dem zu erwartenden Blutverlust und dem erhöhten Blutungsrisiko fortgesetzt wurde.

Die WHO-Checkliste zum Einschleusen von Patienten in den OP oder die Empfehlungen der Initiative Patientensicherheit e.V. überprüfen, ob der Bedarf an Blutprodukten bekannt und die Konserven bereitgestellt sind. Es darf keine Narkose bzw. OP begonnen werden, wenn sich das OP-Team bei bestehender Indikation für die Bereitstellung von Blutpräparaten nicht vorab zweifelsfrei über deren Verfügbarkeit von geeigneten Konserven versichern konnte. In welcher Form diese Information eingeholt werden kann, muss sich dabei an technischen und organisatorischen Abläufen in den einzelnen Einrichtungen orientieren. Allerdings ist auch diesbezüglich eine IT-basierte Lösung zu fordern. Sie kann die Verfügbarkeit von Blutkonserven mit den Laborwerten anzeigen, kann die Bewertung der Ergebnisse der Verträglichkeitstestung (Kreuzprobe) durch die im Labor aktuell verantwortlichen Mitarbeiter berücksichtigen, und könnte darüber hinaus mit dem OP-Management-Programm vernetzt sein. So kann bereits beim Einschleusen in den OP angezeigt werden, dass die Blutprodukte nicht verfügbar sind.

Im weiteren Verlauf wird scheinbar davon ausgegangen, dass aufgrund der bereits bekannten Antikörper die Bereitstellung der EK genauso zügig erfolgt wie bei Patienten ohne nachweisbare irreguläre Antikörper. Hier kann vermutet werden, dass grundlegende Kenntnisse über die Arbeitsabläufe und deren zeitlichen Aufwand im Labor fehlen. Darüber hinaus sollte die Kommunikation bei schwierigen Fällen von beiden Seiten gesucht werden. Somit wäre auch seitens des Labors insbesondere in Bereitschaftszeiten zu erwarten, dass es eine Rückmeldung an das OP-Team gibt, dass die Bereitstellung von EK einen längeren Zeitraum in Anspruch nimmt als gewöhnlich im Hause üblich. Auch dies ist einfach und kostengünstig über bereits existierende Vernetzungen der Laborsoftware in das Patientendaten-Management-System möglich.

Neben den transfusionsrelevanten Aspekten wird in diesem Fallbericht aber auch das Auftreten einer perioperativen Myokardischämie beschrieben. Insbesondere bei kardialen Risikopatienten ist in der perioperativen Phase das Aufrechthalten der myokardialen Sauerstoffbalance essentiell. Im vorliegenden Fall kam es am OP-Ende jedoch aufgrund des verminderten Sauerstoffangebots bei relevanter Anämie und Hypovolämie und gesteigerten Sauerstoffbedarf (Stress, Tachykardie) zu einer Dysbalance und konsekutiven EKG-Veränderungen mit leichter Freisetzung des kardialen Troponin T.

24.4 Interpretation aus Sicht des Juristen

In der Vereinbarung über die Zusammenarbeit bei der Bluttransfusion des Berufsverbandes Deutscher Anästhesisten und des Berufsverbandes Deutscher Chirurgen ist festgelegt, dass der Chirurg im Rahmen der Planung und Vorbereitung der Operation prüft, ob eine intraoperative Bluttransfusion erforderlich werden kann; er lässt das dafür benötigte Blut bereitstellen. Der Anästhesist, der intraoperativ die Verantwortung für die Aufrechterhaltung der Vitalfunktionen trägt, prüft dies nach der Vereinbarung gleichfalls aus der Sicht seines Fachgebiets. Das bedeutet, dass es in erster Linie Sache des Operateurs ist, zu prüfen, ob eine prä-, intra- oder postoperative Bluttransfusion erforderlich wird; er hat auch primär dafür zu sorgen, dass die benötigten Blutkonserven bereitgestellt werden.

Da nach der Vereinbarung intraoperativ der Anästhesist aber über die Bluttransfusion entscheidet und sie durchführt, also auch die Indikation dazu stellt, hätte auch der Anästhesist erkennen müssen, dass angeforderte Blutkonserven noch nicht bereitstanden und – von echten Notfällen abgesehen – mit der Einleitung der Narkose gewartet werden muss.

Der Sachverhalt deutet darauf hin, dass den Beteiligten die notwendigen transfusionsmedizinischen Abläufe nicht bekannt oder zumindest nicht präsent waren. Gerade im Bereich der Bluttransfusion müssen die Beteiligten aber damit rechnen, von der Rechtsprechung bei der Beurteilung eines Zwischenfalls an hohen, wenn nicht an den höchsten Anforderungen gemessen zu werden. Die Qualifikationsanforderungen sind hoch. In § 13 Abs. 2 Transfusionsgesetz (TFG) wird ausgeführt:

„Die ärztlichen Personen, die eigenverantwortlich Blutprodukte anwenden, müssen ausreichende Erfahrungen in dieser Tätigkeit besitzen."

Der Kommentar von Auer u. Seitz (1998) führt dazu aus:

„Es handelt sich um eine Mindestanforderung. Eine konkrete Festlegung der Qualifikation ist wegen der verschiedenen Anwendungsmöglichkeiten von ganz unterschiedlichen Blutprodukten nicht vorgesehen. Es bleibt den Richtlinien der Bundesärztekammer vorbehalten, konkrete Angaben zu machen."

Im Prinzip gilt, dass jeder hämotherapeutische Maßnahmen durchführende Arzt die dafür erforderlichen Kenntnisse und ausreichende Erfahrung besitzen muss. Die Indikationsstellung ist integraler Bestandteil des jeweiligen ärztlichen Behandlungsplans. Die Querschnitts-Leitlinien der Bundesärztekammer zur Therapie mit Blutkomponenten und Plasmaderivaten in der jeweils gültigen Fassung sind zu beachten.

Genauer definiert werden diese Anforderungen nicht. Alle beteiligten ärztlichen Personen sind aufgerufen, selbstkritisch ihre transfusionsmedizinischen Kenntnisse und Fertigkeiten einzuschätzen, ggf. „aufzufrischen", unbeschadet der Tatsache, dass die leitenden Ärzte und letztlich der Krankenhausträger – zur Vermeidung eines Organisationsverschuldens – sicherstellen müssen, dass der „Facharztstandard" gewährleistet ist, d.h. die notwendigen transfusionsmedizinischen Kenntnisse und Fertigkeiten im jeweiligen Fachgebiet vorhanden sind (vor allem auch bei Ärzten in der Weiterbildung).

> **Take Home Message**
>
> Bereits vor OP-Beginn, respektive Narkoseeinleitung, muss sich der behandelnde Arzt (Anästhesist, Operateur) sichere Erkenntnisse über die Bereitstellung von benötigten Blutpräparaten einholen. Insbesondere bei schwierigen Fällen und auch im Bereitschaftsdienst sind alle Beteiligten auf eine transparente und regelrechte Kommunikation zwischen dem Blutdepot und der Klinik/OP angewiesen. Hierzu gehören auf Seiten der Kliniker auch Grundkenntnisse über zeitliche und fachliche Abläufe im Blutdepot.

24.5 Literatur

von Auer F, Seitz R. Gesetz zur Regelung des Transfusionswesens (Transfusionsgesetz) – Kommentare und Vorschriftensammlung. Stuttgart: Kohlhammer; 1998

Bundesärztekammer, Hrsg. Querschnitts-Leitlinien (BÄK) zur Therapie mit Blutkomponenten und Plasmaderivaten. 4. Aufl. 2008

Frietsch T. Auswertekommission des CIRS der IAKH/DIVI, Hrsg. Report des nationalen Online-Fehlerregisters der Interdisziplinären Arbeitsgemeinschaft für klinische Hämotherapie und der Deutschen Interdisziplinären Vereinigung für Intensiv- und Notfallmedizin e.V. Anästh Intensivmed 2011; 52: 106–111

Gesetz zur Regelung des Transfusionswesens (Transfusionsgesetz – TFG). BGB 1.I vom 01.07.1998; S.1752ff

25 Verheimlichte Clonidinapplikation

Axel Fudickar, Patrick Meybohm

25.1 Klinischer Fall

Eine 75-jährige pflegebedürftige Heimbewohnerin (Größe 161 cm, Gewicht 55 kg) mit arterieller Hypertonie, Herzinsuffizienz, Diabetes mellitus und Hyperlipoproteinämie wird zur tiefen anterioren Rektumresektion wegen Adenokarzinom des Rektums in den allgemeinchirurgischen Operationssaal gebracht. Die Patientin hat trockene Lippen und wirkt etwas älter als sie ist. Im Narkoseeinleitungsraum befinden sich ein Anästhesieassistent im 4. Weiterbildungsjahr seiner Facharztausbildung und der für den Bereich zuständige Oberarzt. Die Überwachung durch EKG, nicht invasive Blutdruckmessung und Pulsoxymetrie ergibt einen Puls von 130/min, einen Blutdruck von 160/80 mmHg und eine Hämoglobin-Sauerstoffsättigung von 94%. Vor Narkoseeinleitung erfolgt die Gabe von reinem Sauerstoff über eine Gesichtsmaske zur Präoxygenierung und Denitrogenisierung. Die Narkoseeinleitung erfolgt durch intravenöse Injektion von 20 mg Etomidat, 20 µg Sufentanil und 30 mg Rocuronium nach Überprüfung einwandfreier Maskenbeatmung. Danach wird die Luftröhre der Patientin intubiert und die Lungen werden mit 100% Sauerstoff beatmet. Anschließend wird die Narkose durch Sevofluran-Applikation (1,9% endexspiratorisch) fortgesetzt. Die Herzfrequenz bleibt bei 120/min, der Blutdruck ist 120/55 mmHg und die pulsoxymetrisch gemessene Sauerstoffsättigung beträgt 99%. Die Patientin erhält zusätzlich 10 µg Sufentanil intravenös. Dennoch persistiert eine Herzfrequenz von etwa 120/min, der Blutdruck fällt auf 100/55 mmHg.

Der Assistent hat aus seiner wissenschaftlichen Laborarbeit Erfahrung und Literaturkenntnisse über die Anästhetika sparende Wirkung von Clonidin und schlägt vor, Clonidin zu verabreichen. Die persistierende Tachykardie sei ganz offensichtlich Zeichen von Narkosemangel. Bei seiner letzten Patientin habe das auch gute Wirkung gezeigt und er verfüge überdies über langjährige Erfahrung an der Klinik, aus der er an diese Klinik gewechselt ha-

be. Der Oberarzt lehnt dies kommentarlos ab und ordnet die zügige intravenöse Gabe von 500 ml Plasmaersatzlösung als Druckinfusion an, die der Assistent beginnt, während der Oberarzt den Einleitungsraum verlässt.

Die Patientin wird in den Operationssaal gefahren, für die Operation gelagert und desinfiziert. Währenddessen fällt die Herzfrequenz auf 105/min und der Blutdruck steigt auf 110/60 mmHg. Der Assistent appliziert nun 150 µg Clonidin intravenös ohne Dokumentation in das Narkoseprotokoll, weil er nach wie vor überzeugt ist, dass Narkosemangel die Ursache für die Tachykardie ist und seine Erfahrungen bei den letzten Patienten gut waren. Auf die Dokumentation verzichtet er, weil er Ärger mit seinem Oberarzt befürchtet. Wenige Minuten später erscheint ein Kollege im Operationssaal und löst den Assistenten zur Mittagspause ab. Dieser verlässt den Raum mit den Worten „Alles stabil" und begibt sich in die Kantine. Kurz darauf fällt der Blutdruck der Patientin auf 60/40 mmHg und die Herzfrequenz auf 30/min. Der Kollege verabreicht 0,5 mg Atropin intravenös und 0,5 ml Akrinor und verkürzt die Intervalle der automatischen nicht invasiven Blutdruckmessung auf minütlich. Trotzdem fällt der Blutdruck bis zur nächsten Messung weiter auf 50/30 mmHg und die Herzfrequenz auf 25/min. Nach Gabe von insgesamt 3 × 0,5 mg Atropin und 3 × 0,5 ml Akrinor im minütlichen Abstand und zusätzlicher Druckinfusion von 500 ml Plasmaexpander, steigt der Blutdruck innerhalb von insgesamt 4 Minuten auf 130/70 mmHg und die Herzfrequenz auf 80/min. Die pulsoxymetrisch gemessene Sauerstoffmessung liegt kontinuierlich bei 99%. Der Kreislauf bleibt zunächst stabil, die Gabe von Akrinor muss jedoch 30 Minuten später wegen Abfall des systolischen Blutdrucks auf 85 mmHg wiederholt werden. Als der vom Essen zurückgekehrte Assistent davon hört, zeigt er sich erstaunt und verrät nichts von der Clonidingabe. Dafür verliert er noch einige Worte über die Unfähigkeit und Unflexibilität des Oberarztes, der sich mit modernen Medikamenten nicht auskenne und deshalb noch Medizin des letzten Jahrhunderts mache. Er kündigt einige Monate später sein Arbeitsverhältnis mit der Begründung, dass er in der Klinik daran gehindert würde, „moderne Medizin" zu betreiben und seine Vorstellungen umzusetzen.

25.2 Konsequenzen für den Patienten

Durch die Clonidingabe wurden Bradykardie und Hypotonie herbeigeführt, die eine vorübergehende zerebrale Minderperfusion verursacht haben können. Der blutdrucksenkende Clonidineffekt war in Kombination mit der wahrscheinlich vorliegenden Hypovolämie besonders ausgeprägt. Relevante klinische Konsequenzen waren im Aufwachraum und während der postoperativen stationären Behandlung nicht erkennbar. Dies schließt jedoch postoperative neurokognitive Defizite nicht aus, da diese nur durch differenzierte Testverfahren diagnostiziert werden können.

25.3 Interpretation aus Sicht des Anästhesisten

Hypotonie und Bradykardie waren unmittelbar auf die intravenöse Injektion von Clonidin als Folge von „absichtlichem" Fehlverhalten des Assistenten zurückzuführen. Die Maßnahme wurde heimlich entgegen der Anordnung des Oberarztes und ohne Dokumentation und Übergabe an den ablösenden Kollegen durchgeführt. Dadurch wurde die Therapie der Hypotonie und Bradykardie erschwert. Außerdem folgte die Einschätzung der positiven Wirkung des Clonidin dem typischen Fehler, aus den positiven Erfahrungen bei vorangegangenen Fällen auch dann auf folgende ähnliche Fälle zu schließen, wenn die Voraussetzungen aber andere sind. Darüber hinaus wurden experimentelle Laborbeobachtungen unkritisch in die klinische Praxis übertragen.

25.4 Weiterführende Gedanken

Auch wenn der Fehler hier beim Assistenten liegt, könnte mangelnde Kommunikation beim Oberarzt zu der Situation beigetragen haben. Er beschränkte sich auf eine Anordnung ohne Begründung und ohne Erwähnung der Risiken und Nebenwirkungen von Clonidin und erschwert dadurch Verstehens- und Lernprozesse, die das Risiko für Wissens- und Entscheidungsfehler reduzieren. Motivierte und innovative, aber unerfahrene Mitarbeiter fühlen sich nicht akzeptiert und lernen nichts, wenn ihre Anregungen nicht zumindest kommentiert werden, auch wenn sie fraglich indiziert sind. Der Fehler wurde außerdem verheimlicht, weil Repressionen befürchtet wurden. Ein Sicherheitskonzept mit einer repressionsfreien Atmosphäre ist besser geeignet, um Fehler zu vermeiden, da die Bereitschaft höher ist, Fehler zuzugeben, wodurch die Analyse und die daraus folgende Vermeidung in der Zukunft erst möglich werden.

Take Home Message

Die Häufigkeit „absichtlicher" Fehler lässt sich wahrscheinlich durch gute Ausbildung und Einbeziehung aller Mitarbeiter in die Konsensbildung bei der Erarbeitung innerklinischer Standards reduzieren. Eine repressionsfreie Fehlerbearbeitung und differenziertere Sicherheitskultur tragen dazu bei.

26 Nachblutung bei einer Trichterbrust-OP

Michael St.Pierre, Paul Frank

26.1 Klinischer Fall

Eine 27-jährige schlanke, normalgewichtige Patientin stellt sich zur Operation eines Rezidivs einer Trichterbrust vor. Der erste Eingriff erfolgte vor 2 Jahren, der Metallbügel wurde vor 1 Jahr entfernt. Da sich nun im Bereich des linken lateralen Sternumrandes erneut eine Absenkung des Thorax entwickelte, wurde die Indikation zur erneuten Operation gestellt. Nach problemloser Narkoseeinleitung und Anlage einer zusätzlichen 14 G-Venenverweilkanüle am rechten Handrücken wurde die Narkose als TIVA aufrechterhalten. Da es sich um eine Rezidivoperation handelt, wurde der Eingriff vom Ordinarius der kinderchirurgischen Klinik selbst durchgeführt. Nach ca. 4 Stunden OP-Dauer bemerkt der Anästhesist einen Anstieg der Herzfrequenz und Abfall des Blutdrucks, den er als zunehmenden Volumenmangel interpretierte. Äußerlich war jedoch kein Grund zur Annahme dafür gegeben: im Saugertopf befanden sich gerade einmal 350 ml Blut. Auf Nachfrage einer möglichen Blutung räumte der Operateur ein, dass es kurzzeitig geblutet habe, nun aber wieder alles unter Kontrolle sei. Eine daraufhin durchgeführte venöse Blutgaskontrolle zeigte einen Hb von 8,6 g/dl. Da sich die Operation dem regulären Dienstende näherte, wurde die Narkose vom Anästhesisten an den Spätdienst übergeben. Als der Operateur bereits bei der Hautnaht war, entwickelte die Patientin erneut hypotone Blutdruckwerte und einen Herzfrequenzanstieg. Trotz zügiger Gabe einer Ampulle Akrinor und einem Volumenbolus von 250 ml HAES besserte sich die hämodynamische Situation nicht wesentlich. Da als eine der möglichen Gründe für die Hypotension eine für diesen Stand der Operation zu tiefe Narkose infrage kam (und auch, weil die Extubation angestrebt wurde), wurde die Zufuhr der Anästhetika beendet. Dennoch waren mittlerweile Bolusgaben von Noradrenalin notwendig, damit der Blutdruck nicht weiter abfällt. Auf wiederholte Nachfrage an den Operateur, ob dieser denn irgendwo eine Blutungsquelle sehe, da der Kreislauf zusehends instabiler wird, antwortet dieser herablassend: „Wir machen doch gerade zu, wo soll es denn hier bluten? Die Drainagen sind alle trocken!" Im Sauger und in den Drainagen war auch in der Tat keine außergewöhnliche Blutmenge zu sehen. Der Anästhesist äußert weiterhin seine Bedenken hinsichtlich des ungewöhnlich hohen Volumenbedarfs. Daraufhin warf der Operateur ein, dass die Patientin möglicherweise in den letzten Stunden „zu trocken gefahren" worden war. Es wurde trotz der ständigen ungeduldigen Einwände des Operateurs, dass da nichts sein könne, da alles bereits kontrolliert worden sei, eine erneute venöse Blutgaskontrolle durchgeführt. Diese ergab einen Hb von 5,6 g/dl. Die Patientin erwachte nun mit der letzten Hautnaht und hatte trotz beendeter Narkose und Extubationsstress immer noch einen Blutdruck von systolisch 75 mmHg und einer Herzfrequenz von 124/min. Die Patientin war blass, kaltschweißig und somnolent. Der Anästhesist wies den Chefarzt erneut eindringlich auf das klinische Bild hin mit dem Zusatz, dass hier irgendwo eine Blutungsquelle vorliegen müsse. Der Professor seinerseits verwies auf die rechts pleural eingelegte Thoraxdrainage, die im Bereich des zuvor intraoperativ verletzen Gefäßes eingelegt worden war und kein Blut förderte, und vermutete, dass die Patientin ein anderes Problem haben müsse. Er verlangte, die Patientin erst einmal auf die Intensivstation zu bringen und eine Röntgenaufnahme des Thorax zu veranlassen und dann erneut zu evaluieren. Diesem Ansinnen verweigerte sich der Anästhesist jedoch und informierte seinen (habilitierten) Oberarzt und zwei weitere Anästhesiepflegekräfte. Nach schwieriger Diskussion einigte man sich darauf, die Patientin mittels eines C-Bogens zu durchleuchten, während die beiden Anästhesisten die Patientin reintubierten und eine arterielle Blutdruckmessung in der A. femoralis anlegten. Zeitgleich wurde ein Norepinephrinperfusor angeschlossen sowie ein ZVK und eine Schleusenanlage gerichtet.

Nach der Durchleuchtung wurde der Verdacht auf einen Hämatothorax links geäußert und eine Thoraxdrainage eingebracht. Umgehend schossen in einem starken Strahl ca. 1,5 Liter hellrotes Blut auf den Boden. Da der Professor immer noch keine Erklärung für diese massive Blutung hatte, wurde der Verdacht auf eine kardiale Verletzung im Rahmen der ausgedehnten sternalen Verplattungen geäußert und die Kollegen der Herzchirurgie hinzugezogen. Die umgehend durchgeführte TEE-Untersuchung erhärtete den Verdacht einer kardialen Verletzung zwar nicht, dennoch explorierte der Operateur zusammen mit den Herzchirurgen schließlich den Thorax und konnte eine arterielle Blutung im Bereich der linken Thoraxwand finden und ligieren.

26.2 Konsequenzen für den Patienten

Nach intraoperativer Massivtransfusion und Substitution von Fibrinogen und Gerinnungsfaktoren wurde die Patientin beatmet und mit geringen Katecholamindosierungen auf die Intensivstation verlegt. Am folgen Tag wurde sie problemlos extubiert und konnte auf die Normalstation verlegt werden. Die Patientin hat keinerlei Erinnerung an das Ereignis.

26.3 Interpretation aus Sicht des Anästhesisten

Der vorliegende Fall illustriert sehr anschaulich die Konsequenzen ungenügender Teamarbeit, die sich aus einer steilen Hierarchie über Fachdisziplingrenzen hinweg ergeben: Ein habilitierter chirurgischer Chefarzt ignoriert die Bedenken und klinisch berechtigten Hinweise des Anästhesisten und vertraut stattdessen auf seine eigene Einschätzung. Der nicht habilitierte Anästhesist seinerseits erreicht mit seinen Argumenten den Operateur nicht und sieht sich in weiteren Entscheidungen und Anweisungen in Bezug auf das weitere Procedere blockiert. Erst das Hinzuziehen eines ebenfalls habilitierten Anästhesisten überzeugt den Professor, seine Handlungsweise zu überdenken.

Für eine erfolgreiche Teamarbeit ist es wichtig, dass Teammitglieder eigene Meinungen und Standpunkte äußern und die Absichten und Handlungen jedes Teammitglieds hinterfragen können. Diese Notwendigkeit schließt erfahrene Kollegen und Führungspersonen ausdrücklich ein, da auch sie Fehldiagnosen stellen, fachlich umstrittene Maßnahmen anordnen und Handlungsfehler begehen können. Geringere klinische Erfahrung und eine niedrigere Stellung in der Hierarchie machen es dem Einzelnen jedoch gelegentlich schwer, die eigene Position solange aktiv, nachdrücklich und beharrlich zu vertreten, bis Bedenken bezüglich der Richtigkeit einer Handlung von Führungspersonen ausgeräumt wurden.Diese Beharrlichkeit („assertiveness") soll das Gegenüber anregen, den eigenen Standpunkt sorgfältig zu überdenken, bevor eine Entscheidung getroffen wird. Man will aufgrund von Fakten und nicht aufgrund von Autorität von der Richtigkeit einer Maßnahme oder eines Plans überzeugt werden. Da der sich anbahnende Konflikt ja immer die Möglichkeit beinhaltet, die eigene Sicht der Dinge durch eine neue Perspektive zu erweitern, besteht die Kunst im Umgang mit Führungspersonen darin, eine gesunde Balance zwischen berechtigter Nachfrage und unangemessenen Grundsatzdiskussionen zu finden. Entsprechend sollte auch die Führungsperson jeden Einwand eines Mitarbeiters als „ungefragte Chance" sehen, auf sicherheitsrelevante Probleme aufmerksam gemacht zu werden, die einem bisher entgangen waren. Die klinische Realität ist jedoch häufig von diesem Ideal einer Entscheidung auf Sachargumentationsebene entfernt. Statt der Zusammenarbeit von gleichberechtigten Teampartnern scheint das Verständnis im vorliegenden Fall von der Unterordnung des Anästhesisten unter den Erfahrungshorizont (und die hierarchische Stellung) des Operateurs geprägt gewesen zu sein. Der operative Kollege war erst dann zum Nachdenken zu bewegen, als ein hierarchisch gleichgestellter Anästhesist sein Diskussionspartner wurde.

> **Take Home Message**
>
> - In kritischen Situationen sind stark hierarchisch aufgebaute Teamkonstellationen problematisch.
>
> - Wann immer Sie sich unsicher fühlen und Bedenken bezüglich der Sicherheit eines Patienten haben, sollten Sie mit Ihrem operativen Partner in einer respektvollen, nicht bedrohlichen und unterstützenden Weise sprechen. Stellen Sie sicher, dass die entscheidenden, sicherheitskritischen Informationen angesprochen werden.

- Die eigene Position sollte beharrlich und mit Empathie gegenüber anderen Teammitgliedern geäußert werden, bis sich Bedenken bezüglich der Sicherheit des Patienten geklärt haben. Beharrlichkeit sollte dazu führen, dass andere Teammitglieder ihren Standpunkt nochmals reflektieren, bevor sie eine Entscheidung treffen.

26.4 Literatur

Lorr M, More W. Four dimensions of assertiveness. Multivariate Behavioural Research 1980; 14: 127 – 138

Jentsch F, Smith-Jentsch KA. Assertiveness and team performance: more than "just say no". In: Salas E, Bowers CA, Edens E, eds. Improving teamwork in organisations. Applications of Resource Management Training. New Jersey: Lawrence Erlbaum; 2001: S. 73 – 94

27 Aortenstenose – Dekompensation aufgrund von nicht beachteten Befunden

Wolfgang Heinrichs

27.1 Klinischer Fall

Ein 65-jähriger Patient ist vorgesehen für eine laparoskopische Cholezystektomie in Allgemeinanästhesie. Seine Laborwerte sind unauffällig, ebenso weist die Anamnese (wie vom Patienten selbst im Vorbereitungsbogen dokumentiert) keine Besonderheiten auf. Bei der Prämedikation fällt dem Anästhesisten ein mittellautes Systolikum mit geringer – aber hörbarer – Fortleitung in beide Karotiden auf. Er befragt den Patienten daraufhin, ob ihm ein Herzfehler bekannt sei. Der Patient berichtet nun, dass sein Hausarzt auch schon immer ein Herzgeräusch gehört habe. Eine sonografische Abklärung habe vor 3 Monaten stattgefunden; man habe ihm gesagt, dass der Befund im Moment nicht besorgniserregend sei, man jedoch die Entwicklung verfolgen müsse. Auf die Frage nach der Belastbarkeit antwortet der Patient, er sei ganz normal belastbar, aber er treibe keinen Sport. Der prämedizierende Anästhesist ist konsequent und setzt sich telefonisch mit dem Hausarzt in Verbindung. Dieser verspricht, die Befunde herauszusuchen und zu faxen. Der Anästhesist schließt daraufhin das Anästhesievorbereitungsgespräch mit dem Patienten ab und verweist lediglich auf die noch ausstehende Beurteilung des Ultraschallbefunds, der auf dem Weg sei. Er vermerkt dies auch auf dem Anästhesieprotokoll.

Am nächsten Tag wird der Patient routinemäßig in den Anästhesieeinleitungsraum gebracht und von der Pflegekraft vorbereitet. Die Pflegekraft übersieht den Hinweis auf den ausstehenden Ultraschallbefund. Der Anästhesist schaut nur kurz in das Protokoll, nimmt den fehlenden Befund wahr und befragt nun seinerseits den Patienten nach einem möglichen Herzfehler. Der Patient berichtet nun, dass sei alles nicht schlimm und gestern bei der Prämedikation erörtert worden. Der Ultraschallbefund befindet sich nicht in der Akte. Der Anästhesist akzeptiert diese Situation und setzt zu-sammen mit der Pflegekraft die Vorbereitungen zur Anästhesie fort.

Die Anästhesie wird mit Fentanyl, Propofol und Atracurium routinemäßig eingeleitet, mit Sevofluran 0,8 MAC aufrechterhalten. Vor Schnitt gibt der Anästhesist noch 0,1 mg Fentanyl als Bolus. Bis zu diesem Zeitpunkt verläuft die Anästhesie ohne ersichtliche Komplikationen. Nach dem Einbringen der Trokare und Anti-Trendelenburg-Lagerung des Patienten sowie der beginnenden CO_2-Insufflation wird der Patient tachykard bis 120/min und der Blutdruck fällt auf Werte um 80 mmHg systolisch ab (Ausgangswerte: HF 75/min, RR 125/60 mmHg). Nach Gabe von 0,5 ml Akrinor kein Effekt, weitere 1,5 ml Akrinor werden fraktioniert verabreicht. Die Herzfrequenz nimmt jetzt auf 145/min weiter zu, der Blutdruck verbleibt systolisch unter 90 mmHg. Im weiteren Verlauf dekompensiert der Patient kardial, sodass man sich entschließt, die Operation vorzeitig zu beenden und den Patienten auf die Intensivstation zu verlegen. Unter einer mehrstündigen Therapie mit Dobutamin, Noradrenalin und vorsichtiger Titration mit Esmolol zur Normalisierung der Herzfrequenz gelingt eine langsame Rekompensation des Patienten. Er wird später den Kardiologen vorgestellt, die eine Aortenklappenintervention empfehlen.

Im Nachhinein ergibt der Ultraschallbefund, den der Hausarzt zeitnah gefaxt hatte, der aber von der Station nicht sofort in die Kurve einsortiert wurde, eine Aortenstenose mit einer Klappenöffnungsfläche von 0,9 cm^2. Die Kontrolle der kardiologischen Abteilung im Krankenhaus erbringt eine Klappenöffnungsfläche von nur 0,8 cm^2.

27.2 Konsequenzen für den Patienten

Der Patient hat die Komplikation gut überstanden. Die Aortenstenose wurde durch Implantation einer künstlichen Aortenklappe behoben. Auch diesen kardiochirurgischen Eingriff hat der Patient gut überstanden.

27.3 Interpretation aus Sicht des Anästhesisten

Am Ende ist es gut gegangen, es hätte jedoch auch anders kommen können. Die Situation einer dekompensierenden Aortenstenose bzw. die Rekompensation des Herz-Kreislauf-Systems nach vorangegangener Dekompensation zählt zurecht zu den schwierigsten Aufgaben der Intensivmedizin. Mancher Patient mit relevanter Aortenstenose ist nur einmal in seinem Leben dekompensiert! Dieses haben die Kollegen der Intensivstation im vorliegenden Fall hervorragend bewältigt und den Patienten danach einer definitiven Versorgung seiner Aortenstenose zugeführt.

Der Patient selbst wusste von einem Herzfehler, nahm diesen aber nicht ernst. Umsichtig und vorbildlich hat sich der prämedizierende Anästhesist verhalten: Bei der körperlichen Untersuchung hat er den Herzfehler entdeckt und dem Patienten mehr Informationen entlocken können – Informationen, die der Patient von sich aus nicht erwähnt hatte. Er hat den Ultraschallbefund angefordert und einen entsprechenden Vermerk auf dem Anästhesieprotokoll vorgenommen. Er hat sich sodann darauf verlassen, dass der fehlende Befund nachträglich vor Beginn der Anästhesie angesehen und interpretiert würde. Der Hausarzt hat den Befund per Fax übermittelt, auf der Station wurde der Befund aber nicht in die Akte des Patienten einsortiert. So war er am OP-Tag immer noch nicht in der Akte verfügbar, lag aber im Stützpunkt auf der Station des Patienten.

Der Anästhesist im OP hat wahrgenommen, dass der Patient einen Herzfehler hat (nach klinischer Interpretation lag der Verdacht einer Aortenstenose zumindest recht nahe). Wenn er deswegen alarmiert war, so ließ er sich nun vom Patienten beru-

higen, der erklärte, alles sei gar nicht schlimm und bei der Prämedikation besprochen worden. So fand eine Routineanästhesie statt, in der es zur kompletten kardialen Dekompensation des Patienten kam. Die Gründe hierfür können in der Sympathikusblockade und Vasodilatation durch die Anästhetika (verschlimmert durch die Wirkung der Anti-Trendelenburg-Lagerung sowie der erhöhten intraabdominellen Druckwerte durch die laparoskopische CO_2-Insufflation) gesehen werden. Jedenfalls führte die aus diesen Gründen zunehmende Herzfrequenz zur Dekompensation. Leider ist nicht berichtet, ob im EKG Frühwarnsymptome, etwa eine ST-Streckensenkung zu beobachten waren.

In diesem Fall wurde ein relevanter Befund übersehen, obwohl er bei Nachfrage auf der Station verfügbar gewesen wäre. Diese Tatsache ist sicherlich dem durchführenden Anästhesisten vorzuwerfen, der selbst wiederum – wie berichtet – von dem Patienten falsch informiert wurde und sich so in Sicherheit wähnte.

27.4 Weiterführende Gedanken

Die Anästhesie bei hämodynamisch relevanter Aortenstenose fußt vor allem auf der Vermeidung einer Dekompensationssituation (Mutlak et al. 2011). Zu den Eckpfeilern gehören die Kontrolle der Herzfrequenz (Vermeidung jeder ausgeprägten Herzfrequenzsteigerung) durch adäquate Anästhesiesteuerung, Erhalt des Sinusrhythmus, die Sorge für eine gute Vorlast (ausreichende Infusionsmengen) und damit ein ausreichendes HZV sowie die Aufrechterhaltung einer ausreichend hohen Nachlast (Noradrenalin). Zur Steuerung der Anästhesie bei Aortenstenose sind eine invasive Druckmessung und die Bereitstellung der genannten Konzepte auf jeden Fall erforderlich.

Mit welcher Strategie hätte diese Komplikation vermieden werden können? Zunächst einmal muss man dafür natürlich unterstellen, dass dieser Patient mit einer realen Klappenöffnungsfläche von $0,8–0,9 \, cm^2$ überhaupt komplikationslos (d.h. im vorliegenden Fall ohne kardiale Dekompensation) anästhesiert werden konnte. Auf jeden Fall darf festgehalten werden, dass keine besonderen Maßnahmen zum Erreichen dieses Ziels ergriffen wurden. Ferner stellt sich die Frage, wie man in der Praxis erreicht, dass fehlende Befunde sicher angesehen werden. Dies wäre am ehesten möglich, wenn man sich klar macht, dass der prämedizierende Anästhesist den Fall gar nicht abschließen konnte. Er konnte ja auch nicht adäquat über das Anästhesierisiko aufklären, da er dieses gar nicht in vollem Ausmaß kannte! Dies dürfte die früheste Möglichkeit sein, in einem solchen Fall die Routinekette zu unterbrechen: Prämedikationsvisite nicht abschließen, bevor nicht alle relevanten Befunde vorliegen. Der Patient muss sich dann erneut mit allen Befunden vorstellen.

Ein solches Vorgehen ist in der Praxis nicht überall gebräuchlich, das hängt vor allem mit Anforderungen an eine ökonomische Arbeitsweise zusammen. Das hierunter die Qualität leiden kann, liegt auf der Hand und wird im vorliegenden Fall deutlich. Auch der Anästhesist im OP mag unter dem Druck einer effizienten Saalauslastung gestanden haben und hat deswegen keine Zeitverzögerung durch das Besorgen des Ultraschallbefunds hinnehmen wollen. Der weitere Verlauf dieses Patienten macht aber auch deutlich, dass Komplikationen hohe Kosten verursachen können.

Take Home Message

- Prämedikationsprotokoll bei wichtigen und relevanten Vorerkrankungen erst abschließen, wenn alle Befunde bekannt sind und interpretiert wurden.

- Fehlende Befunde grundsätzlich vor Anästhesiebeginn einfordern.

- Bei Unklarheiten in der Befundbeurteilung sollte sich der Anästhesist selbst noch einmal einen klinischen Überblick verschaffen.

27.5 Literatur

Mutlak H, Humpich M, Zacharowski K, Lehmann R, Meininger D. Herzklappenerkrankungen. Anästhesie bei nichtkardiochirurgischen Eingriffen. Anaesthesist 2011; 60: 799–813

28 AV-Block 3. Grades bei Verapamil-Therapie wegen Clusterkopfschmerz

Wolfgang Heinrichs

28.1 Klinischer Fall

Eine 52-jährige Patientin (Größe 172 cm, Gewicht 81 kg) kommt zur (wiederholten) Sanierung der Nase und Kiefernhöhlen wegen angeblich von dort ausgehender chronischer Kopfschmerzen. Sie ist Wahlleistungspatientin und aufgrund einiger Voranästhesien im Hause gut bekannt. Die Krankenakte weist einen beachtlichen Umfang auf. Die letzte Anästhesie liegt 2 Jahre zurück.

In der Anästhesiesprechstunde erfolgt nur ein knappes Vorgespräch, da die Patienten selbst auf die früheren Anästhesien hinweist und auf eine ausführliche Aufklärung verzichtet. Der prämedizierende Kollege vermerkt die aktuelle Medikation der Patientin als verschiedene Schmerzpräparate, zusätzlich Verapamil in einer Dosis von 800 mg täglich (später wird festgestellt, dass diese Therapie von einem Schmerztherapeuten wegen der Verdachtsdiagnose Clusterkopfschmerz verordnet wurde).

Die Einleitung erfolgt dem Hausstandard gemäß mit Sufentanil (15 µg), Propofol (180 mg) und Atracurium (40 mg). Kurz nach der Einleitung fällt die Herzfrequenz auf 45/min. Nach 2 × 0,5 mg Atropin normalisiert sich die Herzfrequenz wieder zwischen 50 und 60/min. Aufrechterhaltung der Anästhesie mit Sevofluran 0,8–1 MAC und Nachinjektion von Sufentanil (10 µg) zu OP-Beginn.

Kurze Zeit nach dem OP-Beginn wird die Patientin zunehmend bradykard bis unter 30/min. Erneute Injektion von Atropin ohne Erfolg. Atropin wird bis zur empfohlenen Maximaldosis von 3 mg genutzt. Der hinzugerufene Oberarzt der Anästhesie diagnostiziert einen AV-Block, ohne sich auf einen Grad festzulegen. Er ordnet die Injektion von 50 µg Adrenalin an. Hierdurch keine erkennbare Steigerung der Herzfrequenz, daher werden fraktioniert noch 300 µg Adrenalin appliziert. Zu diesem Zeitpunkt treten Breitkomplex-Extrasystolen auf, die zunehmend polytop aussehen und in ein Kammerflimmern übergehen. Zeitnahe Defibrillation mit 200 Joule bringt sofortige Rückkehr eines pulsatilen Rhythmus mit polytopen Extrasystolen. Dauer des Kreislaufstillstands unter 1 Minute. Amiodarone wird aufgezogen, aber bevor es appliziert werden kann, beruhigen sich die Extrasystolen und der Rhythmus kehrt zum AV-Block-Bild mit extremer Bradykardie zurück.

Der kardiologische Chefarzt des Hauses wird notfallmäßig in den OP gerufen. Er diagnostiziert jetzt „AV-Block 3. Grades" und schlägt vor, eine externe Stimulation durchzuführen, da die Patientin ja in Narkose sei. Die Elektroden werden aufgeklebt und der Schrittmacher des Defibrillators kann so eingestellt werden, dass ein stabiler Rhythmus von 70/min resultiert. Der Versuch, den externen Schrittmacher auszustellen, resultiert im erneuten totalen AV-Block. Man beschließt, die Narkose zu verflachen und einen intravenösen Schrittmacher einzuschwemmen.

Bevor der Kardiologe dieses durchführt, macht er einen zweiten Versuch, den externen Schrittmacher auszustellen. Diesmal verbleibt ein stabiler Sinusrhythmus, allenfalls ein AV-Block 1. Grades. Die Narkose wird ausgeleitet, die Patientin erwacht ohne weitere Komplikationen. Im postoperativ angefertigten 12-Kanal-EKG ist kein pathologischer Befund erkennbar.

28.2 Konsequenzen für den Patienten

- Die Patientin hat keinerlei Folgeschäden von dem kurzen Kreislaufstillstand bei Kammerflimmern davongetragen.

- Die genaue kardiologische Abklärung erbrachte keinen organischen Befund, der den AV-Block hätte erklären können.
- Es ist nicht bekannt, ob die Diagnose „Clusterkopfschmerz" zutreffend war. In der Anästhesieabteilung wurde sie als chronische Schmerzpatientin mit HNO-Problemen angesehen.
- Der Patientin wurde ein Narkoseausweis ausgestellt, in dem der Zwischenfall mit der mutmaßlichen Ursache „hochdosierte Verapamiltherapie" beschrieben wurde.

28.3 Interpretation aus Sicht des Anästhesisten

Die hochdosierte Verapamiltherapie bei Clusterkopfschmerz wird neben einer Versorgung mit Sauerstoff relativ häufig durchgeführt. Verapamil ist bekannt dafür, dass es selbst oder in Zusammenhang mit Opiaten und Inhalationsanästhetika bradykarde Rhythmusstörungen bis hin zum AV-Block 3. Grades verursachen kann.

Anästhesist und zuständiger Oberarzt haben zunächst nur die Bradykardie erkannt, ohne eine genaue Diagnose zu stellen. So ist es zu erklären, dass sie nicht genau den Leitlinien gefolgt sind, sondern eine zu hohe Adrenalin-Dosis (Empfehlung laut ERC 8 – 10 µg/min; Deakina et al. 2010) verabreichten, die dann – man kann schon fast sagen typischerweise – in einer weiteren Komplikation gipfelte. Glücklicherweise stand ein Defibrillator sofort zur Verfügung. Ferner wurde Adrenalin nur als Bolus gegeben, sodass die negativen Effekte nach pharmakologischem Abbau der Substanz wieder rückläufig waren.

Dieser Fall ist ein Beispiel dafür, dass es sich immer lohnt, Hilfe zu rufen. Mit Eintreffen des Kardiologen wird erstmals die korrekte Diagnose gestellt und ausgesprochen. Die weitere Therapie ist dann leitlinienkonform und richtig. Interessant ist, wie schnell sich die Symptome während der Anästhesieausleitung zurückbildeten, sodass auf das Einbringen eines transvenösen temporären Schrittmachers verzichtet werde konnte. In diesem Zusammenhang gab es auch ganz offensichtlich eine sehr gute interdisziplinäre Zusammenarbeit mit dem Kardiologen.

> **Take Home Message**
> - Cave: Hohe Adrenalindosis bei AV-Block!
> - Bradykarde Rhythmusstörungen nach ERC-Algorithmus frühzeitig mit einem externen Schrittmacher behandeln, wenn Atropin oder niedrige Adrenalindosierung nicht helfen.

28.4 Literatur

Deakina C. et al. European Resuscitation Council Guidelines for Resuscitation 2010. Section 4: Adult advanced lifesupport. Resuscitation 2010; 81: 1305 – 1352

29 Flache Anästhesie und Awareness nach Übergabe an einen ablösenden Kollegen

Wolfgang Heinrichs

29.1 Klinischer Fall

38-jährige Patientin (Größe 172 cm, Gewicht 59 kg) zur Mamma-PE mit Schnellschnitt. Sie hat einen Hypertonus, der mit einem ACE-Hemmer gut eingestellt ist, die präoperativen Blutdruckwerte betragen 145/85 mmHg. In der Anamnese ist eine postoperative Übelkeit bekannt, sodass vom Anästhesisten auf Geheiß des Chefs eine intravenöse Anästhesie mit Propofol (200 mg) und Remifentanil (Bolus 60 µg) durchgeführt wird, Beatmung mit Larynxmaske. Nach der Einleitung stellt der Anästhesist einen ausgeprägten Blutdruckabfall fest und verabreicht etwas Akrinor. Die Laufgeschwindigkeit der Propofol-Infusion (1%) wird initial auf 30 ml/h, aufgrund der Hypotonie auf 25 ml/h eingestellt. Remifentanil (2 mg auf 50 ml) läuft anfänglich mit 10 ml/h und wird zum OP-Beginn auf 15 ml/h erhöht. Bei Schnitt beobachtet der Operateur eine leichte Abwehrbewegung, der Anästhesist verabreicht daraufhin 30 mg Atracurium. Das Kreislaufverhalten ist weiterhin eher hypoton mit Werten von 85–95 mmHg systolisch. Nach Exstirpation des Mamma-Knotens verschließt der Operateur die Wunde in der Annahme, dass es sich um einen guten Befund handele. Die Anästhesie bleibt etabliert bis zum Eintreffen des Schnellschnittbefundes. Der Anästhesist reduziert die Anästhesie auf 20 ml/h Propofol und 15 ml/h Remifentanil.

Zu diesem Zeitpunkt wird der Anästhesist durch einen anderen Anästhesisten abgelöst. Nach einer kurzen Übergabe und Beschreibung, dass man bei etwas hypotonen Verhältnissen aber ansonsten stabiler Anästhesieführung auf den Schnellschnitt warte und dann voraussichtlich die Patientin ausgeleitet werden könne, übernimmt dieser. Er belässt die Narkoseführung wie er sie vorgefunden hat. Etwa 10 Minuten später kommt der Operateur zusammen mit der OP-Schwester in den Saal zurück und erklärt mit relativ lauter Stimme, es habe sich im Schnellschnitt der Befund eines Karzinoms ergeben, der eine weiterführende Operation notwendig mache. Die Histologie sei sehr ungünstig. Die Patientin wird erneut abgedeckt und vorbereitet – Beginn des zweiten OP-Teils. Hierbei fällt auf, dass die Patientin nun tachykard (105/min) geworden ist, der Blutdruck beträgt 125/95 mmHg. Der neue Anästhesist interpretiert dies als Schmerzreaktion und erhöht die Remifentanil-Infusion auf 25 ml/h. Bei stabilen Kreislaufverhältnissen (eher etwas hypertoner Kreislaufsituation) geht die OP zügig zu Ende, die Patientin wird komplikationslos ausgeleitet und erwacht noch während der letzten Hautnaht.

Unerklärlicherweise beginnt die Patientin laut zu weinen. Die Frage nach Schmerzen verneint sie. Dann gibt sie fast wörtlich das Gespräch zwischen dem Anästhesisten und Operateur wieder und weiß, dass sie einen bösartigen Brusttumor hat. Der Anästhesist verabreicht 5 mg Midazolam, daraufhin beruhigt sich die Patientin etwas und wird in den Aufwachraum gebracht.

29.2 Konsequenzen für den Patienten

Das postoperativ durchgeführte Tumor-Screening erbrachte multiple Metastasen. Die Histologie des Primärtumors war maximal ungünstig.

Die Patientin entwickelte ausgeprägte Schlafstörungen und Angstzustände. Diese wurden in erster Linie im Zusammenhang mit der rasch fortschreitenden Tumorerkrankung gesehen und durch Antidepressiva behandelt. Die Patientin verstarb ca. 9 Monate nach der Erstoperation auf der Palliativstation des Krankenhauses.

Der zweite Anästhesist gab das Erlebte als Fall von Awareness in das hauseigene CIRS-System ein. Dadurch wurde es in der Anästhesieabteilung besprochen.

29.3 Interpretation aus Sicht des Anästhesisten

Awareness kommt in verschiedenen Formen vor: die explizite Erinnerung an Ereignisse oder Gespräche während der Narkose ist relativ selten. Dennoch finden sich in der Literatur und im Internet zahlreiche Beschreibungen von intraoperativer Wachheit.

Eine andere Form von Awareness ist das implizite Erinnern von intraoperativen Ereignissen, die aber nicht bewusst angesprochen werden können. Neuere Studien gehen davon aus, dass diese Form der Awareness in bis zu 0,1–0,2 % aller Allgemeinanästhesien vorkommen kann. Meist bleibt das ohne Folgen. Bei einem kleineren Teil der Patienten kann sich daraus jedoch eine Posttraumatische Belastungsstörung entwickeln mit zum Teil erheblichen Konsequenzen und dem Bedarf einer differenzierten Psychotherapie (Nickalls u. Malaja 2010).

Im vorliegenden Fall kamen eine ganze Reihe ungünstiger Faktoren zusammen, die zum Entstehen der intraoperativen Wachheit beigetragen haben:

- Der erste Anästhesist war nicht sehr erfahren in der Durchführung einer intravenösen Anästhesie. Aufgrund der bei der Patientin bekannten postoperativen Übelkeit war dies die Vorgabe des zuständigen Bereichsleiters gewesen. Die Dosierung erfolgte daher nach Erfahrungswerten, aber offensichtlich ohne genaue Abschätzung der tatsächlichen Dosis der beiden TIVA-Medikamente.
- Der Einleitungsbolus von Propofol war mit 3,4 mg/kg relativ hoch. Dieser Bolus dürfte den Blutdruckabfall nach der Einleitung in der Vorbereitungsphase der Operation erklären. Diese Kreislaufdepression hielt im weiteren Verlauf an. Möglicherweise reagierte die Patientin auch wegen des ACE-Hemmers stärker als gewohnt auf die Propofol-Menge.
- Dagegen war die kontinuierlich zugeführte Menge von Propofol immer eher niedrig: Zu Anfang wurden 5 mg/kg/h infundiert, diese aber direkt auf 4,2 mg/kg/h reduziert. Remifentanil lief nach Einleitung mit 0,11 µg/kg/min und zum Schnitt bis zum zweiten OP-Teil mit 0,17 µg/kg/min.
- In der Schnellschnitt-Wartephase wurde die Remifentanil-Dosis nicht verändert, die Propofol-Dosis auf 3,4 mg/kg/h reduziert. Die Propofol-Dosierung wurde bis zum OP-Ende nicht mehr verändert, die Remifentanil-Dosierung auf 0,28 µg/kg/min aufgrund der vermeintlichen Schmerzreaktion erhöht.
- Der zweite Anästhesist hatte eine ausreichende Erfahrung in der Steuerung einer TIVA. Gleichwohl beließ er die Einstellung des ersten Anästhesisten und machte sich wohl auch die tatsächliche Dosis nicht klar.
- Kritisch ist auch die Gabe von Midazolam zu sehen, um die Patientin zu beruhigen bzw. um nachträglich das Erlebte zu vergessen. Es wäre sicherlich besser gewesen, wenn die Patientin intensiv betreut worden wäre und wenn man mit ihr klärende und entschuldigende Gespräche geführt hätte.

Mit Hilfe der Software „TIVA Trainer" (▶ Abb. 29.1) wurde der ungefähre Dosierungsablauf der Anästhesie nachgestellt. Dunkelblaue Kurven entsprechen der Plasmakonzentration, hellblaue der Effektorkonzentration. Im oberen Teil ist Remifentanil dargestellt. Charakteristisch ist die Vertiefung der Analgesie nach ca. 22 Minuten (zweiter OP-Teil). Im unteren Teil ist der Propofol-Verlauf gezeigt. Nach anfänglicher erheblicher Überdosierung fällt die Konzentration von Propofol rasch auf subanästhetische Werte. Der graue Bereich zeigt den aufgrund der Interaktion von Propofol und Remifentanil berechneten adäquaten Anästhesiebereich an. Wie man sieht, hatte die Patientin nach etwa 10 Minuten bis zum OP-Ende konstant eine unzureichende Anästhesietiefe.

> ## Take Home Message
>
> - Die Mindestdosis von Propofol bei einer TIVA sollte 5–6 mg/kg/h betragen. Dann ist Awareness unwahrscheinlicher.
>
> - Bei Übernahme einer Anästhesie immer genau überprüfen, wie die Anästhesie bislang gesteuert wurde.

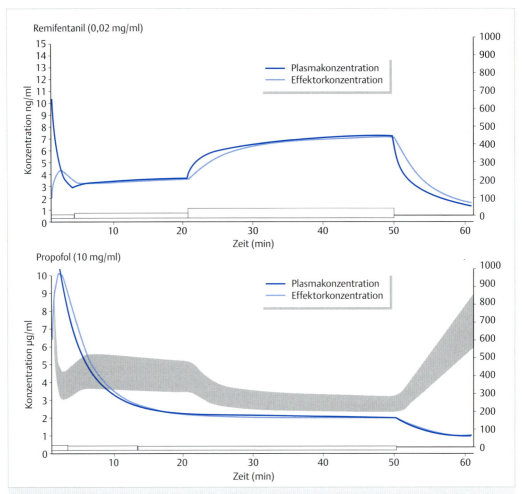

Abb. 29.1 Darstellung der Anästhesietiefe. Die Grafik bestätigt den klinischen Eindruck (nicht zuletzt auf Basis der relativ geringen Propofol-Dosis), dass die Anästhesietiefe unzureichend war und dass intraoperative Wachheit auftreten konnte.

29.4 Literatur

Nickalls RWD, Malaja RP. Awareness and anaesthesia: think dose, think data. BJA 2010; 104 (1): 1–2

30 Hypotension und Tachykardie – nicht immer ein Volumenmangel

Wolfgang Heinrichs

30.1 Klinischer Fall

Eine 84-jährige Patientin (Größe 165 cm, Gewicht 72 kg) stürzt zu Hause und zieht sich eine komplexe Oberschenkelhalsfraktur zu. Nach entsprechender Vorbereitung in der chirurgischen Ambulanz wird sie zur notfallmäßigen TEP-Implantation in den unfallchirurgischen OP gebracht. Aufgrund der erheblichen Schmerzsituation beschließt das Team (erfahrener Facharzt und junge Pflegekraft), eine Intubationsnarkose durchzuführen. Während der Rapid Sequence Induction hustet die Patientin mehrfach, bei der direkten Laryngoskopie zeigt sich etwas wässriges Sekret im Rachen und in der Trachea. Nach der Intubation wird die Trachea abgesaugt, ohne dass eine größere Menge Sekret zu gewinnen ist. Zu diesem Zeitpunkt ist der Gasaustausch der Patientin völlig normal, was auch durch eine Blutgasanalyse bestätigt wird.

Während der Operation kommt es zu einem mäßigen Blutverlust, zur zunehmenden Tachykardie und Hypotonie. Der Anästhesist deutet dies als Volumenmangel und behandelt mit Akrinor, 500 ml Ringer-Laktat und 500 ml HAES. Eine erneute Kontrolle der Blutgasanalyse ergibt jetzt einen reduzierten Oxygenierungsindex (bei weiterhin 99 % Sättigung), einen Hb-Abfall von 2 g/dl und eine leichte metabolische Azidose.

Aufgrund des Alters beschließt der Anästhesist, zwei Erythrozytenkonzentrate zu transfundieren, die geholt und vorbereitet werden. Nach Bedside-Test wird das erste EK angeschlossen und beginnt, einzulaufen. Zeitgleich kommt es zu einer weiteren Zunahme der Tachykardie (130 – 140/min) und zur Hypotonie (der systolische Blutdruck ist mit 60 – 80 mmHg gerade noch messbar).

Mehrfache Gaben von Akrinor bleiben ohne guten Erfolg. Noradrenalin wird in der Verdünnung 1 : 100 000 erstellt und fraktioniert mehrere Millili-ter (10 µg/ml Noradrenalin) injiziert. Weiterhin kein guter Erfolg. Noch einmal werden unter Druck 500 ml HAES und 500 ml Ringer-Laktat infundiert. Das zweite Erythrozytenkonzentrat läuft ein.

Die Sättigung beginnt zu fallen, bei der Überprüfung der Beatmungsparameter wird ein sehr geringes Atemzugvolumen von nur noch 150 ml (bei druckkontrollierter Beatmung) festgestellt.

Jetzt wird die Lunge auskultiert, dabei fällt unter der manuellen Beatmung auf, dass sich die Lunge sehr „steif" anfühlt. Das Atemgeräusch ist auf der rechten Seite deutlich abgeschwächt.

Nachdem nun auch die Halsvenen gestaut imponieren, entschließt sich der Anästhesist zu einer Probepunktion des rechten Thorax im zweiten ICR medial vorn. Dabei entleert sich zischend Luft und die Gesamtsituation normalisiert sich rasch. Einlegen einer Thorax-Saugdrainage durch den Unfallchirurgen.

30.2 Konsequenzen für den Patienten

Die Patientin übersteht die Operation zunächst gut. 2 Tage postoperativ entwickelt sie eine akute Pneumonie, an der sie einige Tage später trotz verschiedener intensivmedizinischer Maßnahmen verstirbt.

30.3 Interpretation aus Sicht des Anästhesisten

Tachykardie und Hypotonie, dazu eine eindeutige operative Situation mit Blutverlust. Diese Situation ist allgegenwärtig und bedeutet in fast allen Fällen: Volumenmangel. Genauso hätte hier jeder andere

Anästhesist auch reagiert und zunächst eine Volumenersatztherapie eingeleitet.

Das Besondere an diesem Fall ist: Trotzt adäquater Volumentherapie und der Gabe von blutdrucksteigernden Medikamenten bleibt die Symptomatik bestehen bzw. entwickelt sich sogar noch weiter. War das immer noch mit einem Blutverlust zu erklären?

Da eine stärkere Kreislaufreaktion zeitgleich mit dem Einlaufen des ersten Erythrozytenkonzentrats auftrat, hätte man als nächstes eine allergische/ anaphylaktische Reaktion bzw. Blutunverträglichkeitsreaktion in Betracht ziehen können. Zumal auch die Sättigung zu fallen begann. Wahrscheinlich hat der Anästhesist dies auch in Betracht gezogen und die Lunge auskultiert, um festzustellen, ob eine Bronchospastik vorlag. Dabei fiel nun ein abgeschwächtes Atemgeräusch der rechten Lunge auf, keine spastischen Zeichen.

Inzwischen hatte sich der Pneumothorax so zu einem Spannungspneumothorax weiter entwickelt, dass weitere Symptome hinzukamen, die den Anästhesisten zur richtigen Diagnose und Therapie führten.

30.4 Weiterführende Gedanken

Diese Situation ist wie viele andere auch ein Musterbeispiel für die Anwendung des „FORDEC"-Modells (FORDEC = Facts, Options, Risks, Decision, Execution, Check).

Angewendet auf diesen Fall:

- Facts = Befunde: Tachykardie, Hypotonie und Blutverlust
- Options = Differenzialdiagnosen: wurden anfänglich nicht in Betracht gezogen
- Risks = Wahrscheinlichkeit des Auftretens und Nebenwirkungen der Therapie: Volumenmangel lag partiell vor, Nebenwirkungen einer Volumentherapie sind sehr gering
- Decision = Diagnose: Volumenmangel
- Execution = Therapie: Volumentherapie, Katecholamine, Transfusion
- Check = Überprüfe den Erfolg deiner Maßnahmen: negativ, kein Erfolg!

Somit ist die Schleife wieder zu schließen: Die Facts (Befunde) sind dieselben bzw. werden eher schlechter als besser, andere Optionen sollten berücksichtigt werden. Hierbei sollte man auch bedenken, dass vermutlich eine Aspiration bei der Narkoseeinleitung passiert ist. Dabei könnte die Lunge direkt geschädigt worden sein. Aus anderen Optionen ergeben sich andere Diagnosen und andere Therapien. So kann man vermeiden, zu steif auf einer Diagnose zu beharren, die zwar häufig richtig ist, aber eben nicht immer (Fixierungsfehler vermeiden).

Take Home Message

- FORDEC kann fast immer sinnvoll angewendet werden.
- Immer alle Optionen bedenken!

31 Spannungspneumothorax bei Darmischämie nach Mesenterialarterienverschluss

Jan Höcker

31.1 Klinischer Fall

Übernahme einer Allgemeinanästhesie bei einem 74-jährigen Mann während laufender radiologisch-interventioneller Therapie bei Verdacht auf proximalen Mesenterialarterien- bzw. Truncus coeliacus-Verschluss mit Darmischämie. Im Rahmen der Behandlung soll die Darstellung der betroffenen Gefäße und ggf. eine Wiedereröffnung versucht werden. Der Patient wird in der Übergabe als „zunehmend septisch" beschrieben. Die Intubationsnarkose wird als TIVA mit Propofol/Remifenanil geführt, zusätzlich werden Noradrenalin 12 µg/min und Adrenalin 4 µg/min appliziert. Eine Herzinsuffizienz („EF mittel- bis höhergradig eingeschränkt") sei vorbestehend. Neben dem Basismonitoring erfolgen eine Messung des ZVD und eine kontinuierliche intraarterielle Blutdruckmessung.

Bei steigendem Katecholaminbedarf trotz Volumengabe und frustraner radiologisch-interventioneller Therapie erfolgt – auf Drängen des Anästhesisten – die Verbringung des Patienten in den OP zur Laparatomie bei Verdacht auf Darmischämie. In der arteriellen BGA zeigt sich ein steigendes Laktat (10,4 mmol/l), ein paO_2 von 102 mmHg unter FiO_2 0,8 und ein Hb-Wert von 11,2 g/dl. Bei sich weiter verschlechternder hämodynamischer Situation mit steigendem ZVD (bis 20 mmHg) wird eine TEE durchgeführt, im Rahmen derer eine befriedigende LV-Funktion, jedoch ein dilatierter RV und der Verdacht auf einen Pneumothorax rechts auffällt. Die Auskultation ergibt ein abgeschwächtes Atemgeräusch rechts. Daraufhin wird durch den Operateur eine Thoraxdrainage rechts angelegt, welche unter typisch „zischendem" Geräusch einen Spannungspneumothorax entlastet. Ummittelbar verbessert sich die hämodynamische Situation mit einem Abfall des ZVD von 20 auf 12 mmHg und deutlich reduziertem Katecholaminbedarf. Nach Durchführung einer Darmteilresektion wird der Patient intubiert und beatmet mit Kreislaufunterstützung auf die Intensivstation verlegt.

31.2 Konsequenzen für den Patienten

Im Rahmen des sich entwickelnden Spannungspneumothorax war kurzfristig eine höher dosierte Katecholamintherapie erfolgt. Nach dem Eingriff erholte sich der Patient relativ schnell, sodass eine Verlegung auf die Normalstation am 4. postoperativen Tag möglich war.

31.3 Interpretation aus Sicht des Anästhesisten

Die Übernahme einer laufenden Narkose bei einem unbekannten Patienten mit kritischer Krankheitssituation stellt grundsätzlich eine Herausforderung dar, da Informationen fehlen, Informationsverluste auftreten und die Beurteilung eines Verlaufes zunächst nicht möglich ist. So war bekannt, dass der Patient am selben Tag aus einem anderen Krankenhaus verlegt wurde, wo die Anlage des invasiven Monitorings inklusive zentralem Venenkatheter (ZVK) erfolgt war. Die Intubation erfolgte bei sich verschlechternder Kreislaufsituation ca. 1 Stunde vor OP-Beginn auf der hiesigen Intensivstation.

Rückblickend ist es im Rahmen der ZVK-Anlage bei frustranen Punktionsversuchen der rechten V. jugularis interna (definitive Anlage erfolgte schließlich links) vermutlich zu einem iatrogen verursachten Pneumothorax rechts gekommen, der nach Intubation zu einem Spannungspneumothorax wurde. Die durch die Grunderkrankung beeinträchtigte Hämodynamik des Patienten hat diese Symptomatik zunächst verschleiert. Die wahrscheinlich wegweisende Auskultation als einfache

Maßnahme erfolgte daher zu spät. Dadurch wurde die Einleitung der spezifischen Therapie verzögert.

31.4 Weiterführende Gedanken

Insbesondere bei kritisch kranken Patienten ist die Durchführung der Narkose „aus einer Hand" mit der Minimierung von Personalwechseln anzustreben, jedoch nicht immer möglich. Übergaben sollten daher besonders gewissenhaft erfolgen, wobei der übernehmende Anästhesist verpflichtet ist, sich kritisch ein „eigenes Bild der Lage" zu machen, um nicht Gefahr zu laufen, durch Übernahme geebneter Denk- und Erklärungsmuster (hier: hämodynamische Verschlechterung als Folge der progredienten Darmischämie) wichtige andere Aspekte zu übersehen. Auch hier gilt: „Auch wer Läuse hat, kann zusätzlich Flöhe haben."

Insbesondere bei weiteren erschwerenden Faktoren (hier: kurzfristige Verlegung des Patienten aus einem anderem Krankenhaus ohne postinterventionell durchgeführtes Thoraxröntgenbild und weitgehend unbekannter Vorgeschichte) besteht die Notwendigkeit zur erhöhten Wachsamkeit.

> ### Take Home Message
>
> Ein Spannungspneumothorax bei einem kritisch kranken Patienten mit zusätzlich unabhängig davon bestehender hämodynamischer Beeinträchtigung ist ein seltenes Ereignis. Umso wichtiger ist, auch diese mögliche (ggf. iatrogene) Komplikation nicht zu übersehen, zumal die wegweisende Diagnostik (Auskultation) in der Regel einfach durchzuführen ist.

32 Pulslose Tachykardie im Rahmen der Therapie einer atonen Nachblutung

Henning Ohnesorge

32.1 Klinischer Fall

Bei einer 32-jährigen Erstgebärenden wird die Indikation zu einer sekundären Sectio bei Geburtsstillstand gestellt. Die Patientin wurde aufgrund einer Arrhythmie des Feten auf Flecainid und Digoxin behandelt. Sie hatte im Rahmen der ursprünglich angestrebten Spontangeburt einen Epiduralkatheter erhalten, der über eine PCEA mit Ropivacain und Sufentanil beschickt worden war. Bis zum Zeitpunkt der Indikation zur sekundären Sectio hat die Patientin insgesamt 9 µg Sufentanil und 24 mg Ropivacainepidural erhalten. Zur Schnittentbindung wird der Epiduralkatheter mit 15 ml Naropin 0,75 % und 10 µg Sufentanil aufgespritzt. Nach komplikationsloser Entbindung eines lebensfrischen Neugeborenen besteht trotz Oxytozin-Infusion (2 IE/h) eine Uterusatonie, die sich auch nach Bolusgabe von 3 IE Oxytozin nicht bessert. Daraufhin erfolgt eine schrittweise Steigerung der Oxytozin-Infusion bis zu einer Dosis von 6 IE/h. Bei persistierender atoner Blutung werden zusätzlich 600 µg Misoprostol rektal appliziert, eine Allgemeinanästhesie eingeleitet und bei zunehmender Kreislaufinsuffizienz mit der Transfusion von Erythrozytenkonzentraten begonnen. Auf Wunsch der Geburtshelfer wird die Therapie der Atonie durch Sulproston (Nalador) begonnen, die Dosis wird von initial 100 µg/h bis auf 300 µg/h gesteigert. Die Oxytozin-Infusion wird unverändert fortgeführt. Unter dieser Therapie tonisiert sich der Uterus, die Blutung sistiert nach Gabe von 2 g Tranexamsäure weitgehend. Im weiteren Verlauf entwickelt sich trotz Transfusion weiterer Erythrozytenkonzentrate und Plasmaexpander eine zunehmende Hypotonie, die mit gehäuften Extrasystolen und einem Abfall der pulsoxymetrisch gemessenen Sättigung verbunden ist. Nach Gabe von 1 ml Akrinor stabilisieren sich zunächst der Blutdruck und die Sättigung, die Patientin entwickelt jedoch kurz darauf eine pulslose ventrikuläre Tachykardie. Durch die Geburtshelfer wird mit einer Herz-Druck-Massage begonnen. 1 Minute nach Auftreten der ventrikulären Tachykardie wird eine Kardioversion mit 200 J vorgenommen, die zu einer sofortigen Konversion in einen Sinusrhythmus mit einzelnen ventrikulären Extrasystolen und nach der Gabe von 1× 200 µg Noradrenalin zu einem suffizienten Spontankreislauf führt. Die Sulproston-Therapie wird nach der Reanimation bei tonisiertem Uterus beendet, die Oxytozin-Dosierung schrittweise auf 3 IE/h reduziert. Nach Beendigung der Operation wird die Patientin mit stabilen Kreislaufverhältnissen auf die Intensivstation verlegt und 2 Stunden postoperativ bei unauffälliger Neurologie extubiert.

32.2 Konsequenzen für den Patienten

Die Patientin konnte ohne neurologisches Defizit 1 Woche postpartal entlassen werden. Dennoch stellt die Reanimationssituation eine erhebliche Gefährdung der Patientin dar.

32.3 Interpretation aus Sicht des Anästhesisten

Postpartale Blutungen gehören zu einer der häufigsten Ursachen für die peripartale Morbidität. Allerdings ist die Inzidenz peripartaler Todesfälle durch postpartale Blutungen durch moderne Therapieformen in den Industrieländern auf weniger als 0,5/100 000 zurückgegangen. Als Therapeutika der Wahl zur Tonisierung des Uterus stehen neben Oxytozin verschiedene Prostaglandinderivate zur Verfügung, die abhängig von der Rezeptorbesetzung unterschiedliche Effekte auf den Tonus der Gefäßmuskulatur aufweisen. Sulproston führt als Prostaglandin E_2-Derivat durch die Stimulation von EP_2- und EP_4-Rezeptoren zu einer systemischen Vasodilatation und über EP_1- und EP_3-Rezeptoren zu einer pulmonalen Vasokonstriktion. Diese Effekte führen zu einer Reflextachykardie, gleichzeitig werden auch direkte proarrhythmogene Effekte am Herzen diskutiert. Der Einfluss von Sulproston auf den peripheren Gefäßwiderstand wird durch Oxytozin, das selbst ein potenter Vasodilatator ist, potenziert. Daher ist die gleichzeitige Gabe von Sulproston und Oxytozin aufgrund der Gefahr therapieresistenter Hypotonien kontraindiziert. In diesem Fall kann die Reflextachykardie aufgrund der peripheren Vasodilation zusammen mit den proarrhythmogenen Effekten von Sulproston und der Vormedikation der Patientin die lebensbedrohliche Herzrhythmusstörung ausgelöst haben, die glücklicherweise folgenlos geblieben ist.

Die Therapie einer atonen Blutung wird durch ärztliche Geburtshelfer durchgeführt. Im Rahmen einer operativen Entbindung erfolgte die Behandlung, allerdings üblicherweise durch den betreuenden Anästhesisten. Dieser trägt zumindest eine Mitverantwortung für potenzielle Nebenwirkungen der Medikamente, auch wenn die Gabe auf Indikationsstellung der Geburtshelfer erfolgt. Daher muss auch der Anästhesist über die erwünschten und unerwünschten Wirkungen sowie das Potenzial für Medikamenteninteraktionen der durch ihn applizierten Pharmaka informiert sein. Insbesondere in Notfallsituationen wie einer akuten atonen Blutung kann aufgrund der hohen Arbeitsbelastung jedoch auch eine Überforderung des Teams mitverantwortlich für den nicht indikationsgerechten Einsatz der Uterotonika sein. Daher empfiehlt es sich, in Kreißsälen und geburtshilflichen Operationsräumen einfache Ablaufschemata der Therapie einer atonen Blutung vorzuhalten, an denen sich das behandelnde Team orientieren kann.

32.4 Weiterführende Gedanken

Das lang wirksame Oxytozin-Analogon Carbetozin (Pabal) bietet die Möglichkeit, durch eine einmalige Injektion einen über Stunden anhaltenden tonisierenden Effekt auf den Uterus zu erzeugen. Das Potenzial unerwünschter Wirkungen von Carbetozin ist allerdings mit dem von Oxytozin vergleichbar und umfasst auch den vasodilatierenden Effekt. Daten zu einer Kombinationstherapie mit Sulproston liegen allerdings bisher nicht vor, sodass auch beim Einsatz von Sulproston nach der Gabe von Carbetozin anhaltende Hypotonien nicht ausgeschlossen werden können.

Take Home Message

Der Anästhesist sollte über das Wirkungs- und Nebenwirkungsspektrum der durch ihn applizierten Pharmaka informiert sein, auch wenn die Indikation zum Einsatz durch die operative Abteilung gestellt wird. Insbesondere für Notfallsituationen, die wie eine atone Blutung zwar selten, aber regelmäßig vorkommen, sind einfache Ablaufschemata hilfreich, um Fehler in der Behandlung zu vermeiden.

33 Ausgeprägte hämodynamische Instabilität durch partielle intratracheale Fehllage eines Doppellumentubus

Berthold Bein, Jochen Renner

33.1 Klinischer Fall

Bei einer 63-jährigen Patientin mit schwerer Mitralklappeninsuffizienz auf dem Boden eines klassischen P2-Prolaps wird die Indikation zur minimalinvasiven Mitralklappenrekonstruktion gestellt. Insgesamt ist die Patientin in gutem Allgemeinzustand und sehr schlankem Ernährungszustand (Gewicht 55 kg, Größe 162 cm). Die weitere Anamnese der Patientin ist bis auf einen gut eingestellten Hypertonus leer. Im Rahmen des Anästhesiemanagements ist die Einlage eines Doppellumentubus (DLT) erforderlich, um den rechtsthorakalen chirurgischen minimal-invasiven Zugang über eine Mini-Thorakotomie ungehindert zu ermöglichen. Nach Narkoseinduktion mit Sufentanil (1 μg/kg) und Propofol (2 mg/kg) und Sicherstellung der Maskenbeatmung wird die Patientin mit Esmeron (0,7 mg/kg) relaxiert. Die Intubation mit einem linksgeschwungenen DLT der Größe 35 CH ist problemlos möglich. Die Lagekontrolle erfolgt zunächst klinisch-optisch, d. h. Inspektion, ob der Thorax sich unter Inspiration und Exspiration adäquat hebt und senkt. Danach erfolgt eine auskultatorische Lagekontrolle, indem zunächst der bronchiale Schenkel des DLT abgeklemmt wird, danach dann der tracheale Schenkel. Die auskultatorische Lagekontrolle bei der Patientin zeigt den gewünschten Befund: Bei Klemmung des bronchialen Schenkels ist die linke Lunge nicht belüftet, wohl aber die rechte; bei Klemmung des trachealen Schenkels ist die rechte Lunge nicht belüftet, wohl aber die linke Lunge. Im weiteren Verlauf werden zunächst die erforderlichen zentralvenösen Zugänge (3-Lumen-ZVK sowie Schleuse zum Einschwemmen eines Swan-Ganz-Katheters) unter sterilen Bedingungen gelegt, zum Schluss der Narkoseeinleitung unter laryngoskopischer Kontrolle noch eine transösophageale Echosonde eingelegt. Bis zu diesem Zeitpunkt hat die Patientin lediglich 2× 5 μg

Arterenol-Boli zur Blutdruckstabilisierung erhalten. Die respiratorischen Parameter wie Sauerstoffsättigung und endexspiratorisches $paCO_2$ sind im Normbereich bei einem Tidalvolumen von 600 ml, einer Atemfrequenz von 10/min sowie einer Druckkontrolle von 16 mmHg. Schlussendlich wird die Patientin in eine leicht angedeutete Links-Seitenlage positioniert, um den rechtslateralen chirurgischen Zugang zu erleichtern. Dabei wird auch die Kopflagerung in eine leicht überstreckte Position verändert. Im Rahmen der Lagerungsmaßnahme kommt es zunächst zu einem Sättigungsabfall, im Folgenden zu einer Hypotonie, gefolgt von einer Bradykardie. Die vorgenommene Handbeatmung gibt Hinweise auf eine deutlich veränderte Atemmechanik im Sinne einer Obstruktion. Die Thoraxexkursion zeigt eine linksseitige Beatmung bei scheinbarer Überblähung der rechten Thoraxseite. Die deutliche Depression der Hämodynamik macht eine kurzfristige Reanimation (pharmakologisch wie mechanisch) erforderlich. In dieser Situation erfolgt ohne weitere bronchoskopische Kontrolle ein Zurückziehen des DLT um wenige Zentimeter, woraufhin sich die Thoraxexkursion beidseitig normalisiert und die kompromittierte Hämodynamik schlagartig erholt. Die anschließende bronchoskopische Lagekontrolle zeigt nun einen nahezu korrekt liegenden Doppellumentubus, mit einem bronchialen blauen Cuff noch eben sichtbar im bronchialen Hauptbronchus. Der weitere Verlauf verläuft anästhesiologisch wie auch chirurgisch planmäßig.

33.2 Konsequenzen für den Patienten

Die durch eine Fehllage des Doppellumentubus bedingte Hypoxie mit kurzfristiger Reanimation war in der Tat nur von sehr kurzer Dauer und hatte für die Rekonvaleszenz der Patientin postoperativ keine Konsequenzen.

33.3 Interpretation aus Sicht des Anästhesisten

Die korrekte Handhabung eines Doppellumentubus sieht nach Platzierung zunächst eine auskultatorische und im Folgenden dann eine bronchoskopische Lagekontrolle vor. Mit rein klinischen Mitteln ist es häufig schwer – und bisweilen unmöglich –, Fehllagen des Doppellumentubus außerhalb der beschriebenen Extreme zu identifizieren. Erfolgt die Lagekontrolle jedoch ausschließlich nach klinischen Kriterien, zeigt sich dennoch bei der bronchoskopischen Kontrolle in 38–78% der Fälle eine Fehllage des Doppellumentubus, die allerdings in den meisten Fällen ernsthafte Konsequenzen bedingt. Allein aus der Tatsache heraus, dass es in 9–28% der Ein-Lungen-Ventilation zu relevanten arteriellen Hypoxämien kommt, lässt keinen Auslegungsspielraum hinsichtlich einer obligaten bronchoskopischen Kontrolle eines Doppellumentubus zu (Inoue et al. 2004).

Die Wahl der angemessenen Größe eines Doppellumentubus stellt für den Anästhesisten nahezu tägliche Routine dar und ist in den meisten Fällen eher unproblematisch (▶ Abb. 33.1; Doerges et al. 2009). Schwierig wird es bei Erwachsenen mit einer Größe kleiner 165 cm kombiniert mit Normal- bis Untergewicht. In dem hier beschriebenen Fallbeispiel ist ein Doppellumentubus der Größe CH 35 eingelegt worden (Firma Mallinckrodt). Im Nachhinein befragt, ob sich die Längen der verschiedenen DLT (CH 35, 37 und 39) voneinander unterscheiden, haben die meisten Kolleginnen und Kollegen wie selbstverständlich eingeschätzt, dass die Länge der DLT mit steigender CH-Größe ebenfalls zunimmt, was jedoch ein Irrtum ist. Die Längen dieser verschiedenen DLT unterscheiden sich nicht, was möglicherweise eine Erklärung dafür ist, einen 35er DLT für einen Erwachsenen intuitiv zu tief zu platzieren, wie es in unserem Fallbeispiel geschehen ist. Durch eine geringe Veränderung der Kopf- und Oberkörperposition der Patientin ist der ohnehin schon tief liegende DLT noch tiefer geschoben worden, wodurch die tracheale Öffnung wahrscheinlich mit dem distalen Anteil in den linken Hauptbronchus verlagert wurde und somit nur noch

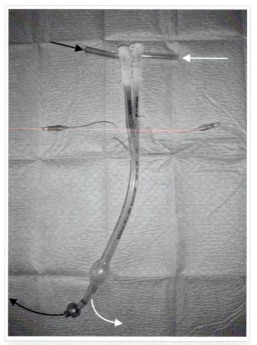

Abb. 33.1 Linksendobronchialer Doppellumentubus. Linksendobronchialer Doppellumentubus „Bronchocath". Die weiße Blockermanschette (rechts) kommt tracheal, die blaue Manschette (links) kommt im linken Hauptbronchus zu liegen. Das Abklemmen des blauen Schenkels führt zur isolierten Beatmung der rechten Lunge (weiße Pfeile), das Abklemmen des trachealen Schenkels hat die isolierte Beatmung der linken Lunge zur Folge (schwarze Pfeile).

partiell Luft in die rechte Lunge ventiliert werden konnte. Die Exspiration der rechten Lunge war folglich nur noch unvollständig möglich, es resultierte eine sukzessive Überblähung der rechten Lunge mit konsekutiver Behinderung des venösen Rückstroms zum rechten Herzen, Verminderung des linksventrikulären Schlagvolumens und des systemischen Blutdrucks. In Kombination mit der Hypoxämie stellte sich schnell eine Bradykardie und somit eine reanimationspflichtige Kreislaufsituation ein.

Take Home Message

Nach Platzierung eines Doppellumentubus sollte die bronchoskopische Lagekontrolle obligat sein. Nur so können potenzielle Fehllage, die klinisch zunächst unproblematisch erscheinen, rechtzeitig erkannt und optimiert werden.

33.4 Literatur

Inoue S, Nishimine N, Kitaguchi K, Furuya H, Taniguchi S. Double lumen tube location predicts tube malposition and hypoxaemia during one lung ventilation. British journal of anaesthesia 2004; 92(2): 195–201

Doerges V, Byhahn C, Krier C. Memorix Ains. Atemwegsmanagement. Stuttgart: Thieme; 2009

34 Hämodynamische Instabilität nach Narkose-einleitung bei übersehenem Perikarderguss

Berthold Bein, Jochen Renner

34.1 Klinischer Fall

Bei einer 46-jährigen Patientin mit rezidivierenden Pleuraergüssen bei bekanntem Adenokarzinom der Lunge wird im Rahmen einer palliativen Maßnahme die Indikation zur Pleurodese rechts gestellt. Bei der Prämedikationsvisite zeigt sich eine sehr schlanke, differenzierte Patientin mit Dyspnoe, die vor 3 Tagen zuletzt nach einer Pleurapunktion ein konventionelles Röntgenbild des Thorax erhalten hat. Die letzte CT-Untersuchung des Thorax liegt 1 Woche zurück, befundete einen relevanten Pleuraerguss rechts, einen kleinen Pleuraerguss links sowie einen Perikarderguss, der nicht weiter spezifiziert wurde. Klinisch gibt es keinen Anhalt für eine kardiale Dekompensation, die Dyspnoe wird mit dem Primärleiden in Kombination mit dem wahrscheinlich erneut vorhandenen Pleuraerguss interpretiert. Laborchemisch zeigen sich keine weiteren Auffälligkeiten, im EKG imponiert ein tachykarder Sinusrhythmus (HF 125/min) bei leichter Niedervoltage (▶ Abb. 34.1). Das vom Radiologen befundete Röntgenbild ergab keinen Anhalt auf einen Pneumothorax und keinen Anhalt auf einen weiteren punktionswürdigen Erguss (▶ Abb. 34.2). Die Patientin wird im Rahmen der Prämedikation schon als Risikopatientin eingestuft, jedoch sieht man in diesem Moment kein zusätzliches Verbesserungspotenzial, das über die Pleurodese hinaus den Zustand der Patientin relevant hätte optimieren können. Am nächsten Tag wird die Patientin in nahezu sitzender Position in den OP-Bereich eingeschleust, unter Raumluft zeigt sich eine SaO$_2$ von 88 %, die Sinustachykardie besteht weiterhin (HF 125/min), der Blutdruck liegt bei 125/60 mmHg. Nach ausgiebiger Denitrogenisierung erfolgt die Narkoseinduktion mit Ultiva und Propofol in adäquater Dosierung, die Relaxierung wurde mit Rocuronium initiiert. Zunächst war kein erweitertes Monitoring für die Pleurodese vorgesehen. Nun zeigt sich jedoch eine deutliche hämodynamische Instabilität mit persistierender Tachykardie und einem nicht messbarem Blutdruck über die nicht invasive Blutdruckmessung. Die üblichen supportiven Maßnahmen wie Volumengabe, Akrinor i.v. gefolgt von niedrig dosiertem Noradrenalin können allerdings die Instabilität nicht konvertieren, sodass der Entschluss zu einem erweiterten Monitoring relativ rasch umgesetzt und zusätzlich eine transösophageale Echokardiografie durchgeführt wird. In der Echokardiografie kann die Ursache der hämodynamischen Instabilität schnell und in der Bildgebung eindrucksvoll identifiziert werden, da die Patientin einen ausgeprägten Perikarderguss aufwies (▶ Abb. 34.3). Somit ist das weitere Vorgehen vorgegeben, der Perikarderguss muss unverzüglich mittels Perikardiozentese entlastet werden. Der hinzugezogene herzchirurgische Kollege kann relativ zügig einen Pigtail-Katheter von subxiphoidal unter Echokontrolle einbringen und den Perikarderguss entlasten. Schon nach 200 ml Entlastung zeigt sich eine deutliche Stabilisierung der Hämodynamik mit deutlich sinkendem Noradrenalin-Bedarf. Insgesamt werden 1200 ml Erguss entlastet, die Patientin wird zunächst auf die Intensivstation übernommen und zweizeitig dann operativ versorgt ohne weitere Probleme.

34.2 Konsequenzen für den Patienten

Aufgrund der unmittelbaren Verfügbarkeit der Echokardiografie im Rahmen der hämodynamischen Instabilität in Folge der Narkoseeinleitung konnte zeitnah die Ursache der Instabilität diagnostiziert und therapiert werden. Die Patientin war nach Entlastung des Perikardergusses sofort katecholaminfrei, konnte unproblematisch extubiert und auf die Intensivstation übernommen werden.

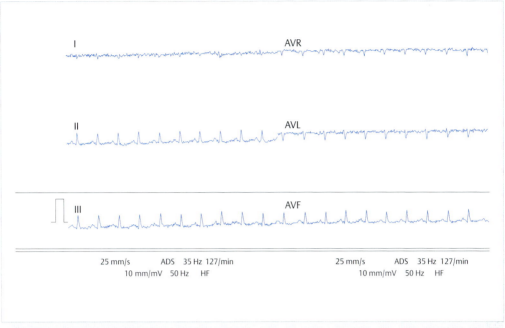

Abb. 34.1 Präoperatives EKG.

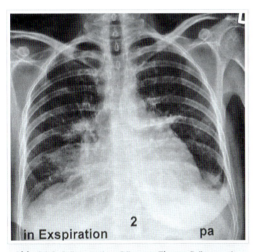

Abb. 34.2 Präoperativer Röntgen-Thorax.Präoperativer Röntgen-Thorax nach Pleurapunktion rechts.

34.3 Interpretation aus Sicht des Anästhesisten

Operationsindikationen bei Tumorpatienten im fortgeschrittenen Stadium stellen die Anästhesie vor besondere Herausforderungen. In aller Regel handelt es sich um palliative Maßnahmen, die kurzfristig den Allgemeinzustand der Patienten verbessern sollen, um die Lebensqualität noch etwas anzuheben. Im Rahmen der Prämedikationsvisite stellen sich dann Patienten in reduziertem Allgemeinzustand vor, bei denen die Abwägung, zusätzliche präoperative Untersuchungen zu initiieren, eher liberal gehandhabt wird. Konkret auf unseren Fall bezogen waren dem prämedizierendem Anästhesisten sehr wohl die Vorbefunde der Patientin (EKH, Thoraxröntgen, Thorax-CT, Labor etc.) bekannt. Aufgrund der speziellen Konstellation eines fortschreitenden Adenokarzinoms der Lunge in Kombination mit rezidivierenden Pleuraergüssen und der bestehenden Tumorkachexie schien die Dyspnoe der Patienten ausreichend erklärt. Hier sollte die anstehende Pleurodese im Sinne einer Palliativmaßnahme ja in Kürze eine passagere Verbesserung erbringen. Auf den nicht weiter

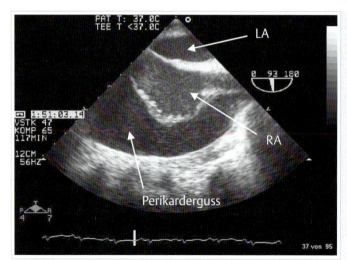

Abb. 34.3 Transösophageale Echo-kardiografie.Transösophageale Echo-kardiografie: mittösophageale lange Achse. LA: linkes Atrium; RA: rechtes Atrium.

definierten CT-Befund des Perikardergusses ist in diesem Zusammenhang dann nicht weiter einge-gangen worden. Unstrittig ist jedoch, dass in die-sem Fall die Anforderung einer präoperativen transthorakalen Echokardiografie hätte erfolgen müssen. Die echokardiografische Diagnose eines relevanten Perikardergusses hätte die präoperative Entlastung des Ergusses zur Folge gehabt. Die aus-geprägte hämodynamische Instabilität, die sich un-ter dem Einfluss des nicht entlasteten Ergusses ge-zeigt hat, hätte somit verhindert werden können.

Take Home Message

Auch bei Patienten vor einer palliativen opera-tiven Versorgung, die sich bedingt durch eine konsumierende Grunderkrankung in einem deutlich reduziertem Zustand befinden, sollte im Rahmen der Prämedikationsvisite sehr genau abgewogen werden, inwiefern zusätzliche weg-weisende Untersuchungen initiiert werden soll-ten.

35 Unmögliche Defibrillation mit Klebepaddels

Michael St.Pierre, Paul Frank

35.1 Klinischer Fall

Um die in den aktuellen Reanimationsrichtlinien vorgeschlagenen Eigenschutzmaßnahmen für die Helfer in die Praxis umzusetzen, werden nach Entscheidung auf der Führungsebene alle in den OP-Sälen vorgehaltenen Defibrillatoren einheitlich mit Klebepaddels ausgestattet und die Handpaddels entfernt. Diese Maßnahme wird den Bereichsleitungen schriftlich angeordnet, die sich vor Ort um die Umsetzung der Maßnahme kümmern. Eine zentrale Koordination der Umstellung erfolgt nicht.

Kurze Zeit später wird in einer dezentralen OP-Abteilung ein Patient mit Drei-Gefäß-KHK, Herzinsuffizienz und metabolischem Syndrom aufgrund einer dringenden ventrikuloperitonealen Shuntrevision für die Narkose vorbereitet. Der Patient weist niedrig-normale Kreislaufparameter auf und ist auf Ansprache erweckbar, scheint jedoch nicht voll orientiert zu sein. Aufgrund der unklaren Nüchternheit und des erhöhten Hirndrucks wird eine Rapid Sequence Induction mit S-Ketamin, Thiopental und Rocuronium durchgeführt. Nach problemloser Intubation wird die Narkose mit Sevofluran aufrechterhalten. Eine aufgetretene Hypotonie wird zunächst mit Trendelenburg-Lagerung und Akrinor behandelt. Nachdem diese Maßnahmen den Blutdruck jedoch nicht über einen systolischen Druck von 80 mmHg anheben können, werden Boli von Norepinephrin verabreicht. Im Zuge dieser hypotonen Phase entwickeln sich zunehmend ST-Streckenhebungen über den Ableitungen II und III, kombiniert mit vereinzelt auftretenden ventrikulären Extrasystolen. Plötzlich schlägt der Rhythmus in Kammerflimmern um. Der Anästhesist beauftragt die Pflegekraft umgehend, den im Gang bereit stehenden Defibrillator zu holen, während er die FiO$_2$ auf 1,0 erhöht und mit der Herz-Druck-Massage beginnt. Die vorbereiteten Klebepaddels werden loco typico angebracht und das Gerät eingeschaltet. Zur Überraschung der Beteiligten ist auf dem über die Klebepaddels abgeleitetem EKG des Defibrillators jedoch kein Kammerflim-

mern, sondern eine Asystolie im Sinne einer „Nulllinie" zu sehen. Das EKG des Narkosearbeitsplatzes zeigt jedoch weiterhin Kammerflimmern. Nach Ausschluss einer dislozierten EKG-Elektrode oder eines defekten EKG-Kabels wird die Fehlersuche am Defibrillator fortgesetzt. Hier kann auf den ersten Blick kein Fehler, wie beispielsweise ein schlecht geklebtes Klebepaddel gefunden werden. Der Verbindungsstecker des Defi-Kabels mit dem Kabel der Klebepaddels ist ebenfalls richtig eingeführt und arretiert. Ebenso scheint die Verbindung zum Defibrillator zu stimmen. Der Stecker wird dennoch entfernt und neu eingesteckt und nun lässt sich ein EKG ableiten. Umgehend lädt der Anästhesist den Defibrillator mit 360 Joule. Als er den Schock abgeben will, muss er mit Erstaunen feststellen, dass auf dem Gerät keine Tasten zum Auslösen der Energie zu finden sind. Waren diese Tasten auf den herkömmlichen Paddels im Griff implementiert, scheint diese Möglichkeit bei der Benutzung der Klebepaddels nicht gegeben zu sein. Über diese scheinbare Nicht-Bedienbarkeit verwirrt, schickt der Anästhesist die anwesende Pflegekraft auf die benachbarte Intensivstation, um einen anderen Defibrillator zu holen. Als die Pflegekraft mit dem Ersatz-Defibrillator zurückkehrt, verzögert sich die Defibrillation erneut, da aufgrund der Verwendung von Klebepaddels neuerdings auch kein Kontaktgel im OP mehr vorgehalten wird. Als Notlösung wird auf Larynxmasken-Gel zurückgegriffen und die Defibrillation durchgeführt. Nach der zweiten Defibrillation kann das Kammerflimmern in einen stabilen Sinusrhythmus überführt werden.

Im Rahmen der anschließenden Fehlersuche fällt auf, dass die herkömmlichen Paddels während der klinikweiten Umrüstung auf Klebepaddels zwar entfernt wurden, für den Einsatz dieses Defibrillatormodells mit Klebepaddels jedoch zwingend das Anbringen einer sog. Konnektorplatte notwendig ist. An dieser Platte, die auf die ursprüngliche Halterung der herkömmlichen Paddels befestigt wird, befinden sich sowohl eine Buchse zum Einstecken des Defi-Kabels als auch die notwendigen Auslösetasten. Diese Konnektorplatte wurde nicht angeschafft. Das Fehlen einer zwischengeschalteten Platte fiel nicht sofort auf, da sich beide Stecker problemlos in der am Gerät befindliche Buchse für die herkömmlichen Paddels fest arretieren ließen. Beide Kabel unterschieden sich ausschließlich in der Zahl der innenliegenden Pins.

35.2 Konsequenzen für den Patienten

Durch die notwendige Beschaffung eines zweiten Defibrillators verzögerte sich die Schockabgabe um ca. 3 Minuten. Diese Verzögerung reduziert die Wahrscheinlichkeit einer erfolgreichen Defibrillation um ca. 20–30%, sodass vielleicht in diesem Fall keine zweite Defibrillation notwendig gewesen wäre, wenn umgehend eine Schockabgabe erfolgt wäre.

35.3 Interpretation aus Sicht des Anästhesisten

Die aktualisierten Reanimationsrichtlinien von 2005 wiesen erstmals explizit auf die Gefahr der Benutzung herkömmlicher Paddels bei der Defibrillation hin. Besonders der Schutz der Helfer stand bei dieser Empfehlung im Mittelpunkt. Somit war die zeitnahe und konsequente Umrüstung aller Geräte auf Klebepaddels eine sehr zu begrüßende Maßnahme.

Im vorliegenden Fall scheint es sich jedoch hauptsächlich um eine organisationale Problematik zu handeln. Auf Führungsebene wurde ein Entschluss gefasst („alle Defibrillatoren werden mit Klebepaddels ausgerüstet und die Handpaddels werden entfernt") und die Umsetzung angeordnet, jedoch wurde die Umstellung weder zentral koordiniert noch die Fernwirkungen dieser Entscheidung im Vorfeld bedacht. Da sich in den einzelnen Einrichtungen einer Klink durchaus unterschiedliche Modelle verschiedener Hersteller befinden können, wäre eine primäre Bestandsaufnahme und Absprache bzgl. der beabsichtigten Umrüstung mit den jeweiligen Geräteverantwortlichen empfehlenswert gewesen. Ein strukturiertes Vorgehen, eine Art „Roadmap" für die Verantwortlichen mit einer Information aller Mitarbeiter und Einweisung auf die dann evtl. neue Bedienoberfläche hätte diesen Fall vermutlich verhindern können.

Die weitere Verzögerung der Defibrillation wegen des fehlenden Kontaktgels mag auf einer möglichen Fixierung der davoneilenden Pflegekraft zurückzuführen sein: ihre Gedanken waren ausschließlich darauf gerichtet, „den Defi zu holen", sodass ihr das Fehlen des Kontaktgels nicht bewusst war.

Take Home Message

- Änderungen bei oder Neuanschaffungen von lebensrettenden Geräten sollte möglichst transparent erfolgen und den Mitarbeitern effektiv kommuniziert werden. Insbesondere ist es auf der Planungsebene wichtig, Fern- und Nebenwirkungen einer geplanten Handlung im Vorfeld zu bedenken. Hier ist die Expertise vor Ort (z. B. enge Kooperation mit dem Gerätebeauftragten) von unschätzbarem Wert.

- Im Sinne eines proaktiven Ressourcenmanagement sollte man sich an jedem Arbeitsplatz regelmäßig ins Gedächtnis rufen, wo Notfallequipment vorgehalten wird.

36 Spannungspneumothorax aufgrund Fehlbedienung der Thoraxdrainage

Wolfgang Heinrichs

36.1 Klinischer Fall

Der Patient wird von der Intensivstation zur OP-Schleuse gebracht, zur Revision des Abdomens bei abdomineller Sepsis nach Polytrauma. Der Patient ist in relativ instabilem Zustand, bekommt hochdosiert Noradrenalin und wird lungenschonend mit 6 ml/kg bei einem PEEP von 18 cmH$_2$O druckkontrolliert beatmet. Aufgrund einer Rippenserienfraktur links ist eine Thoraxdrainage eingelegt und mit einer Standard-Thoraxsaugdrainage versorgt.

Die Einschleusung des Patienten gestaltet sich aufwändig, insgesamt sind 6 Personen aus den Bereichen Anästhesie, Abdominalchirurgie und OP-Pflege beteiligt.

Kurz nach der Umlagerung fällt eine deutliche Verschlechterung des Kreislaufs auf. Die Herzfrequenz erhöht sich von 120/min auf 140/min, der Blutdruck (invasiv gemessen) fällt um ca. 10 mmHg auf einen Mitteldruck von etwa 50 mmHg ab. Der Anästhesist interpretiert dies als Folge der Umlagerung und erhöht die Noradrenalin-Dosierung – ohne guten Erfolg. Der Patient wird weiter für die OP gelagert und vorbereitet.

Nach weiteren 5 Minuten sind die Kreislaufverhältnisse so instabil geworden, dass der zuständige Oberarzt der Anästhesie die Injektion von 100 µg Noradrenalin aus der Hand anordnet. Der Kreislauf erholt sich nur kurz. Da die Beatmung des Patienten mit einem Intensivrespirator ohne CO$_2$-Messung durchgeführt wird, fällt nur verzögert auf, dass eine regelrechte Ventilation kaum noch möglich ist – die Alarme waren im Rahmen der Lagerungsmaßnahmen stumm gestellt (2-Minuten-Intervall wiederholt ausgelöst).

Jetzt beginnt eine systematische Suche nach der Ursache der respiratorischen Störung, die letztendlich eher zufällig aufdeckt, dass die Thoraxsaugdrainage abgeklemmt ist. Unter der Beatmung hatte sich ein Spannungspneumothorax linksseitig gebildet, der nun nach Öffnen der Klemme rasch verschwindet. Nachdem auch die (aufgrund der erhöhten Noradrenalin-Dosierung) überschießende Kreislaufreaktion abklingt, kann die Revisions-OP wie geplant ohne weitere Komplikationen durchgeführt werden.

Bei der Nachforschung stellt sich heraus, dass eine der übergebenden Intensivpflegekräfte die Drainage kurzzeitig zur Umlagerung abgeklemmt hatte und dies nicht an das Anästhesie-OP-Team kommunizierte oder diese es zumindest nicht ausreichend wahrgenommen haben.

36.2 Konsequenzen für den Patienten

Der Spannungspneumothorax entwickelte sich langsam und wurde noch vor einem völligen Kreislaufzusammenbruch entdeckt und beseitigt. Obwohl es bei einem so schwer kranken Patienten sicher schwierig ist, die Konsequenz einer einzelnen Komplikation abzuschätzen, ergab der weitere Verlauf eine insgesamt gute und positive Entwicklung.

36.3 Interpretation aus Sicht des Anästhesisten

Die systematische Suche des anästhesiologischen Oberarztes zusammen mit einer Anästhesiepflegekraft nach einer Störung des Beatmungsgeräts bzw. des Schlauchsystems half den Fehler – die abgeklemmte Thoraxsaugdrainage – zu erkennen, auch wenn dieses Problem eher zufällig gefunden wurde. Zu keinem Zeitpunkt wurde die Diagnose „Spannungspneumothorax" laut ausgesprochen;

dies wurde erst klar nachdem das Öffnen der Drainage eine rasche Erholung des Patienten einleitete. Diese Ursache wurde von dem Anästhesisten in dieser Phase auch gar nicht in Betracht gezogen, da man eher davon ausging, dass es Probleme mit der Katecholaminzufuhr gab oder dass der Patient einfach sehr instabil sei. Die Tatsache, dass auch Noradrenalin „aus der Hand" keinen Effekt hatte, wurde nicht dahingehend interpretiert, dass die Maßnahme an sich nicht kausal wirksam war, sondern nur symptomatisch bzw. kurzfristig Erfolge hatte. Schlussendlich ist dem Patienten wohl kein Schaden durch diese Komplikation entstanden.

Dieser Fall zeigt eine ganze Kette von Problemen auf:

- Team- bzw. Führungsprobleme bei der Einschleusung und Übergabe: Es gab wohl keine festen Regeln, wer sich um was zu kümmern hatte. So wurde das Abklemmen der Thoraxdrainage nicht weiter bemerkt und auch nicht richtig kommuniziert. Damit passt dieser Fall in eine häufige Beobachtung, dass bei Komplikationen in der Medizin zu über 80% der Fälle Kommunikationsprobleme vorhanden und kausal beteiligt sind.
- Unsystematisches Übernehmen eines Patienten von einer anderen Einheit: Wünschenswert wäre eine systematische Überprüfung aller Faktoren nach dem ABCDE-Schema. In diesem Fall beschränkte sich die Übergabe auf die instabile Kreislaufsituation und unterdrückte die systematische Betrachtung der Atmung und Beatmung sowie der damit assoziierten Module.
- Fixierung auf ein primäres Kreislaufproblem: Alle Beteiligten haben zunächst nur ein Kreislaufversagen oder eine Störung der Katecholamintherapie in Betracht gezogen. Diese Entscheidung wurde eigentlich nie infrage gestellt oder revidiert.
- Ausgeschaltete oder falsch eingestellte Alarme: Das Beatmungsgerät hat zwar alarmiert; diese Alarme wurden aber mit Diskonnektion und der Umlagerung in Zusammenhang gebracht und nicht mit einer tatsächlichen Erschwernis der Beatmung gesehen.

Nachdem trotz der stummgestellten Alarme auffiel, dass eine regelrechte Beatmung kaum noch möglich war, begann eine systematische Überprüfung des Beatmungsgeräts. Bei der Untersuchung der Beatmungsschläuche entdeckte man die abgeklemmte Thoraxsaugdrainage.

Take Home Message

- Jede Übernahme eines Patienten systematisch durchführen.
- Alle vitalen Funktionen – Atmung, Beatmung, Kreislauf, neurologischer Status, Umgebungsbedingungen, sonstige Besonderheiten – genau überprüfen.
- Alarme stets korrekt aktivieren. Bei Alarm nicht primär von einem Fehlalarm ausgehen.

37 Polytrauma-Management mit Kommunikations- und Führungsproblemen

Michael St.Pierre, Alexander Hunsicker

37.1 Klinischer Fall

An einem Samstagnachmittag wird einem Klinikum der Maximalversorgung ein Patient nach Überrollung durch einen PKW per Luftrettung zuverlegt. Das Schockraum-Team übernimmt den Patienten sediert, intubiert, beatmet, mit instabilem Kreislauf und katecholaminpflichtig vom Notarzt, der von einem kombinierten Thorax- und Abdominaltrauma berichtet. Bei Eintreffen der Rettungskräfte sei der Patient nicht kontaktfähig gewesen. Die ersten Minuten der Schockraumversorgung gelten dem „primary survey", wobei durch den Anästhesisten ein gesicherter Atemweg mit korrekter Tubuslage konstatiert wird, die Beatmung allerdings nur schwer möglich ist, die pulsoxymetrische Sättigung Werte um 70 % anzeigt. Diese Information wird dem Unfallchirurgen mitgeteilt, der unverzüglich und ohne weitere Diagnostik mit der Anlage einer Thoraxdrainage links beginnt. Der Kreislauf des Patienten ist unter Suprarenin-Dauerinfusion instabil, der initial gemessen Blutdruck liegt bei 70/30 mmHg bei einer Herzfrequenz von 130/min. Die körperliche Untersuchung ergibt einen instabilen Thorax beidseits, ein deutlich vorgewölbtes Abdomen, diverse tiefere Riss- und Quetschwunden im Bereich der Extremitäten. Die Sonografie des Abdomens zeigt massiv freie Flüssigkeit abdominal. Im Röntgen-Thorax, der erst nach Anlage der Thoraxdrainage angefertigt wird, sind pulmonale Kontusionen bei beidseitiger Ventilation und Rippenserienfrakturen beidseits sichtbar. Das anästhesiologische Team (Fach- und Assistenzarzt), das angesichts der Verletzungsschwere den Oberarzt mit hinzugerufen hat, etabliert einen Shaldon-Katheter in der linken V. subclavia und einen Arterienkatheter in der rechten Femoralarterie. Aus der Blutbank werden 10 ungekreuzte Erythrozytenkonzentrate und 8 g Fibrinogen angefordert. Angesichts der instabilen Kreislaufsituation, der freien Flüssigkeit intraabdominal und des inzwischen verfügbaren Hämoglobinwertes von 7 g/dl votieren der Allgemeinchirurg sowie der anästhesiologische Facharzt für einen sofortigen Transport in den OP und eine Notfalllaparotomie. Der anwesende Neurochirurg bittet um ein CCT, bei allerdings unauffälligem Pupillenstatus. Der Unfallchirurg, der in der Klinik offiziell den Titel des „Trauma-Leader" innehat, trifft keine klare Entscheidung, sondern formuliert ebenfalls den Wunsch nach einer CT-Diagnostik, wenn möglich. Der anästhesiologische Oberarzt beschließt nun, der Patient sei stabil genug für eine CT-Diagnostik und beginnt den Transport ins CT einzuleiten, welches sich im Nebenraum befindet. Während der CT-Diagnostik, die mit Transport und Lagerungsmaßnahmen 15 Minuten dauert, ist der Kreislauf zunehmend instabil. Bei Afibrinogenämie in der Thrombelastografie werden Tranexamsäure und Fibrinogen noch im CT gegeben. In der Blutgasanalyse ist eine schwere Azidose festzustellen, die Körpertemperatur beträgt 34 °C. Das CT zeigt neben den bekannten Diagnosen eine schwere Leber- und Milzruptur, aber keine zerebrale Pathologie. Nun erfolgt der Transport des Patienten in den OP. Die explorative Laparotomie bestätigt eine tiefe Leberruptur unter Beteiligung einer Lebervene, eine Milzruptur und diverse kleinere Darmverletzungen. Unter Massivtransfusion und aggressiver Gerinnungstherapie ist trotz Leberpacking nach Milzexstirpation keine Blutungskontrolle möglich. Es erfolgt ein temporärer Bauchdeckenverschluss und Transport des instabilen Patienten auf die Intensivstation.

37.2 Konsequenzen für den Patienten

Auch auf der Intensivstation war keine Kontrolle des Blutungsschocks und damit der hämodynamischen Instabilität möglich. Im Verlauf verstarb der Patient im hämorrhagischen Schock.

37.3 Interpretation aus Sicht des Anästhesisten

Die beschriebene Situation ist hochdramatisch und in vieler Hinsicht komplex. Die Prognose dieses Patienten wird zuerst von seiner massiven intraabdominellen Verletzung, insbesondere der Leberruptur bestimmt. Diese wird durch die bereits bei Aufnahme in den Schockraum bestehenden Kombination aus Hypothermie, Azidose und Koagulopathie, die sog. „lethal trauma triad", zusätzlich verschlechtert. Bei polytraumatisierten Patienten ist die unbeherrschbare Blutung bzw. Koagulopathie neben einem Schädel-Hirn-Trauma die häufigste, unmittelbare Todesursache.

Eine zentrale Frage und auch ein zentraler Konflikt in diesem Fall bezieht sich auf den Zeitpunkt des operativen Eingriffs bzw. die vorher notwendige und durchzuführende Diagnostik. Die S3-Leitlinie zur Polytraumaversorgung empfiehlt eine unverzügliche Notfalllaparotomie bei hämodynamisch instabilen Patienten und intraabdomineller Läsion mit freier Flüssigkeit. Diese Indikation ergab sich bereits nach der abdominalen Sonografie im Schockraum und führte zu einer Diskussion im Team. Ein Argument für eine weitere CT-Diagnostik war die Sorge des Neurochirurgen, evtl. vorliegende zusätzliche intrakranielle Verletzungen zu erkennen, um dann ggf. eine Intervention einleiten zu können. Die initiale CCT-Diagnostik ist ebenfalls in der S3-Leitlinie zur Polytraumaversorgung bei Verdacht auf ein Schädel-Hirn-Trauma empfohlen. In diesem Interessenskonflikt ist eine gute und effektive interdisziplinäre Kommunikation wichtig. Prinzipiell käme dem Trauma-Leader die Funktion zu, die vorhandenen Informationen zu sammeln und auf deren Basis die Entscheidung zum weiteren Vorgehen zu treffen. Im geschilderten Fall war es der anästhesiologische Oberarzt, der schließlich die Entscheidung zur weiteren Diagnostik traf. Es wird nicht berichtet, ob diese Entscheidung im Konsens fiel oder ob diese alleine getroffen wurde.

Auch der Zeitpunkt der Anlage der Thoraxdrainage scheint beachtenswert. Es war durch den Notarzt ein Thoraxtrauma übergeben, ein instabiler Thorax beim „body check" diagnostiziert und eine erschwerte Beatmung festgestellt worden. Ob eine sofortige Anlage einer Thoraxdrainage auf einer Seite indiziert ist oder die unmittelbar anstehende Röntgen-Thorax Diagnostik zur Verifikation oder Ausschluss eines Spannungspneumothorax noch abgewartet werden kann, hängt auch vom Auskultationsbefund ab und erfordert eine Kommunikation zwischen Unfallchirurg und Anästhesist.

In einem interdisziplinären Team bei der Polytraumaversorgung ist es bei evtl. konkurrierenden Interessen wichtig, möglichst alle Informationen zu sammeln, diese zu bewerten, rasch einen Konsens zu erreichen und einen Plan zum Vorgehen zu formulieren. Ist dies geschehen, sollte die getroffene Entscheidung dann auch vom gesamten Team getragen und unterstützt werden, um ein möglichst effektives Vorgehen sicherzustellen. Ob ein eher direktiver Führungsstil durch einen Trauma-Leader oder das Teilen der Verantwortung im multidisziplinären Team vorteilhaft ist, ist in der Literatur nicht abschließend geklärt und wird in der aktuellen Leitlinie offen gelassen. Wichtig erscheint, dass ein klar definierter Schockraumalgorithmus vorliegt, der allen Beteiligten bekannt ist und der im Idealfall auch regelmäßig geübt wird.

> **Take Home Message**
>
> Die Arbeit im Schockraum ist insbesondere bei schwer verletzten Patienten mit Beteiligung multipler Organe nicht nur eine medizinisch interdisziplinäre Herausforderung. Es werden hohe Ansprüche an eine effektive und klare Kommunikation gestellt. Führungs- und Entscheidungsstrukturen sollten bekannt sein und eingehalten werden. Angesichts der komplexen Herausforderung bietet sich ein regelmäßiges Training im interdisziplinären Team an.

37.4 Literatur

AWMF. S3-Leitlinie Polytrauma-/Schwerverletzten-Behandlung. AWMF-Register Nr. 012/019; 2011

38 Myokardinfarkt während kieferchirurgischer Tumorresektion

Patrick Meybohm

38.1 Klinischer Fall

Übergabe an den Bereitschaftsdienst an einem Nachmittag, 16 Uhr: Ein 70-jähriger Patient wird seit 8 Stunden an einem infiltrierenden Zungenrandkarzinom in der Klinik für Mund-Kiefer-Gesichtschirurgie operiert (Gewicht 72 kg, Größe 175 cm). Die Halslymphknoten sind bereits entfernt, die Tumorresektion ist aufgrund von lokalen Infiltrationen jedoch schwierig und dauert noch an. Vorerkrankungen sind arterielle Hypertonie, Diabetes mellitus, Nikotinabusus und Hyperlipoproteinämie. Das präoperative EKG zeigt leichte, nicht signifikante ST-Streckensenkungen, Angina pectoris hat der Patient nicht. Sein Atemweg ist durch nasale Intubation mit einem endotrachealen Tubus mit einem Innendurchmesser von 7,5 mm gesichert. Die Beatmung erfolgt druckkontrolliert mit einem maximalen Inspirationsdruck von 24 cmH$_2$0, der positive endexspiratorische Druck beträgt 9 mmHg. Sein Kreislauf wird neben dem EKG durch arterielle Druckmessung kontinuierlich überwacht. Zurzeit zeigt die arterielle Druckkurve leichte beatmungsabhängige Schwankungen, der Blutdruck beträgt 110/62 mmHg. Zusätzlich wird der zentralvenöse Druck durch einen dreilumigen zentralen Venenkatheter überwacht und beträgt derzeit 9 cmH$_2$O. Die Lagerung des Patienten erfolgt angesichts der einschließlich plastischer Deckung des Defekts und Tracheotomie zu erwartenden Operationsdauer von 14 Stunden mit Gelkissen. Eine rektale Temperatursonde zeigt derzeit eine Temperatur von 35,9 °C an. Bis zu diesem Zeitpunkt wurden 1,5 Liter Vollelektrolytlösung infundiert, die Urinausscheidung betrug in den letzten Stunden im Mittel 1,3 ml/kg/h. Der Blutzucker lag zwischen 120 und 180 mg/dl. Der Hämoglobinwert war vor einer Stunde 9,5 mg/dl, der bisherige Blutverlust wird mit etwa 1 Liter eingeschätzt.

Der ablösende Arzt richtet sich auf eine lange Operation und die Gelegenheit zu ausgiebiger Fachlektüre ein und stellt eine langsame Laufrate der zwei hängenden Vollelektrolytlösungen (je 500 ml) ein. Während die Tumorresektion nur langsam voranschreitet, bewältigt er immerhin 4 Artikel nicht ganz einfachen Inhalts und registriert bei Zwischenkontrollen in regelmäßigen Abständen nur leichte Veränderungen von Blutdruck, ZVD und stündlicher Urinmenge, die ihm keinen Anlass zu Gegenmaßnahmen bieten. Nach 3 Stunden wird er durch den unteren, bei 90 mmHg eingestellten Alarm der Blutdruckmessung gestört, da der systolische Blutdruck diesen immer wieder unterschreitet. Er behebt das Problem durch Korrektur der unteren Alarmgrenze auf 85 mmHg und befasst sich wieder mit seiner Lektüre. Etwas später kündigen die Operateure an, es würde jetzt gleich etwas bluten, da der Tumor fast mobilisiert sei und nur noch an einem gefäßreichen Stiel hänge, den man gleich durchtrennen würde. Der Anästhesist stellt die beiden Infusionen schneller und liest weiter. 5 Minuten später alarmiert das Monitoringsystem erneut wegen Unterschreiten der unteren systolischen Blutdruckgrenze. Diesmal fällt der Druck jedoch nicht langsam, sondern rapide auf 65/32 mmHg, die Herzfrequenz steigt auf 120/min, der ZVD beträgt nur noch 1 cmH$_2$O. Der Anästhesist springt auf und ruft seine Pflegekraft. Zügig werden 3× 0,5 ml Akrinor gegeben und 500 ml Plasmaexpander infundiert. Der Blutdruck steigt zunächst auf 100/60 mmHg, sinkt dann jedoch wieder auf 83/42 mmHg, die Herzfrequenz bleibt bei 100/min. Durch Dauerinfusion von Noradrenalin mit einer Infusionsrate von 6 µg/min kann der Druck bei 90/50 mmHg stabilisiert werden. In den nächsten 2 Stunden werden zunehmende Noradrenalin-Infusionsraten bis 20 µg/min benötigt, um den Druck zu halten. Die Hände des Patienten fühlen sich kalt an und wirken blass, die Urinausscheidung sinkt unter 0,5 ml/h, obwohl noch 1000 ml Vollelektrolytlösung über die 2 Stunden infundiert wurden. Dem Anästhesist wird die Situation unheimlich und er ruft einen älteren Kollegen herbei. Dieser diagnostiziert einen Volumenmangel und bemerkt über die letzten 2 Stunden zunehmende ST-Streckensenkungen in der Trendanzeige des Monitors. Der aktuelle Hämoglobinwert beträgt nach Untersuchung im Blutgasanalysegerät 8,5 mg/dl. Zwei Erythrozytenkonzentrate werden bestellt und 500 ml Plasmaexpander zügig infundiert. Unter der Infusion werden zunehmende ST-Streckenhebungen in den Ableitungen I, II und aVL erkennbar. Unter Verdacht auf intraoperative Myokardischämie werden CK, CK-MB und Troponin T bestimmt. In der Zwischenzeit werden zunehmende Noradrenalin-Infusionsraten notwendig, um den Blutdruck zu stabilisieren. Unter Verdacht auf eine ischämische Herzinsuffizienz wird deshalb eine Dauerinfusion mit Adrenalin (3–6 µg/h) begonnen. Damit lässt sich der Blutdruck stabilisieren, die Noradrenalin-Infusion kann reduziert werden. Inzwischen ist die Operation fortgeschritten und der Tumor entfernt. Nach Tracheotomie wird der Patient beatmet auf die Intensivstation verlegt. Dort bestätigt sich der Verdacht auf einen Myokardinfarkt im 12-Kanal-EKG und durch steigende Werte für TNT und CK-MB. Die Echokardiografie zeigt ausgeprägte Wandbewegungsstörungen mit reduzierter Ejektionsfraktion. Am nächsten Morgen wird der Patient unter Ausschleichen der Analgosedierung etwas verwirrt und verlangsamt wach, erholt sich aber über die nächsten Tage. Die kardiale Funktion bleibt eingeschränkt, die Katecholamine können jedoch ausgeschlichen werden.

38.2 Konsequenzen für den Patienten

Der Patient hat einen intraoperativen Herzinfarkt erlitten, der voraussichtlich zu längerer Einschränkung der myokardialen Kontraktilität führen wird. Dadurch wird möglicherweise seine Lebensqualität verringert und seine Lebenserwartung verkürzt. Unmittelbar führte die Komplikation zu längerem Intensivaufenthalt, längerer Krankenhausverweildauer und längerer Rehabilitation.

38.3 Interpretation aus Sicht des Anästhesisten

Es handelte sich um einen intraoperativen Myokardinfarkt, der wahrscheinlich nicht plötzlich aufgrund der Ruptur eines arteriosklerotischen Plaques und anschließender Embolisierung einer Koronararterie, sondern schleichend aufgrund einer durch subklinische koronare Herzkrankheit begünstigten, länger dauernden insuffizienten Sauerstoffversorgung des Myokards entstand. Die reduzierte Sauerstoffversorgung war vermutlich das multifaktorielle Resultat von Hypotonie, Hypovolämie und Anämie.

38.4 Weiterführende Gedanken

Die zum intraoperativen Myokardinfarkt führenden Faktoren entwickelten sich langsam und kontinuierlich und entgingen der Aufmerksamkeit des Anästhesisten zu lange, um rechtzeitig gegensteuern zu können. Langsame Entwicklungen werden bei lang andauernden Operationen leicht übersehen, da die Veränderungen pro Zeitintervall einzeln gesehen geringfügig sind und die Gefahr besteht, die daraus entstehende größere Veränderung durch Gewöhnung an die veränderten Parameter nicht wahrzunehmen. In diesem Fall wurde der Narkosearzt erst durch die Dekompensation der Hypovolämie im Rahmen des zusätzlichen akuten Blutverlustes bei der Tumormobilisation aktiv.

> **Take Home Message**
> Engmaschige Kontrolle von Vitalparametern und frühzeitige Korrektur beugen bei langen Operationen irreversiblen Komplikationen vor.

Allgemeine
Reaktionen

39 Akzidentelle Propofol-Überdosierung

Felix Jäger, Patrick Meybohm

39.1 Klinischer Fall

Ein 11 Monate alter Säugling (Gewicht 10 kg) soll für eine MAG3-Clearance-Untersuchung sediert werden. Eine dynamische Nierenszintigrafie mit ^{99m}Tc-MAG3 stellt heutzutage das Standardverfahren zur Nierenfunktionsdiagnostik dar. Bis auf die Nierenerkrankung sind bei dem Säugling keine weiteren Vorerkrankungen bekannt. Auch die Eltern sind gesund. Die Untersuchungsdauer wird von den Kollegen der Nuklearmedizin mit ca. 1 Stunde angegeben.

Dem Säugling wird auf einer vorher mit EMLA-Pflaster lokalanästhesierten Stelle auf dem Handrücken eine Infusionsnadel gelegt und das Standardmonitoring (EKG, SpO_2, NIBP) angelegt. Nach titrierter Gabe von insgesamt 5×10 mg Propofol schläft das Kind ein. Anschließend wird eine Gesichtsmaske zur Sauerstoffinsufflation angelegt und eine CO_2-Messsonde in ein Nasenloch eingeführt. Der Säugling soll anschließend mit einer Rate von 10 mg/kg/h Propofol sediert werden, um Bewegungsartefakte sicher zu verhindern. Der sich an dem dezentralen Arbeitsplatz befindende Perfusor ist nicht programmierbar, sodass die Infusionsrate selber errechnet und manuell eingegeben werden muss. Der die Sedierung durchführende Anästhesist gibt der Anästhesiepflegekraft mündlich den Auftrag, den Perfusor mit *„100 mg pro Stunde"* laufen zu lassen. Die Anästhesiepflegekraft missversteht den Auftrag und stellt den Perfusor auf 100 ml/h ein.

Während der Anfangsphase der Untersuchung fällt lediglich eine leichte Hypotonieneigung des Säuglings auf (MAP von 45 mmHg), die jedoch gut durch Volumengabe zu therapieren ist. HF und SpO_2 sowie die über die qualitative CO_2-Messung bestimmte Atemfrequenz sind allzeit unauffällig.

Nach 25 Minuten gibt der Perfusor Alarm, da die Propofolspritze bald leer ist. Zunächst denkt der behandelnde Anästhesist an einen Gerätefehler

mit falsch hoher Laufrate. Die Propofolgabe wird sofort unterbrochen und der zuständige Oberarzt wird informiert. Auf Nachfrage bei den Nuklearmedizinern wird eine noch zu erwartende Untersuchungsdauer von ca. 40 Minuten angegeben. Es wird bei stabilen Kreislaufverhältnissen und guter peripherer Sauerstoffsättigung entschieden, keine zusätzliche Sedierungsmedikation mehr zu verabreichen und abzuwarten, ob die Propofol-Wirkung für die restliche Untersuchungsdauer noch ausreicht. Nach Beendigung der Untersuchung schläft der Säugling noch ca. 10 Minuten, bevor er dann wach wird. Zur weiteren Überwachung nach der akzidentellen Propofol-Überdosierung wird er in den Aufwachraum verlegt. Eine venöse Blutgasanalyse nach 4 Stunden ist unauffällig und gibt insbesondere keinen Anhalt einer metabolischen Azidose oder Laktatämie.

Der Säugling wird schließlich nach weiteren 6 Stunden ohne klinische Auffälligkeiten nach Hause entlassen. Eine telefonisch erfolgte anästhesiologische Nachvisite am nächsten Tag ergibt ebenfalls keine Auffälligkeiten.

Erst im Nachhinein klärt sich das Missverständnis der falschen Dosierung/Laufrate auf.

39.2 Konsequenzen für den Patienten

Glücklicherweise hat der Säugling die Überdosierung ohne erkennbare Schäden überstanden.

39.3 Interpretation aus Sicht des Anästhesisten

Der vorliegende Fall beschreibt eine klassische Situation, bei der mehrere Fehler zusammenkommen, um letztendlich zu der beschriebenen Fehldosierung zu führen. Der erste Fehler besteht in einem Kommunikationsproblem. Gerade in ungewohnten Arbeitsbereichen mit Geräten, die man nicht täglich bedient, ist besondere Umsicht geboten. So kann es immer wieder auch aufgrund von hohen Nebengeräuschen zu falsch verstandenen Arbeitsanweisungen kommen. Eine Perfusorlaufrate von 100 ml/h gerade bei einem 10 kg schweren Säugling hätte der Anästhesiepflegekraft jedoch merkwürdig vorkommen müssen und es hätte eine Bestätigungsrückfrage erfolgen müssen. Bei einer 1 %-igen Propofol-Lösung entspricht die Laufrate von 100 ml/h einer Gabe von 1000 mg/h und ist somit das 10-fache der gewünschten Dosierung. Prinzipiell sind mehrere schwerwiegende Konsequenzen für den Patienten aufgrund einer so massiven Propofol-Überdosierung möglich. Zum einen kann es zu akuter Kreislauf- und Atemdepression mit allen daraus resultierenden Komplikationen kommen. Zum anderen wäre ein Propofol-Infusionssyndrom eine denkbare schwerwiegende lebensbedrohliche Komplikation.

Der zweite Fehler besteht in einer Verletzung der Aufsichtspflicht. Selbstverständlich kann der Arzt die Gabe von Medikamenten an entsprechend ausgebildetes pflegerisches Fachpersonal delegieren. Er hat sich aber trotzdem von der korrekten Durchführung der eigentlichen ärztlichen Maßnahme zu vergewissern. Dies ist im beschriebenen Fall nicht erfolgt.

39.4 Weiterführende Gedanken

Das Propofol-Infusionssyndrom ist eine direkt vital gefährdende Komplikation mit einer in der Literatur angegebene Letalität von bis zu 85 %, bei dem es unter hochdosierter Propofol-Gabe zu einer schweren metabolischen Entgleisung sowie Herz-Kreislauf-Instabilität, Rhabdomyolyse und Laktatazidose kommen kann. Erstmalig 1992 wurden von Parke et al. (1992) 5 Fälle von Komplikationen unter Langzeitsedierung mit Propofol beschrieben. Im Vordergrund standen dabei kardiovaskuläre Störungen und metabolische Azidosen. Die Pathophysiologie dieses Syndroms ist bislang noch nicht endgültig geklärt, es gibt jedoch Hinweise auf eine Entkopplung der mitochondrialen Atmungskette aufgrund komplexer Störungen des mitochondrialen Fettsäuremetabolismus. Zwei auslösende Faktoren konnten bisher als wesentlich identifiziert werden:

- die hochdosierte und
- die langfristige Anwendung von Propofol.

Nicht zuletzt deswegen hat die Arzneimittelkommission der Deutschen Ärztekammer in einer Veröffentlichung aus dem Jahr 2004 darauf hingewiesen, dass die Verwendung von Propofol zur Sedierung kritisch kranker Patienten „nur mit Vorsicht und kontrolliert" erfolgen soll (< 4 mg/kg/h und < 7 Tage Therapiedauer). In letzter Zeit häufen sich jedoch auch Hinweise, dass es auch nach kürzerer Anwendung von Propofol im Rahmen von Narkosen zum Propofol-Infusionssyndrom kommen kann. Die kürzeste in der Literatur beschriebene Dauer einer Propofol-Anwendung, die zum Propofol-Infusionssyndrom führte, betrug nur 5 Stunden. In diesem Fall lag jedoch ein erst im Nachhinein diagnostizierter vorbestehender Defekt der Atmungskette vor. Patientenfallberichte, in denen es nach kurzer Anwendungsdauer (ca. 1 – 2 Stunden) aber akzidenteller Überdosierung von Propofol zu einem Propofol-Infusionssyndrom gekommen wäre, sind in der Literatur nicht beschrieben.

> **Take Home Message**
>
> Vertrauen ist gut, Kontrolle ist besser. Bei delegierten ärztlichen Maßnahmen hat sich der behandelnde Arzt von der korrekten Durchführung der Maßnahme zu überzeugen. Mündliche Anordnungen sollten vom Empfänger immer wiederholt werden, um Missverständnissen vorzubeugen.

39.5 Literatur

Parke TJ, Stevens JE, Rice AJ et al. Metabolic acidosis and fatal myocardial failure after propofol infusion in children: five case reports. BMJ 1992; 305 (6854): 613 – 616

40 Versehentliche Injektion von 20 mmol Kalium

Axel Fudickar, Patrick Meybohm

40.1 Klinischer Fall

Eine 30-jährige Patientin (Größe 172 cm, Gewicht 65 kg) wird zur Explorationslaparotomie wegen einer unklaren intraabdominellen Raumforderung in den OP-Saal gebracht. Im Einleitungsraum befinden sich ein Assistent im 2. Weiterbildungsjahr und ein Facharzt, der parallel eigene Narkosen durchführt. Der Facharzt drängt auf Eile, weil seine Patientin im Nachbarsaal wartet. Die Anlage einer intravenösen Verweilkanüle durch den Assistenten misslingt zweimal, was ihm eine grobe Rüge des Facharztes einbringt. Der Facharzt legt selbst eine Venenverweilkanüle und leitet die Narkose mit 20 mg Etomidate und 25 µg Sufentanil ein. Nach Maskenbeatmung werden 30 mg Rocuronium zur Muskelrelaxation injiziert. Die endotracheale Intubation wird 1,5 Minuten später durch den zunehmend nervösen Assistenten versucht, gelingt ihm aber nicht. Der Facharzt nimmt ihm wortlos das Laryngoskop aus der Hand, intubiert die Patientin problemlos mit vorwurfsvollem Blick und sagt: „So macht man das, den ZVK lege ich am besten auch gleich." Die ZVK-Anlage gelingt problemlos. Der Facharzt lässt anschließend die Patientin in den OP-Saal fahren und wendet sich seiner Patientin zu. Im OP-Saal ist die Patientin kreislaufstabil und problemlos zu beatmen. Bei der Laparotomie zeigt sich ein Ovarialtumor mit peritonealen Metastasen, der einen längeren Eingriff unter zunehmendem Blutverlust erfordert. Nach Infusion von 1 Liter Vollelektrolytlösung wird der Blutverlust durch ein Plasmaersatzpräparat (Hydroxyethylstärke HES6% in NaCl 0,9%) ersetzt. Der Kreislauf bleibt stabil. Nach Infusion von 1,5 Liter HES wird eine Blutgasanalyse durchgeführt. Hier zeigen sich ein Abfall des Hämoglobinwertes von 12,5 g/dl auf 8,5 g/dl und ein Abfall der Kaliumkonzentration im Serum von 3,5 auf 2,3 mmol/l. Der Assistent lässt den Facharzt durch die Anästhesieschwester rufen. Dieser erscheint offensichtlich verärgert und unter Zeitdruck mit den Worten: „Was ist denn jetzt schon wieder?!" Nach Kenntnisnahme der Blutgasanalyse zieht er 20 mmol Kaliumchlorid in eine unbeschriftete 20 ml-Injektionsspritze auf, überreicht sie dem Assistenten mit den Worten: „Gib mal 20 mmol Kalium", und verschwindet wieder. Der Assistent injiziert den Inhalt der Spritze als Bolus über den zentralen Venenkatheter. Unmittelbar danach kommt es zur Asystolie. Der Assistent alarmiert seinen Facharzt und die Chirurgen, die sofort die Wiederbelebung durch Herz-Druck-Massage beginnen. Der Facharzt wirft den Assistenten nach Feststellung des Sachverhalts mit dem Kommentar „Hau ab, du Idiot" aus dem Operationssaal. Er informiert den zuständigen Oberarzt und beginnt die Behandlung der Kaliumüberdosierung mit Infusion von 100 ml Glukose 40% und 40 IE Insulin, 2 g Kalziumchlorid und 100 ml Natriumbicarbonat. Unter der Therapie lässt sich innerhalb von 4 Minuten wieder ein Sinusrhythmus mit suffizientem Kreislauf herstellen. Der Eingriff wird komplikationslos beendet und die Patientin kann später ohne Folgeschäden das Krankenhaus verlassen. Auf Nachfrage, wie es zu dem schweren Fehler kommen konnte, erklärt der Assistent, er habe sich von dem Facharzt massiv unter Druck gesetzt gefühlt und sei wahrscheinlich deswegen unaufmerksam gewesen und habe die Anweisung automatisch in der fatalen Form umgesetzt. Natürlich sei ihm klar, dass das ein Fehler war und mit der Anweisung gemeint gewesen sei, die 20 mmol Kalium, wie in der Klinik üblich, als Zusatz zur Infusion einer Vollelektrolytlösung über 1 Stunde zu verabreichen. Der Assistent wird aus dem Operationsbereich der Gynäkologie in einen anderen Bereich versetzt und kündigt sein Arbeitsverhältnis nach Erwerb der Facharztanerkennung später, um sich niederzulassen. Der Facharzt bleibt im Bereich der Gynäkologie tätig und verlässt die Klinik einige Jahre später, um eine Oberarztstelle anzutreten.

40.2 Konsequenzen für den Patienten

Durch die versehentliche Injektion von 20 mmol Kalium in den zentralen Venenkatheter ereignete sich eine lebensbedrohliche Situation. Durch die sofortige Reanimation konnten Folgeschäden vermieden werden. Auch Komplikationen der Herz-Druck-Massage (z.B. Rippenfrakturen oder Verletzungen von inneren Organen) traten nicht auf.

40.3 Interpretation aus Sicht des Anästhesisten

Die Hyperkaliämie war unmittelbar auf die intravasale Bolus-Injektion von Kalium als Folge von versehentlichem Fehlverhalten des Assistenten zurückzuführen. Dazu haben eine Stresssituation aufgrund von Zeitdruck, Frustration und persönlicher Kränkung beigetragen. Fehler des Facharztes waren die fehlende Beschriftung der Kaliumspritze und die unvollständige Anordnung von Inhalt, Applikationsweg und -zeit. Wahrscheinlich hätten eine klare Beschriftung und Angabe der Applikationsart den Fehler vermeiden können. Außerdem sind dem Facharzt fehlerhafte Führung und Kommunikation einschließlich des rechtsrelevanten Vorwurfs der persönlichen Beleidigung vorzuwerfen. Alle anderen fachlichen Maßnahmen einschließlich der Reanimation wurden vom Facharzt sachgerecht und sicher durchgeführt.

40.4 Weiterführende Gedanken

Die fehlerhafte oder fehlende Beschriftung von Spritzen ist eine häufige Ursache für falsche Injektionen. Daher sind von der DGAI Leitlinien zur Beschriftung und zum Umgang mit Injektionsspritzen beschlossen worden. Sollte in einer Notfallsituation von einer Beschriftung der Spritzen aus Zeitmangel abgesehen werden müssen, muss als Minimalstandard dem Injizierenden die Ampulle, aus der aufgezogen wurde, neben der Spritze gezeigt und der Inhalt benannt werden.

Trotz der guten medizinischen Qualifikation des Facharztes sind es seine Defizite in Führung und Kommunikation, die in diesem Fall den Weg in einen beinahe tödlichen oder schwer schädigenden Zwischenfall gebahnt haben. Adäquate Führung berücksichtigt den Einfluss emotionaler und zwischenmenschlicher Probleme auf die Aufmerksamkeit und Leistungsfähigkeit und versucht deshalb, emotional belastende Situationen zu vermeiden. Dieses Prinzip wurde hier vernachlässigt. Deshalb zeigt der Fall, dass die fehlende Kultivierung von modernen Führungsstrategien unter Beibehaltung traditioneller Strukturen Situationen herbeiführen kann, in denen Fehler wahrscheinlicher werden. Zwischenmenschliche Konflikte und emotionale Belastungen sind allerdings im Betrieb nie ganz auszuschließen und erfordern von allen Beteiligten auch die Fähigkeit, diese vor dem Patientenwohl zurückzustellen und sich bei der Arbeit möglichst nicht davon beeinflussen zu lassen. Während eines Eingriffs ist bei aufkeimenden Konflikten ein deeskalierendes Verhalten sinnvoll. Um Gelegenheit zum Ansprechen von Unstimmigkeiten zu geben, sind feste Zeitpunkte im perioperativen Ablauf sinnvoll und können sinnvoll z.B. in die Phase des „Sign Out"-Checks der WHO-Sicherheits-Checkliste eingefügt werden.

Take Home Message

Versehentliche intravenöse Fehlinjektionen treten häufig auf, die dann auch häufig fatale Konsequenzen nach sich ziehen. Einen wesentlichen ursächlichen Anteil bei dieser Art von schwerem Fehler haben emotionale Stresssituationen, die durch Kommunikations- und Führungsfehler begünstigt werden.

40.5 Literatur

Deutsche Gesellschaft für Anästhesiologie und Intensivmedizin e.V. Info: Empfehlung zur Kennzeichnung von Spritzen in der Intensiv- und Notfallmedizin. Anästh Intensivmed 2010; 51: 371–374

Prien T. Empfehlung der DGAI zur farbigen Kennzeichnung von Spritzen. Anästh Intensivmed 2009; 50: 333–334

41 Asystolie während Intubationsversuch bei unzureichender Narkosetiefe

Matthias Grünewald, Patrick Meybohm

41.1 Klinischer Fall

Eine 64-jährige Patientin wird zur elektiven Versorgung einer Narbenhernie in den OP eingeschleust. Da alle Einleitungsräume besetzt sind, soll die Narkoseeinleitung im OP stattfinden. Während des Prämedikationsgesprächs wurde die Patientin aufgrund eines adäquat mit Metoprolol eingestellten arteriellen Hypertonus bei guter kardiopulmonaler Belastbarkeit (> 4 MET) in die ASA-Kategorie 2 eingestuft. Sie hat zur medikamentösen Prämedikation 7,5 mg Midazolam erhalten. Bei der Begrüßung durch die Anästhesistin fällt auf, dass die Patientin deutlich somnolent ist. Alle Fragen zur Identifikation und des geplanten operativen Procedere werden korrekt beantwortet. Das Anästhesieteam plant eine Intubationsnarkose mittels TIVA, wobei Propofol und Remifentanil mit standardisierten Spritzenpumpen (TIVA-Pumpen) appliziert werden soll.

Nach Etablierung des Monitorings (EKG, SaO_2, NIBD) beginnt die Anästhesistin mit der Präoxygenierung, die Patientin hat die Augen verschlossen und atmet ruhig. Nun erfolgt die Aufforderung an den Anästhesiepfleger, das Remifentanil mit 0,3 µg/kg/min zu starten. Eine Minute später bittet die Anästhesistin den Pfleger, das Propofol ebenfalls zu starten. Dieser erwidert, dass dies bereits geschehen sei. Die Ärztin kann das Display der Spritzenpumpen nur im spitzen Winkel einsehen und erkennt bei genauem Hinsehen die kontinuierliche Infusion von 4 mg/kg/h Propofol. Die Patientin lässt sich gut mit der Maske beatmen, sodass die neuromuskuläre Blockierung mit Rocuronium (0,6 mg/kg) angeordnet wird. Beim 2 Minuten später folgenden Intubationsversuch stellt sich die Laryngoskopie als unerwartet schwierig dar (Cormack-Lehane III) und dauert inzwischen 30 Sekunden. Trotz deutlicher Alarme des Narkosegeräts fällt erst mit Verzögerung eine Asystolie im EKG auf, welche sich im Eventspeicher auf ca. 20 Sekun-

den begrenzen lässt. Nach Abbruch der Laryngoskopie stellt sich spontan wieder ein Sinusrhythmus ein. Es wird am ehesten auf eine vagale Reaktion im Rahmen des Intubationsversuchs getippt. Bei der Suche nach einer möglichen Ursache für die ausgeprägte Schmerzreaktion fällt auf, dass die als Standard hinterlegte Induktionsdosis noch nicht gegeben wurde. Die Propofol-Spritze ist noch annähernd voll. Es werden 2 mg/kg Propofol langsam manuell injiziert und die Patientin mit Maske beatmet. Ein zweiter Intubationsversuch verläuft mit einem BURP-Manöver und Anwendung eines Führungsstabes problemlos. Der weitere Narkoseverlauf ist komplikationslos, die Patientin kann zeitgerecht nach Naht extubiert werden. Postoperative Komplikationen treten nicht auf. Die Patientin wird sowohl im Aufwachraum sowie am 1. postoperativen Tag nach unangenehmen Erinnerungen im Zusammenhang mit der OP befragt (standardisierter Fragebogen). Eine explizite Awareness kann nicht festgestellt werden.

41.2 Konsequenzen für den Patienten

Aufgrund der Fixierung auf die unerwartet schwierige Intubation bemerkte das Anästhesieteam erst mit einer Verzögerung von 20 Sekunden die Asystolie als roten Alarm. Durch die routinemäßige Überwachung der Patientin mittels EKG und Pulsoxymetrie konnte zeitgerecht der Eigenrhythmus und ein Puls detektiert werden. Ein Schaden für die Patientin konnte trotz der eingetretenen Komplikation vermieden werden.

41.3 Interpretation aus Sicht des Anästhesisten

Bei diesem Zwischenfall sind verschiedene interessante Aspekte zu betrachten. Als Hauptauslöser für die vagale Reaktion ist am ehesten eine unzureichende Narkosetiefe (Hypnose) anzunehmen.

- Faktor 1: Aufgrund der Besetzung aller Einleitungsräume wurde auf die Einleitung im OP ausgewichen. Dies führt zu einer für das Anästhesieteam ungewohnten Anordnung der beteiligten medizintechnischen Geräte. Eine durchaus sinnvolle Absprache über die nun zu erwartenden Besonderheiten und das detaillierte Vorgehen in dieser „speziellen" Situation fand nicht statt.
- Faktor 2: Die Patientin war zu tief prämediziert. Daher fiel die Beurteilung des Übergangs zum Bewusstseinsverlust wesentlich schwieriger aus. Die durch das Remifentanil verursachte Apnoe verfälschte diese Einschätzung zusätzlich.
- Faktor 3: Der erfahrene Anästhesiepfleger bediente ohne Rücksprache mit der Ärztin die Propofol-Perfusorpumpe. Die Ärztin erkennt, erschwert durch die besondere räumliche Anordnung, dass eine kontinuierliche Medikamentengabe erfolgt und geht von einer erfolgten und abgeschlossenen Induktionsdosis aus. Dem Pfleger fällt der Fehler aber ebenfalls nicht auf.
- Faktor 4: Eine Messung der Narkosetiefekomponente (Hypnose) mittels EEG-abgeleiteter Variablen (BIS, Entropy, Narkotrend o.a.) oder eine modellhafte Berechnung der Effektkonzentration (TCI) finden routinemäßig (noch) nicht statt.
- Faktor 5: Die Fixierung des Anästhesieteams liegt auf dem „schwierigen Atemweg", sodass die laryngoskopisch ausgelöste vagale Stimulation initial nicht bemerkt wird. Erst mit 20 Sekunden Verzögerung wird der rote Alarm registriert.

41.4 Weiterführende Gedanken

Im vorliegenden Fall führte, wie häufig, die Verkettung mehrerer mehr oder minder wichtiger Faktoren zu der beschriebenen Komplikation. Als Hauptgrund ist die fehlende Propofol-Induktionsdosis und damit eine unzureichende Narkosetiefe während der Laryngoskopie anzugeben.

Die Fachgesellschaft (DGAI) und der Berufsverband (BDA) haben zum Thema „Ärztliche Kernkompetenz und Delegation in der Anästhesie" klar formuliert: „Die Anästhesieeinleitung erfordert die Anwesenheit des Anästhesisten und die Steuerung durch den Anästhesisten. Sie ist deshalb nicht delegierbar." Im vorliegenden Fall startete die Pflegekraft das Propofol ohne direkte Anordnung und ohne entsprechende Kommunikation in einem falschen Modus. Die Anästhesistin bemerkte nur die kontinuierliche Infusion, welche so auch nach der regulären Induktionsdosis erfolgt. Die noch zu volle Perfusorspritze fiel beiden nicht auf.

Die Arbeitsmediziner sowie Medizintechnikfirmen beschäftigen sich schon länger und intensiv mit der ergonomischen Gestaltung von Arbeitsplätzen. Monitore werden in Narkosegeräte so integriert, dass sie in möglichst viele Richtungen schwenkbar und damit an verschiedene Situationen anpassbar sind. Im vorliegenden Fall war die Anzeige der Spritzenpumpe nicht komplett für die Anästhesistin einsehbar. Es ist wahrscheinlich, dass bei sorgfältiger Planung und Absprache des geänderten Procedere (Anordnung der Geräte im OP) die Komplikation zu vermeiden gewesen wäre. Ein Anästhesiearbeitsplatz sollte so aufgebaut werden, dass alle wichtigen Geräte und Monitore für das gesamte Anästhesieteam ohne Probleme einsehbar sind.

Auch bei einem unerwartet schwierigen Atemweg und der Konzentration auf dessen Sicherung dürfen Alarme des Narkosegeräts nicht ignoriert werden.

> **Take Home Message**
>
> Die ergonomische Gestaltung des Anästhesiearbeitsplatzes ist ein wichtiger Qualitätsfaktor, unabhängig von der Räumlichkeit. Die Einhaltung der Kompetenzen und die klare Kommunikation zwischen den beteiligten Berufsgruppen ist eine Kernvoraussetzung für sicheres Arbeiten am Patienten.

42 Hypertensive Entgleisung durch Noradrenalin-Bolus

Matthias Grünewald, Patrick Meybohm

42.1 Klinischer Fall

Ein 76-jähriger somnolenter Patient wird vom Rettungsdienst mit der Verdachtsdiagnose „apoplektischer Insult" in die neurochirurgische Notaufnahme gebracht. Die plötzlich aufgetretene Bewusstseinsstörung sowie eine Hemiparese wurden vor ca. 1 Stunde durch die Ehefrau beobachtet. In der Computertomografie wird die Verdachtsdiagnose eines akuten Verschlusses der A. cerebri media bestätigt. Eine sofortige interventionelle neuroradiologische Versorgung wird beschlossen, der Hybrid-OP vorbereitet und ein Anästhesieteam informiert. Der Notarzt hat bereits eine grüne Venenverweilkanüle am Unterarm gelegt und Blutproben entnommen, die bereits auf dem Weg ins Labor sind. Der Neuroradiologe drängt aufgrund des noch frühen Zeitfensters zur zügigen Narkoseeinleitung und bittet, auf ein invasives Monitoring aus Zeitgründen zu verzichten. Es wird eine Schnelleinleitung über den liegenden Venenzugang durchgeführt, die Intubation verläuft komplikationslos. Der Patient erhält einmalig 1 ml Theodrenalin/Cafedrin zur Blutdruckstabilisierung (150/90 mmHg). Es wird ein weiterer Venenzugang (grau) am Fußrücken gelegt, über welchen die intravenöse Anästhesie (Propofol/Remifentanil) und Volumensubstitution fortgeführt wird. Während die Radiologe die Leiste bereits desinfiziert, gelingt dem Anästhesieteam noch die Punktion der A. radialis links und Aufbau einer kontinuierlichen invasiven Blutdruckmessung. Die Darstellung der arteriellen Hirngefäße sowie des Mediaverschlusses gestaltet sich aufwändig. Der systolische Blutdruck sinkt unter 130 mmHg und der Anästhesist entscheidet sich, einen Noradrenalin-Perfusor (3 mg/50 ml NaCl) vorzubereiten und mit zunächst 5 µg/min, also einer Laufrate von 5 ml/h, über die grüne Venenkanüle anlaufen zu lassen. Da nach 10 Minuten immer noch keine Verbesserung der Hämodynamik eintritt, wird die Laufrate in 2 Schritten auf 10 µg/min erhöht. Wieder stellt sich der erhoffte Effekt nicht ein. Zum Ausschluss einer Verlegung der peripheren Venenverweilkanüle wird an dieser kurz gezogen. Daraufhin steigt der systolische Blutdruck sofort auf 250 mmHg an, bevor dieser mit 100 µg Glyzeroltrinitrat intravenös wieder gesenkt werden konnte.

Durch eine nur geringfügige Manipulation der Venenkanüle wurde eine Verlegung der Kanüle (beispielsweise durch eine Venenklappe) behoben und unbeabsichtigt ein Noradrenalin-Bolus appliziert (ca. 50–70 µg). Es erfolgte die sofortige Unterbrechung der kontinuierlichen Noradrenalin-Gabe. Das Anästhesieteam entschied sich, zur Lösung des Problems eine Hintergrundinfusion über einen weiteren Perfusor (NaCl, Laufrate 40 ml/h mittels 3-Wege-Hahn) anzuschließen. Der Blutdruck konnte danach gezielt gesteuert werden. Nach neuroradiologischer Versorgung und mechanischer Rekanalisierung (insgesamt 3 Stunden) konnte der Patient extubiert auf die Stroke-Unit verlegt werden. Der Patient wurde 10 Tage später orientiert in eine Reha-Einrichtung verlegt. Die Hemiparese bildete sich nicht vollständig zurück.

42.2 Konsequenzen für den Patienten

In dem vorliegenden Fall blieb der Zwischenfall glücklicherweise ohne Konsequenzen für den Patienten. Mögliche Gefahren waren die Auslösung einer intrakraniellen oder sonstigen Blutung, einer arteriellen Dissektion sowie eines Herzversagens (Lungenödem/Herzrhythmusstörung).

42.3 Interpretation aus Sicht des Anästhesisten

Der Anästhesist ist neben der Hypnose, Analgesie und Immobilität auch für die Aufrechterhaltung und Überwachung der Vitalfunktionen verantwortlich. Daher gehört der Umgang mit vasoaktiven Substanzen zum Alltag. Im vorliegenden Fall entschied sich der Anästhesist (aus Zeitdruck und nach Risiko-Nutzen-Abwägung) für eine kontinuierliche Applikation des potenten Vasopressors Noradrenalin über eine periphere Venenverweilkanüle. Die Anlage eines zentralen Venenkatheters kann erhebliche Zeit beanspruchen und war in der hier geschilderten Situation nicht angebracht. Nach Ausbleiben des therapeutischen Erfolgs durch den peripher applizierten Vasopressor, wurde Ursachensuche betrieben und führte zur ungewollten Bolusapplikation. Dies führte wiederum zu einem akuten Blutdruckanstieg mit Gefährdung des Patienten. Eine direkt begonnene parallele Infusion mit kristalloidaler Lösung hätte das Gefäß bereits zu Beginn der Therapie offen gehalten und – falls mittels Spritzenpumpe und höherer Laufrate appliziert – auf einen Verschluss des Systems durch Alarm hingewiesen. Beim Verdacht auf eine Verlegung des Applikationsweges hätte ein vorzeitiges Stoppen und Ausspannen der Noradrenalin-Perfusorspritze vor der Manipulation an der Venenverweilkanüle wahrscheinlich die Bolusmenge deutlich reduziert. Die Arbeit im Hybrid-OP ist für den Anästhesisten nicht trivial. Der Patient ist aufgrund des apparativen Aufbaus schlecht zugänglich. Wege zwischen Anästhesiemonitor und Patient können lang sein und auch der Strahlenschutz ist zu beachten. Standards, die mit den interdisziplinären Kollegen erarbeitet werden, können helfen, derart kritische Situationen zu vermeiden.

42.4 Weiterführende Gedanken

In der Fachinformation (www.fachinfo.de) von Noradrenalin weist der Hersteller auf die Besonderheiten bei der Applikation hin: „Zur Vermeidung von ischämischen Nekrosen (Haut, Extremitäten) sollte eine in einer ausreichend großen Vene sicher platzierte Braunüle oder ein zentralvenöser Zugang zur Infusion verwendet werden" (Sanofi-Aventis Deutschland GmbH, Februar 2010).

Ebenfalls wird eine Dosieranleitung gegeben. Allerdings fehlt der Hinweis, die kontinuierliche Applikation (insbesondere bei niedriger Laufrate) mittels einer „Hintergrundinfusion" sicherzustellen. Diese einfache Lösung hilft, eine ungewollte Bolusgabe zu vermeiden.

Bei Verwendung einer herkömmlichen Infusion und Anschluss an den 3-Wege-Hahn ist weiterhin darauf zu achten, dass ein Rückschlagventil eingebaut wird. Mittlerweile sind auch Infusionssysteme mit integrierten Rückschlagventilen erhältlich. So wird der Gefahr vorgebeugt, dass das Medikament zunächst retrograd in das Infusionssystem zurückfließt und später dann als Bolus appliziert wird.

Take Home Message

Katecholamine können – gerade im Notfall – über einen peripheren Venenzugang appliziert werden. Um eine kontinuierliche Applikation sicherzustellen, sollte gerade bei einer niedrigen Laufrate eine parallele kontinuierliche Applikation einer Trägersubstanz (Kristalloid, NaCl) mit ausreichender Laufrate verwendet werden.

42.5 Literatur

Gebrauchsinformation: Information für Anwender Arterenol – Wirkstoff Norepinephrin. Sanofi-Aventis Deutschland GmbH, Februar 2010

43 Stimulation des Siphonaptera anaesthesia (Narkosefloh) beim Kleinkind

Matthias Grünewald, Patrick Meybohm

Im August 2011 verstarb der Entdecker der Steinlaus. Mit seinem einmaligen Humor parodierte Victor von Bülow alias Loriot das Alltagsleben und begeisterte viele Menschen. Der Narkosefloh soll an sein Schaffen erinnern.

43.1 Klinischer Fall

Ein 5-jähriger Junge (Gewicht 21 kg) soll aufgrund rezidivierender Mandelentzündungen elektiv tonsillektomiert werden. Der mit 8 ml Schlafsaft bereits gut sedierte Patient kommt auf dem Arm der besorgten Mutter an die OP-Schleuse. Die Schwester von der Kinderstation berichtet noch, dass auf beiden Handrücken Zauberpflaster geklebt hätten, welche vor 10 Minuten entfernt wurden. Mit Hilfe seines flauschigen Kuscheltiers lässt sich der Junge von der Mutter trennen und in den OP begleiten. Die sich dort aufhaltende Gruppe der Grünhauben kümmert sich sofort rührend um den kleinen Gast. So werden bunt bemalte EKG-Elektroden herbeigezaubert und Indianer-Armbänder verteilt. Dabei gelingt auch die Anlage einer kleinen blauen Tankstelle am Handrücken, welche sofort mit mehreren Pflastern eingerahmt wird. Eine rot leuchtende Wäscheklammer öffnet weit das Maul und schnappt sich den Daumen. Der Junge schaut durchaus interessiert umher, doch als der große Mann am Kopfende etwas von einem Hubschrauber-Piloten-Spiel erzählt und so eine Maske hinter dem Rücken hervor holt, ist er etwas verunsichert. Plötzlich und ohne Vorwarnung brennt es in seinem Arm. „Das sind die Narkoseflöhe", erzählt der große Mann. Es hört irgendwie nicht mehr auf und dem Jungen kullern Tränen aus den Augen. Doch dann schläft er ein.

43.2 Konsequenzen für den Patienten

Der Junge hat die Narkose gut überstanden. Nur die Narkoseflöhe hat er in Erinnerung behalten.

Die sind ganz schön gemein, denn sie zwicken und brennen im Arm.

43.3 Interpretation aus Sicht des Anästhesisten

Immer wieder berichten Patienten, besonders Kinder, über ein unangenehmes Brennen und Schmerzen während der Narkoseeinleitung. Ursächlich ist die Stimulation der Narkoseflöhe. Diese harmlosen, nur wenige Mikrometer großen Mikroben schlafen und ruhen in den Gefäßwänden und werden erst durch Stimulation mit verschiedenen Medikamenten gereizt. Dann können sie kleinste Nesseln in das Gefäßendothel schießen und verursachen die typischen unangenehmen Empfindungen. Zu den Medikamenten zählen Propofol, Rocuronium, Diazepam und hochprozentige Glukoselösungen.

Seit vielen Jahren versucht man bereits, diese kleinen possierlichen Tierchen durch Gabe von S-Ketamin vor der Propofol-Gabe in eine Art Dämmerschlaf zu versetzen. Einige Subtypen sprachen sehr gut darauf an, andere hingegen nicht. Ein weiterer Versuch einer lokalen Lokalanästhetika-Überdosierung hilft häufig nur unzureichend. Nicht zuletzt sei erwähnt, dass auch der Versuch als Strategie zur Vermeidung der Stimulation erprobt wurde, das Propofol so weit zu verdünnen, dass es die Narkoseflöhe nicht mehr wahrnehmen. Vor diesem Hintergrund verwenden einige Narkoseärzte bei kleineren Venen bis zum Verlust des Bewusstseins der Patienten andere weiße Schlafmilch-Substanzen, wie z. B. das Etomidat, welches nur selten die Narkoseflöhe aktiviert.

> **Take Home Message**
>
> Die Stimulation der Narkoseflöhe sollte bei Applikation einiger Medikamente bedacht werden.

44 Massive Muskelrigidität durch Verwechslung von Remifentanil und Propofol

Michael St.Pierre, Alexander Hunsicker

44.1 Klinischer Fall

Ein 30-jähriger ASA-1-Patient, der zu einer kosmetischen Operation ansteht, wird routinemäßig zur Narkose vorbereitet. Die Narkoseeinleitung soll mit Remifentanil und Propofol stattfinden, als Relaxans wird Rocuronium vorbereitet. Die in der Klinik verwendeten TCI-Systeme bestehen aus einer Basisstation, an der alle Einstellungen vorgenommen werden können, und Infusionspumpen, die in Baukastenweise übereinander arretiert und mit der Basis verbunden werden können. Die Menüführung an der Basisstation erlaubt die Anwahl einer festen Kombination an Medikamenten (in diesem Fall Propofol 20 mg/ml und Remifentanil 0,1 mg/ml), bei der das jeweilige Softwaremenü eines Medikaments einer Perfusorspritze zugeordnet werden muss. An der Spritzenpumpe selbst muss dann die vorgenommene Medikamentenauswahl nochmals manuell bestätigt werden, damit die Infusion gestartet werden kann.

Nach ausreichender Präoxygenierung bittet der Anästhesist die Pflegekraft, den Remifentanil-Perfusor mit einer Laufrate von 0,5 µg/kg/min zu starten. Zwei Minuten später wird die Propofol-Infusion als TCI mit einer Zielkonzentration von 5 µg/ml gestartet, welches in einer maximalen Infusionsrate von 1200 ml/h resultiert. Kurz nach dem Start der zweiten Spritzenpumpe schlingt der Patient, die Klett-Fixierungsbänder an den Armstützen aufreißend, beide Arme um Oberkörper und Hals und verharrt so, offensichtlich apnoeisch und bewusstlos. Nach einer ersten Schrecksekunde versucht die Pflegekraft mit beruhigenden Worten die Arme des Patienten in die ursprüngliche Position zurück zu bewegen. Vergeblich. Auch die vereinte Anstrengung von Pflegekraft und Arzt führt nicht zu dem gewünschten Erfolg; die Arme sind aufgrund eines maximalen Muskeltonus wie in der Position zementiert. Aufgrund der über dem Kopf verschränkten Arme ist der Zugang zu den Atemwegen des Pa-

tienten nicht mehr möglich. Glücklicherweise ist der i.v. Zugang nicht in der nun maximal abgeknickten Ellenbeuge, sondern am Handrücken gelegt worden, sodass dieser erreichbar und funktionstüchtig ist. Es werden die vorbereiteten 50 mg Rocuronium injiziert und kurze Zeit später ist der Muskeltonus so weit reduziert, dass sowohl eine Rückführung des Patienten in seine ursprüngliche Position als auch eine nun problemlose Maskenbeatmung und Atemwegssicherung mittels Endotrachealtubus möglich ist.

Bei der Ursachensuche fällt zunächst auf, dass die Infusionsgeschwindigkeit des Remifentanil-Perfusors deutlich höher ist als zu erwarten wäre. Eine weitere Kontrolle der Spritzenpumpen zeigt, dass versehentlich die Remifentanil-Spritze in die Spritzenpumpe eingelegt wurde, die für die Propofol-TCI programmiert wurde und umgekehrt. Dies war bei der manuellen Bestätigung des Spritzeninhalts offensichtlich nicht aufgefallen. So erhielt der Patient bei der Einleitung initial eine geringe Menge Propofol (in der eingestellten Dosierung ca. 20 ml/h), aber einen – durch den TCI-Modus bedingten – initialen Bolus von ca. 8 ml (entsprechend 800 µg) Remifentanil, gefolgt von einer kontinuierlichen Infusion von ca. 30 ml/h (entsprechend 0,75 µg/kg/min für einen 70 kg Patienten). Diese hohe Remifentanil-Dosis erscheint ursächlich für die ungewöhnlich ausgeprägte Muskelrigidität.

44.2 Konsequenzen für den Patienten

Dank ausreichender Präoxygenierung entstand keine Hypoxie. Eine Kreislaufreaktion im Sinne einer Hypotonie oder ausgeprägten Bradykardie traten nicht auf. Die Operation konnte wie geplant durchgeführt werden, der Patient an deren Ende problemlos extubiert und ohne Hinweise auf negative Auswirkungen in den Aufwachraum verlegt werden.

44.3 Interpretation aus Sicht des Anästhesisten

Medikamentenverwechslungen sind häufig und stellen auch die häufigste Ursache für kritische Ereignisse in Anästhesie und Intensivmedizin dar. Ursachen für diese Verwechslungen sind bei

- der Zubereitung (Medikament wird unter der falschen Indikation aufgezogen, die richtige Indikation wird gestellt, aber das falsche Medikament aus dem Fach gezogen),
- der Beschriftung (Unterlassung der Beschriftung, fehlerhafte Konzentrationsangabe, handgeschriebene und schlecht lesbare Beschriftung) und
- bei der Applikation (Griff zur falschen Spritze aufgrund Ablenkung oder Unordnung auf dem Narkosetisch, Verwechslung aufgrund zu großer Ähnlichkeit, Fehlberechnung der Dosierung)

zu suchen.

Die Besonderheit bei diesem Fall liegt darin, dass primär alle Medikamente richtig indiziert und aufgezogen worden waren und auch die Eingabe sowohl der Patientenparameter als auch der Laufrate respektive Zielkonzentration der Medikamente in die Basisstation der TCI-Pumpe sorgfältig erfolgt war. Erst in dem Moment, in dem die Perfusor-Spritzen fehlerhaft in die Spritzenpumpen eingelegt und mit dem falschen Softwaremenü verbunden wurden, nahm das Unheil seinen Lauf: Der Patient erhält innerhalb kürzester Zeit einen Bolus von fast 1 mg Remifentanil i. v.

Eine muskuläre Rigidität von Thorax und Abdomen im Zusammenhang mit der Gabe von Opioiden wurde bereits vor über 30 Jahren erstmals beschrieben. Dieses Phänomen tritt bereits bei Frühgeborenen auf, scheint aber im Senium seine höchste Inzidenz zu besitzen und wird durch die gleichzeitige Gabe von N_2O verstärkt. Die Rigidität der quergestreiften Muskulatur tritt vor allem nach Bolusapplikation von Substanzen mit schnellem Wirkungseintritt (Alfentanil, Remifentanil) auf, wird aber auch bei Opioiden mit verzögertem Wirkungseintritt (Fentanyl, Sufentanil, Morphin) beobachtet, wenngleich wesentlich seltener. Langsame Injektion der Opioide, bzw. der Verzicht auf eine Bolusinjektion bei Remifentanil, reduzieren die Wahrscheinlichkeit des Auftretens von Thoraxrigidität. Das neuroanatomische Korrelat für die muskuläre Rigidität liegt im Corpus Striatum, das reich an Opioid-Bindungsstellen ist und als übergeordnetes Zentrum den Muskeltonus reguliert. Funktionell erhöht die Aktivität cholinerger Neurone den Muskeltonus, während Dopamin zu einer Reduktion des Tonus führt. Das normalerweise vorherrschende Gleichgewicht von cholinergen und dopaminergen Neuronenverbänden wird zugunsten der cholinergen Aktivitäten im nigrostriatalen System verschoben, welches klinisch als muskuläre Rigidität imponiert. Während man früher die Hemmung des an der Dopaminsynthese beteiligten Hormons Tyrosinhydroxylase als alleinige Ursache vermutete, wird heute zusätzlich ein funktioneller Mangel in den Synapsen aufgrund eines verstärkten Abbaus von Dopamin postuliert.

Da Opioide aufgrund ihres Wirkmechanismus keine direkte Wirkung an der Muskelfaser ausüben sondern den Tonus in den pyramidalmotorischen Bahnen erhöhen, kann die Rigidität durch Gabe von Muskelrelaxantien aufgehoben werden. In Kenntnis dieses Pathomechanismus wählte der Anästhesist mit der Gabe von Rocuronium dann auch die einzig gangbare Option, um Ventilation und Oxygenierung wieder herzustellen.

Im beschriebenen Fall wurde eine nicht geringe Dosis Remifentanil mit maximaler Geschwindigkeit – wie es für einen Einleitungsbolus Propofol im TCI-Modus stimmig und erwartet wäre – dem Patienten injiziert. An dieser Meldung besonders ist die Tatsache, dass der erhöhte Muskeltonus nicht nur zu einer Rigidität von Thorax und Abdomen führte, sondern die Extremitätenmuskulatur mit erfasste. 2 Konsequenzen waren unmittelbar klinisch relevant: Durch die Beugung der Arme und Verschränkung über dem Gesicht war der Atemweg nicht mehr zugänglich und eine Maskenbeatmung nicht mehr möglich. Die Lage des i. v. Zugangs war plötzlich von höchster Bedeutung: Wäre die Braunüle in die Ellenbogenvene platziert worden, hätte dies den Verlust eines sicheren Zugangs bedeuten können. Das Ausbleiben einer Hypoxie war in diesem Fall vor allem einer guten Präoxygenierung und der schnell verfügbaren, effektiven Muskelrelaxation zu verdanken.

Die systemische Schwachstelle in der Entstehung des Zwischenfalls scheint in der Einlage der Spritze und Bestätigung des enthaltenen Medikaments zu liegen. Waren in den Anfängen der TCI alle Perfusorspritzen mit einem Chip versehen, der dem Perfusor die Richtigkeit des enthaltenen Medikaments bestätigte, obliegt diese Aufgabe mittlerweile den Behandlern. Ein wesentlicher Ansatzpunkt zur Vermeidung ähnlicher Ereignisse liegt daher in der Überprüfung der Einstellung sowohl durch Arzt als auch durch Pflegekraft. Diese als 4-Augen-Prinzip („cross-monitoring") bekannte Vorgehensweise nützt vorhandene Teamressourcen aus und trägt dadurch zur Fehlervermeidung und zur Erhöhung der Patientensicherheit bei. Im Idealfall ist diese gegenseitige Unterstützung im Team fester Bestandteil der Sicherheitskultur in einer Klinik.

Zuletzt tragen sicher auch Fallberichte wie der geschilderte dazu bei, die eigene Vigilanz beim Einlegen von Perfusorspritzen zu erhöhen, um zukünftige Ereignisse dieser Art zu verringern.

Take Home Message

- Die korrekte Applikation von Medikamenten erfordert trotz ihrer scheinbaren Alltäglichkeit ein regelmäßig hohes Maß an Aufmerksamkeit, die Kenntnis möglicher Fehlerquellen und das Einüben und regelmäßige Praktizieren von Handlungsstrategien zur Selbst- und Fremdkontrolle.
- Muskelrelaxation ist die Methode der Wahl, um opioidbedingte Rigidität zu durchbrechen.

44.4 Literatur

Fahnenstich H, Steffan J, Kau N, Bartmann P. Fentanyl-induced chest wall rigidity and laryngospasm in preterm and term infants. Crit Care Med 2000; 28(3): 836–839

Freye E. Opioide und Muskelstarre (Rigidität). Opioide in der Medizin. 7. Aufl. Heidelberg: Springer; 2008: S. 91–94

Sokoll MD, Hoyt JL, Gergis SD. Studies in muscle rigidity, nitrous oxide, and narcotic analgesic agents. Anesth Analg 1972; 51(1): 16–20

Valentin A, Capuzzo M, Guidet B, Moreno R, Metnitz B, Bauer P, Metnitz P. Errors in administration of parenteral drugs in intensive care units: multinational prospectives tudy. BMJ 2009; 338: b814

Webster CS, Merry AF, Larsson L, McGrath KA, Weller J. The frequency and nature of drug administration error during anaesthesia. Anaesth Intensive Care 2001; 29(5): 494–500

45 Ablenkungsbedingte Medikamentenverwechslung

Michael St.Pierre, Paul Frank

45.1 Klinischer Fall

Ein Kleinkind kommt nach einer Operation mit unauffälligem Verlauf in den Aufwachraum. Wie üblich, läuft nach kürzeren Eingriffen keine Infusion mehr im Aufwachraum und die Venenverweilkanüle wird mit Pflaster und einer Mullbinde so gesichert, dass die Zuspritzklappe frei bleibt. Der Patient hat zur Narkoseausleitung bereits ein Analgetikum rektal erhalten, ist ruhig, schläft überwiegend und hat sichere Schutzreflexe, sodass die Mutter in den Aufwachraum zur Mitbetreuung gerufen wird. Nach ca. 30 Minuten wird das Kind unruhiger, die Herzfrequenz steigt und der kleine Patient äußert Schmerzen gegenüber der Mutter und der Pflegekraft. Es wird Dipidolor in üblicher Dosierung (15 mg auf 15 ml NaCl in einer 20 ml-Spritze) aufgezogen und vorschriftsmäßig beschriftet. Gleichzeitig wird zum Nachspülen in einer weiteren 20 ml-Spritze NaCl aufgezogen und ebenfalls vorschriftsmäßig beschriftet. Der Patient erhält von der Anästhesiepflegekraft die vom Anästhesisten angeordnete Bedarfsmedikation von 1 mg Dipidolor i. v. Bevor sie die Venenverweilkanüle mit Kochsalzlösung spült, wird die Pflegekraft durch einen Alarm von einem anderen Patienten abgelenkt und unterbricht diesen Nachspülvorgang. Nach schneller Erledigung dieses artefiziellen Alarms spült die Pflegekraft mit 9 ml NaCl nach und bemerkt erst nach Applikation, dass sie versehentlich mit der verdünnten Dipidolor-Lösung nachgespült hat, sodass das Kind jetzt 10 mg Dipidolor i. v. injiziert bekommen hat.

Die Pflegekraft alarmiert sofort eine weitere Pflegekraft, die den Bereichsoberarzt unverzüglich verständigt. Parallel dazu wird ein Kinderbeatmungsbeutel vorbereitet. Die Mutter wird nochmals in den ambulanten Wartebereich zurückgeschickt und das Kind wird mit dem Beatmungsbeutel beatmet, sodass es nur zu einem Atemstillstand mit sehr kurzem kritischem Sättigungsabfall kommt.

Um die Situation weiter zu entschärfen wird entschieden, das Piritramid partiell mit Naloxon zu antagonisieren. Daraufhin bleibt eine suffiziente Spontanatmung erhalten und die Sättigung hält sich stabil über 95% mit 3 Liter Sauerstoff, appliziert über Maske. Der Patient verbleibt sechs Stunden im Aufwachraum und wird nach diesem Zwischenfall gemeinsam mit der Mutter eine Nacht stationär aufgenommen.

45.2 Konsequenzen für den Patienten

Dank der hervorragenden Reaktion der Pflegekraft, die die Verwechslung sofort erkannte und umgehend entsprechende Hilfe anforderte, konnte ein Schaden für den Patienten abgewendet werden. Die einzige „nachteilige" Konsequenz für das Kind bestand in einer verlängerten Verweildauer im Aufwachraum.

45.3 Interpretation aus Sicht des Anästhesisten

Die vorliegende Meldung beschreibt einen kritischen Zwischenfall, bei dem ein Moment der Unachtsamkeit die Verwechslung von zwei Spritzen identischer Größe begünstigt und eine Überdosis eines Opioids appliziert wird. Die resultierende Apnoe und Entsättigung kann erfolgreich therapiert werden, ohne dass der Patient zu Schaden kam. Dieser positive Ausgang ist keinesfalls selbstverständlich und demonstriert, dass der „Faktor Mensch" nicht nur zur Entstehung von Zwischenfällen beiträgt, sondern gleichzeitig auch die entscheidende Ressource zur erfolgreichen Bewältigung darstellt.

Eine Vielzahl an Untersuchungen kommt zu dem Schluss, dass Medikamentenverwechslungen eine Hauptgefährdungsquelle für die Patientensicherheit in der Anästhesiologie darstellen. Die fehlerhafte Gabe kann dabei entstehen:

- durch Verwechslung bei der Zubereitung (Medikament wird unter der falschen Indikation aufgezogen; die richtige Indikation wird gestellt, aber das falsche Medikament aus dem Fach gezogen)
- im Rahmen der Beschriftung (Unterlassung der Beschriftung, fehlerhafte Konzentrationsangabe, handgeschriebene und schlecht lesbare Beschriftung)
- bei der Applikation (Griff zur falschen Spritze aufgrund Ablenkung; Griff zur falschen Spritze aufgrund Unordnung auf dem Narkosetisch; Verwechslung aufgrund zu großer Ähnlichkeit, Fehlberechnung der Dosierung) entstehen.

Da insbesondere kurzzeitige Ablenkung und Momente herabgesetzter Aufmerksamkeit zum normalen kognitiven Repertoire gehören und nicht verhindert werden können, sind sie einer Intervention nur bedingt zugängig. Ein Appell, künftig „besser aufzupassen", wäre vollkommen unangemessen und würde dem humanfaktoriellen Beitrag der Zwischenfallsentstehung nicht gerecht.

Vielmehr ist eine systemische Abhilfe des Problems unabdingbar. Als grundlegende Empfehlungen zur Vermeidung von Medikamentenverwechslungen werden gegeben:

- *Aufmerksames Lesen* jeder Beschriftung: Dieser Schritt entfällt häufig unter Zeitdruck oder bei Ablenkung.
- *Beschriftungspflicht*: Jede Spritze, die von einer Pflegekraft oder einem Arzt in die Hand genommen wird, muss beschriftet sein; andernfalls wird sie verworfen. Häufig entfällt diese Kenntlichmachung, weil man „ganz schnell" noch etwas NaCl zum Nachspülen aufziehen möchte. Im vorliegenden Fall waren beide Spritzen vorschriftsmäßig beschriftet.
- *Optimierung der Lesbarkeit/Unterscheidbarkeit der Etiketten:* Zusätzlich zur adäquaten Beschriftung kann eine unterschiedliche Farbgebung zur Unterscheidung von Spritzeninhalten beitragen. Die Kommission Arzneimittelsicherheit der DIVI hat dieses Anliegen aufgegriffen und die generelle Einführung von ISO-normierten Etiketten empfohlen. Durch deren Farbgebung lässt sich allein anhand der Farbkombination der Inhalt

einer Spritze einer Wirkstoffgruppe zuordnen. Dieser Empfehlung haben sich DGAI und BDA angeschlossen.

- *Verwendung von Spritzen unterschiedlicher Größe*: Ähnlich wie kommerziell erhältliche PDK-Sets, in denen auch nur Spritzen unterschiedlicher Größe enthalten sind, um das Risiko einer Verwechslung zu minimieren, sollten bei der Gabe von Medikament plus Spülung jeweils Spritzen unterschiedlicher Größe zum Einsatz kommen.

Neben diesen genannten Möglichkeiten, die auch auf den vorliegenden Fall zutreffen, werden noch weitere Empfehlungen gegeben. Diese sind auf die vorliegende Meldung nicht direkt anwendbar, könnten aber als Anregung verstanden werden, auch andere Bereiche der meldenden Klinik auf Aspekte der Medikamentensicherheit hin zu untersuchen:

- Schubladen und Arbeitsflächen sollten an allen Arbeitsplätzen einer Organisation reproduzierbar identisch gestaltet sein (Minimierung des Risikos des Griffs zum falschen Medikament).
- Medikamente, die nicht zum Routineeinsatz gehören und potenziell schwerwiegende Komplikationen hervorrufen können (z.B. Antiarrhythmika, PDE-Hemmer etc.), sollten separat aufbewahrt werden, um einem versehentlichen „Aufziehen" vorzubeugen.
- Aufkleber sollten durch eine 2. Person oder durch ein Barcode-Lesegerät überprüft werden (cross check), bevor das Medikament gespritzt wird.

> ## Take Home Message
>
> Bei i.v. Applikation von Medikamenten gilt der Grundsatz: „Was drin ist, ist drin". Deshalb sollte vor jeder Medikamentengabe die genaue Kontrolle des Spritzeninhalts erfolgen.

45.4 Literatur

Currie M, Mackay P et al. The Australian Incident Monitoring Study. The "wrong drug" problem in anaesthesia: an analysis of 2000 incident reports. Anaesth Intensive Care 1993; 21(5): 596–601

Fasting S, Gisvold SE. Adverse drug errors in anesthesia, and the impact of coloured syringe labels. Can J Anaesth 2000; 47(11): 1060–1067

Merry AF, Webster CS. Labelling and drug administration error. Anaesthesia 1996; 51(10): 987–988

Webster CS, Merry AF et al. The frequency and nature of drug administration error during anaesthesia. Anaesth Intensive Care 2001; 29(5): 494–500

46 Cellsaver-Blut enthält Adrenalin

Michael St.Pierre

46.1 Klinischer Fall

Bei einem 32-jährigen gesunden Patienten soll ein ausgedehnter, in die Schädelbasis infiltrierender Glomustumor operativ entfernt werden. Ein interventioneller Verschluss der zuführenden Blutgefäße war zum Zeitpunkt des Zwischenfalls nur in wenigen neuroradiologischen Zentren möglich und bei dem Patienten nicht durchgeführt worden. Aufgrund der Größe und der schwer zugänglichen Lage des Tumors rechnet man daher von HNO-ärztlicher Seite von vornherein mit einem relevanten Blutverlust und teilt dies entsprechend dem prämedizierenden Anästhesisten mit. Dieser klärt den Patienten sowohl über die autologe Blutrückgewinnung und eine möglicherweise notwendig werdende Fremdblutgabe als auch über die Anlage einer arteriellen Druckmessung auf.

Die Einleitung am Morgen des OP-Tages gestaltet sich problemlos: Die Narkose wird als TIVA mit Propofol und Alfentanil durchgeführt und nach der einmaligen Relaxierung mit Norcuron wird auf Repetitionsdosen verzichtet, um ein Neuromonitoring der Hirnnerven zu ermöglichen. Der Patient wird mit zwei weiteren peripheren G14-Zugängen versorgt und erhält eine arterielle Druckmessung in der linken Radialarterie. Über den eingelegten Dauerkatheter wird die Temperatur gemessen und die Patientenerwärmung mit einem Umluftwärmegerät sichergestellt. Ein Cellsaver wird aufgerüstet und von Anfang an verwendet.

Aufgrund der beachtlichen Größe des Tumors ist der Operateur an diesem Morgen der erfahrenste Oberarzt der Abteilung, der bereits seit vielen Jahrzehnten tätig ist und mittlerweile kurz vor seiner Pensionierung steht. Im Laufe seiner langjährigen klinischen Tätigkeit hat dieser eine Reihe an Eigenarten entwickelt, zu der die Vorgehensweise gehört, Blutungen vor allem mit der lokalen Applikation von verdünntem Suprarenin zu stillen. Im Laufe der Jahre war immer wieder von Seiten des aktuell zuständigen anästhesiologischen Ober-

arztes das Gespräch mit dem Operateur gesucht worden, um aufgrund der Problematik dieser Vorgehensweise alternative Behandlungsstrategien festzulegen, aber der Erfolg dieser Unterredungen war allenfalls kurzfristig: Innerhalb kürzester Zeit hatte die Macht der Gewohnheit wieder Überhand gewonnen und Suprarenin wurde wieder zur Blutstillung herangezogen.

Nach initial problemlosen OP-Verlauf beginnt es im OP-Gebiet stärker zu bluten. Mit einer Kombination aus bipolarer Elektrokoagulation und Aufbringung von mit Suprarenin getränkten Kompressen gelingt es nur unzureichend, die Blutung zu kontrollieren. Aufgrund von spontanen Äußerungen des Operateurs erhält der Anästhesist den Eindruck, dass die Operation nicht wie gewünscht verläuft und dass man auf operativer Seite von der Heftigkeit der Blutung überrascht ist. Der Operateur bittet den Anästhesisten sehr eindringlich, den arteriellen Blutdruck möglichst niedrig zu halten, um eine bessere Sicht auf das OP-Feld zu bekommen. Dieser sagt zu, alles in seiner Möglichkeit Stehende zu tun, weist aber auf die Problematik und Kontraproduktivität des verwendeten Katecholamins hin. Während der ganzen Zeit wird alle Flüssigkeit aus dem OP-Gebiet in das Auffangreservoir des Cellsavers gesaugt.

Der Patient hat zu diesem Zeitpunkt bereits 2500 ml kristalloiden und kolloidalen Volumenersatz bekommen und ist unter dieser Therapie kreislaufstabil geblieben, Hb beträgt 7,5 g/dl. Aufgrund der unklaren Dynamik der Situation lässt der Anästhesist 3 Gefrierplasmakonzentrate auftauen und 2 Erythrozytenkonzentrate in den OP bringen.

Mittlerweile hat sich das Auffangreservoir des Cellsavers gefüllt und ein erster Waschvorgang wird gestartet. Als Einstellung für die Qualität des Waschvorgangs wird das Notfallprogramm gewählt, um möglichst rasch das aufbereitete Blut zur Verfügung zu haben. Der Anästhesist beginnt mit der Transfusion und wendet seine Aufmerksamkeit der Dokumentation zu. Kurze Zeit später hört er, wie der Patient tachykard wird und wird durch einen Monitoralarm in seiner Schreibarbeit unterbrochen: Die invasive Druckmessung zeigt einen systolischen Druck von 190 mmHg an. Durch den Monitoralarm und die neu einsetzende Blutung im OP-Gebiet alarmiert, erkundigt sich der Operateur nach dem aktuellen Blutdruckwert. Der Anästhesist teilt ihm den unerfreulich hohen Wert mit, weist aber im selben Atemzug darauf hin, dass ein neu aufgetretenes Problem dafür verantwortlich sei und sichert zu, das Problem umgehend zu beheben. Der Anästhesist vermutet als Ursache der hämodynamischen Veränderung zunächst eine ungenügende Narkosetiefe. Er kontrolliert die 3-Wege-Hähne und die Einstichstelle des i.v. Zugangs. Nachdem er keinen Hinweis auf eine akzidentelle Diskonnektion erhält, vertieft er die Anästhesie mit Boli von Alfentanil und Propofol. Diese Maßnahme zeigt jedoch nicht die gewünschte Wirkung. Daher wechselt er auf eine gezielte antihypertensive Therapie und gibt mehrere Boli Ebrantil. Mittlerweile ist das Cellsaver-Blut vollständig eingelaufen und die Zufuhr wird gestoppt. Im Laufe der nächsten Minuten beginnt der systolische Blutdruck zu fallen, um sich schließlich auf hypotonen Werten (70/40 mmHg) einzupendeln. Mit dieser Entwicklung ist der Operateur zufrieden, der Anästhesist hingegen kann sich die Dynamik der Situation nicht erklären. Nach weiteren 30 Minuten hat sich das Auffangreservoir des Cellsavers erneut gefüllt und wird wieder mit dem Notfallprogramm aufbereitet. Als die Retransfusion gestartet wird, kommt es kurze Zeit später zu einem erneuten Anstieg des Blutdrucks und der Herzfrequenz. Da die einzige geänderte Variable der Infusionsbeginn des Cellsaver-Blutes war, vermutet der Anästhesist einen Zusammenhang und beendet die Zufuhr. Umgehend kommt es zu einer Normalisierung von Frequenz und Blutdruck. Die einzige Erklärung, die der Anästhesist sich für die hämodynamische Veränderung im Zusammenhang mit der Retransfusion geben kann, ist das Vorhandensein einer klinisch relevanten Konzentration an Suprarenin in dem gewaschenen Blut. Der Anästhesist bespricht sich mit seinem Oberarzt und schildert ihm den beobachteten Zusammenhang. Dieser hat einen vergleichbaren Vorfall noch nicht erlebt, stimmt jedoch zu, dass die zeitliche Korrelation von Infusionsbeginn und hämodynamischer Veränderung die Arbeitshypothese stützt.

Man beschließt, das aufbereitete Blut nicht weiterer zu verwenden, sondern stattdessen auf die Gabe von Erythrozytenkonzentraten auszuweichen. Der weitere Verlauf der Operation gestaltet sich problemlos, insbesondere kommt es zu keinem erneuten krisenhaften Anstieg von Herzfrequenz und Blutdruck. Der Patient wird kontrolliert beatmet und kreislaufstabil auf die Intensivstation der HNO-Klinik verlegt. Insgesamt war die Transfusion von 4 Erythrozytenkonzentraten, 3 Gefrierplasmen und einem Thrombozytenkonzentrat notwendig geworden.

Ungeklärt erschien zunächst die Frage, warum die Adrenalin-Konzentration im Retransfusionsblut trotz der Aufbereitung im Cellsaver hämodynamisch wirksame Plasmaspiegel erzielen konnte. Da es sich bei der lokalen Applikation von Adrenalin um eine dem Operateur bekannte Vorgehensweise handelte, wäre zu erwarten gewesen, dass es bereits früher zu ähnlichen Vorfällen gekommen war. An einen vergleichbaren Zwischenfall konnte sich jedoch keiner der befragten HNO-Ärzte und Anästhesisten erinnern. In der Aufarbeitung des Zwischenfalls stellt sich dann jedoch heraus, dass die Lösung mit dem vermeintlich verdünnten Suprarenin von einer operationstechnischen Assistentin (OTA) hergestellt worden war, die im Rahmen ihrer Ausbildung erst seit Kurzem im HNO-OP eingesetzt wurde. Ihr war von der Instrumentierschwester der Auftrag gegeben worden, „ein Töpfchen mit Supra" auf dem Instrumentiertisch zu befüllen, ohne dabei zu spezifizieren, dass der Inhalt der bereitgestellten 50 ml Stechampulle 1 : 10 mit NaCl verdünnt werden sollte. Aufgrund der unpräzisen Anordnung füllte diese das Schälchen mit 50 ml aus der Suprarenin-Stechampulle auf, sodass im Laufe der Operation insgesamt 50 mg Adrenalin in den Cellsaver gelangt sein müssen.

46.2 Konsequenzen für den Patienten

Zum Glück für den Patienten hatte die zweimalige Zufuhr von Adrenalin keine nachteilige Wirkung. Dies ist jedoch keinesfalls selbstverständlich: In der Literatur finden sich eine ganze Reihe an Fallberichten, die über Lungenödem, Myokardinfarkte und Herzrhythmusstörungen nach Anwendung selbst geringster Dosen Adrenalin berichten. Die

Bandbreite der Eingriffe, bei denen es zu schwerwiegenden Zwischenfällen kam, reicht dabei von der topischen Applikation in der Ophthalmologie über die Beimischung von Adrenalin zu Spülflüssigkeiten während Arthroskopien bis hin zur submukösen Infiltration bei endoskopischen Schleimhautresektionen.

46.3 Interpretation aus Sicht des Anästhesisten

Der vorliegende Fall ist in zweierlei Hinsicht bemerkenswert: Zum einen illustriert er sehr anschaulich, wie ein Zusammenspiel mehrere Faktoren zu einem intraoperativen Zwischenfall führt, den in dieser Konstellation bisher noch keiner selbst der erfahrenen Ärzte erlebt hat: Die Kombination aus

- einer ungenauen Anordnung an eine OTA-Schülerin, die zur Bereitstellung von unverdünntem Adrenalin führt und die fehlende Überprüfung ihrer Handlung durch eine zweite Person,
- die jahrzehntelange Angewohnheit eines Operateurs, Suprarenin als topisches Hämostatikum zu applizieren, verbunden mit den „Ermüdungserscheinungen" auf Seiten der anästhesiologisch Verantwortlichen, die eine Diskussion dieses Themas mit dem altgedienten Operateur als nicht mehr zielführend eingestuft hatten,
- die Aufbereitung des Retransfusionsblutes mit dem Waschvorgang der niedrigsten Qualität

führt zu einer hämodynamisch wirksamen Restkonzentration von Suprarenin im Retransfusionsblut. Keiner der genannten Faktoren für sich genommen hätte zu dem Zwischenfall geführt; erst die Kombination aller drei Faktoren löste die kritische Situation aus.

Während der erste Aspekt verdeutlich, wie der „Humanfaktor" zur Entstehung eines unerwarteten Zwischenfalls beiträgt, illustriert der zweite Aspekt sehr gut, wie Menschen in kritischen Situationen in einer hierarchisch gestaffelten Vorgehensweise handeln. Dieses Handeln geschieht nie gleichförmig, sondern wird von den Anforderungen geprägt, die eine Situation dem Handelnden auferlegt. Entscheidend ist dabei, ob eine Situation dem Handelnden bekannt ist und er folglich auf gespeicherte Handlungsmuster zurückgreifen kann, oder ob eine Situation unbekannt ist und damit sowohl das

Problem erst definiert werden muss als auch Lösungen aus dem vorhandenen Wissen neu entwickelt werden müssen. Bekannte Aufgaben in bekannten Situationen werden weitgehend ohne bewusste Steuerung durch Automatismen (also „eingeschliffene" Fertigkeiten) erledigt. Im vorliegenden Fall bestand die initiale Antwort aus einer Reihe von „Wenn-dann"-Regeln: „*Wenn* intraoperativ sowohl Druck als auch Frequenz ansteigen, *dann* schließe vor allem anderen eine ungenügende Narkosetiefe aus. Tu dies, indem du zunächst sicherstellst, dass die Medikamente über einen funktionsfähigen i. v. Zugang in den Patienten fließen. *Wenn* der Zugang sicher intravenös liegt, *dann* vertiefe die Narkose. *Wenn* der Blutdruck bei nun ausreichender Narkose immer noch zu hoch ist, *dann* setze Antihypertensiva ein."

Es gibt jedoch kritische Situationen, auf die man so nicht vorbereitet ist: „Suprarenin im Retransfusionsblut" ist sicher keine Differenzialdiagnose, die der Anästhesist bei seinen „Wenn-dann"-Regeln als Ursache einer intraoperativen Hypertonie und Tachykardie abgespeichert hatte. Selbst wenn er im Rahmen seiner Weiterbildung bereits mit den verschiedensten hypertensiven Entgleisungen konfrontiert gewesen war, so war ihm eine vergleichbare Situation mit ihren ursächlich beteiligten Faktoren unbekannt. Folglich kam er in der Problemlösung auch nicht mit dem Abruf von eingeübten Routinen weiter (z. B. Narkose vertiefen), sondern musste Problemlösen. Da problemlösendes Denken ein relativ langsamer, mühsamer und in seinen Ressourcen begrenzter Verarbeitungsprozess ist (weil er an die gedankliche Verwendung von Sprache gebunden ist), der unter Zeitdruck nicht optimal abläuft, kommt er auch in Notfallsituationen erst spät zur Anwendung. Im konkreten Fall kam dem Anästhesisten der Umstand zu Hilfe, dass er 2 identische Verläufe miteinander vergleichen und den erneuten Blutdruckanstieg mit einer einzigen vorausgehenden Handlung (Start der Retransfusion) korrelieren konnte. Sein Problemlösen war dadurch erfolgreich.

In der Literatur findet sich auch in den großen Datenbanken kein ähnlich gelagertes Fallbeispiel. Beim Hersteller des Autotransfusionssystems „Cellsaver" findet sich bezüglich der Effizienz eines Waschvorgangs lediglich der Hinweis, dass es bei dem der Saugung zugefügten Heparin zu einer 95 %-Entfernung kommt. Ob sich bei Adrenalin eine vergleichbare Auswaschkinetik ergibt, kann nicht beurteilt werden. Aufgrund der erwiesenermaßen nicht vollständigen Elimination von Heparin ist es klinisch plausibel, eine signifikante und hämodynamisch relevante Restmenge von Adrenalin im gewaschenen Blut zu postulieren.

Take Home Message

Adrenalin ist für den Anästhesisten ein „gern gesehener Freund": Aufgrund der guten Erfahrungen, die Kliniker beispielsweise bei der Therapie der Anaphylaxie oder auch im Rahmen der kardiopulmonalen Reanimation mit Adrenalin gemacht haben, neigen diese möglicherweise dazu, die potenzielle Gefährlichkeit zu unterschätzen. Ein Blick in die relevante Literatur zeigt jedoch sehr rasch: Auch kleinste Konzentrationen an beigefügtem Adrenalin können zu signifikanten pathophysiologischen Veränderungen führen!

46.4 Literatur

Cho SH, Yi JW, Kwack YH, Park SW, Kim MK, Rhee YG. Ventricular tachycardia during arthroscopic shoulder surgery: a report of two cases. Arch Orthop Trauma Surg 2010; 130(3): 353–356

Karns JL. Epinephrine-induced potentially lethal arrhythmia during arthroscopic shoulder surgery: a case report. AANA J 1999; 67(5): 419–421

Kim HH, Park MI, Park SJ, Moon W. Myocardial Infarction Thought to be Provoked by Local Epinephrine Injection During Endoscopic Submucosal Dissection. J Clin Med Res 2011; 3(3): 143–146

Mazzocca AD, Meneghini RM, Chhablani R, Badrinath SK, Cole BJ, Bush-Joseph CA. Epinephrine-induced pulmonary edema during arthroscopic knee surgery. A case report. J Bone Joint Surg Am 2003; 85-A(5): 913–915

Rasmussen J. Skills, rules, knowledge – signals, signs and symbols and other distinctions in human performance models. IEEE Transactions on Systems, Man and Cybernetics SMC1983; 13(3): 257–267

Tajima K, Sato S, Miyabe M. A case of acute pulmonary edema and bulbar paralysis after local epinephrine infiltration. J Clin Anesth 1997; 9(3): 236–238

47 Reanimation mit Lipidinfusion nach Bupivacain-Toxikation

Michael St.Pierre

47.1 Klinischer Fall

Eine 38-jährige Patientin muss sich aufgrund einer vor Kurzem stattgehabten Subarachnoidalblutung einem Aneurismaclipping unterziehen. Die Operation wurde als letzter Punkt des Tagesprogramms begonnen und zieht sich aufgrund eines schwierigen OP-Situs bereits in die frühen Morgenstunden hinein. Die Patientin wird von einem Arzt im 5. Weiterbildungsjahr betreut. Die Operation verläuft insgesamt unauffällig: Die Hämodynamik lässt sich problemlos in dem für den Operateur optimalen Bereich konstant halten und auch der Blutverlust hält sich in Grenzen; der zuletzt gemessene Hb-Wert lag bei 9,3 g/dl. Der Raum ist verdunkelt und die einzigen beiden Lichtquellen sind das Operationsmikroskop und die Schreibtischleuchte am Narkosegerät. Die Narkose wird als TIVA mit Propofol, Remifentanil und Mivacurium durchgeführt, sodass es für den Anästhesisten wenig zu tun gibt. Einzig die arterielle Druckmessung zwingt den Anästhesisten hin und wieder, seine Beobachtertätigkeit aufzugeben und am Patienten tätig zu werden: Die arterielle Druckkurve, die den ganzen Tag über problemlos darzustellen war, verschwindet in immer kürzeren Zeitabständen und wird durch eine überdämpfte Welle ersetzt. Immer wieder betätigt der Anästhesist den Spülflush des Druckbeutels, mit immer kürzer werdendem Erfolg. Unter der Annahme eines zunehmenden Vasospasmus der A. radialis und um das Problem aus der Welt zu schaffen, entschließt sich der Anästhesist, das Gefäß anstatt mit NaCl mit Lidocain 2% anzuspülen. Seine bisherigen Erfahrungen haben ihn gelehrt, dass diese Vorgehensweise einen probaten Weg darstellt, um das Drucksignal wieder langfristig zurückzugewinnen. Er greift in den Maquet-Wagen, bricht eine 5 ml-Ampulle mit 2% Lidocain auf und spritzt diese als Bolus rasch in den 3-Wege-Hahn der arteriellen Kanüle. Die arterielle Druckkurve ist unmittelbar danach wieder deutlich zu sehen. Zufrieden setzt er sich zurück auf seinen Stuhl, um sofort durch einen EKG-Alarm aufgeschreckt zu werden: Auf dem Monitor ist eine Bradykardie mit breiten Kammerkomplexen zu sehen, die unmittelbar danach in eine Asystolie münden.

Der Anästhesist erklärt den Notfall und teilt dem Operateur mit, dass mit Reanimationsmaßnahmen begonnen werden muss. Er erhöht die FiO$_2$ auf 1,0 und beginnt mit der Herz-Druck-Massage. Gleichzeitig bittet er den OP-Springer, die anästhesiologische Pflegekraft, die sich im benachbarten Ruheraum aufhält, zu verständigen und sie zu bitten, den Defibrillator mitzubringen. Sobald die Pflegekraft zur Unterstützung eintrifft, wird Suprarenin i. v. gegeben und die Herz-Druck-Massage weiter geführt. Die Ursache dieser plötzlichen Asystolie ist zunächst rätselhaft. Die Anfrage des Anästhesisten an den Operateur, ob dieser unmittelbar vor Eintreten des Herz-Kreislauf-Stillstands vagale Hirnkerne gereizt haben könnte, wird von diesem verneint. Zu dieser Verdachtsdiagnose würde auch nicht passen, dass die Herzaktionen nicht unmittelbar nach Beendigung einer Manipulation wieder eingesetzt haben. Aufgrund des zeitlichen Zusammenhangs zwischen der Manipulation an der arteriellen Kanüle und dem Herz-Kreislauf-Stillstand überprüft der Anästhesist den Ampullenabwurf. Zu seinem Erschrecken findet er dort keine 5 ml Ampulle mit Lidocain 2%, sondern eine Ampulle gleicher Größe und gleichen Aussehens mit Bupivacain 0,75%, das normalerweise überhaupt nicht im Maquet-Wagen bevorratet wird. Bei der sofortigen Kontrolle des Medikamentenfachs „Lidocain" findet sich neben 2 Lidocain-Ampullen eine weitere Ampulle Bupivacain. Folglich muss als Ursache des Herz-Kreislauf-Stillstands eine schwere Lokalanästhetika-Intoxikation angenommen werden. Der Assistenzarzt verständigt den Oberarzt telefonisch und erklärt ihm in wenigen Worten die Entstehung der momentanen Situation. Angesichts der Intoxikation mit einem lipophilen Lokalanästhetikum entscheidet der Oberarzt, einen Therapieversuch mit einer lipidhaltigen Lösung zu starten. Da im anästhesiologischen Bereich keine Lipidlösungen vorrätig gehalten werden, wird auf der nahe gelegenen neurochirurgischen Intensivstation angerufen und um eine 500 ml-Infusionsflasche mit Lipofundin 20% gebeten. Von dieser Lipidlösung wird zunächst ein Bolus von 100 ml über einen Zeitraum von 1 Minute appliziert, dann eine kontinuierliche Infusion durch langsames Tropfen gestartet. Nach nur 2 weiteren Minuten Herz-Druck-Massage ist ein Kammerflimmern zu erkennen, das erfolgreich defibrilliert werden kann. Im weiteren Verlauf lässt sich der Patient mit einer geringen kontinuierlichen Infusionsrate von Suprarenin stabil halten, sodass die Operation zu Ende geführt werden kann.

47.2 Interpretation aus Sicht des Anästhesisten

Die Entstehung dieses kritischen Zwischenfalls wird durch eine fast klassische Kombination aus situativen Faktoren und einem unerwarteten Zufall getriggert: Eine lang andauernde und relativ ereignislose Operation, ein biologisches Leistungstief in den frühen Morgenstunden, Dunkelheit und schlechte Beleuchtung, „überwertige" Konzentration auf ein Problem und dessen Lösung, erwartungsgesteuerte Wahrnehmung (im Fach mit Lidocain 2% kann nur Lidocain 2% vorrätig sein) und das Pech, dass irgendjemand ein Medikament in den Wagen eingeräumt hat, das dem Gesuchten zum Verwechseln ähnlich sieht. Durch die Bolusgabe von 40 mg Bupivacain wird offensichtlich kurzfristig ein so hoher Wirkspiegel erreicht, dass die Lokalanästhetika-Toxizität zur Myokarddepression und Unterbrechung der Erregungsleitung führt. Die Vorgehensweise während der Reanimation entspricht den „Empfehlungen zur Lipidbehandlung bei der Intoxikation mit Lokalanästhetika" von BDA und DGAI (Volk et al. 2009). Diese Vorgehensweise führt zu einer erfolgreichen Rückkehr eines Eigenrhythmus im EKG. Die wesentlichen therapeutischen Schritte bei der Lokalanästhetika-Intoxikation, die im angloamerikanischen Schrifttum auch als LAST (Local Anaesthetic System Toxicity) bezeichnet wird, sind in ▸ Tab. 47.1 aufgeführt. Die rasche Rückkehr der kardialen Spontanaktion liegt im Rahmen der publizierten Fallberichte, bei denen Zeiträume von 30 Sekunden bis 30 Minuten berichtet wurden.

Tab. 47.1 Vorgehen bei Lokalanästhetika-Intoxikation.

1. Lokalanästhetika-Zufuhr stoppen
2. adäquate Oxygenierung, ggf. Beatmung
3. kardiopulmonale Reanimation bei Herz-Kreislauf-Stillstand
4. Lipidemulsion (z. B. Intralipid 20%, Lipofundin 20%):   • Bolus 1,5 ml/kg (~ 100 ml) über 1 Minute   • danach Infusion 0,25 ml/kg/min über 30 Minuten oder 0,5 ml/kg/min über 10 Minuten (entspricht bei normalgewichtigem Erwachsenem dem restlichen Inhalt der 500 ml-Flasche)
5. Antikonvulsiva bei Krampfanfällen
6. bei prolongierter Kreislaufinstabilität Einsatz der extrakorporalen Zirkulation erwägen
7. Intensivüberwachung sicherstellen

Die genaue Wirkweise von Lipidlösungen bei einer Intoxikation mit Lokalanästhetika ist nicht vollständig geklärt. Als mögliche Mechanismen werden sowohl die Extraktion der lipophilen Lokalanästhetika aus Geweben und deren Einbindung in die Lipidphase der Lösung diskutiert („lipid sink"), als auch eine Aufhebung der lokalanästhetikainduzierten Inhibition der myokardialen Fettsäureoxidation. Ob die Zusammensetzung unterschiedlicher Lipidlösungen zu unterschiedlichen Effekten führt, ist momentan Gegenstand zahlreicher Untersuchungen. Klinisch bedeutsam ist vor allem der Sachverhalt, dass bisher publizierte Fallberichte zur Behandlung mit Lipiden während einer Reanimation aufgrund einer Intoxikation mit Lokalanästhetika allesamt von erfolgreichen Ausgängen berichten.

Eine ausführliche Zusammenstellung von Fallberichten und der relevanten Literatur findet sich unter **www.lipidrescue.org**.

Take Home Message

Beim Verdacht auf Herz-Kreislauf-Stillstand aufgrund einer Lokalanästhetika-Intoxikation sollte immer an die rasche Gabe einer 20%igen Lipidlösung gedacht werden. Zeitnah und rasch eingesetzt, können Lipidlösungen zur Umverteilung lipophiler Lokalanästhetika aus dem Myokard in die Lipidphase der Lösung führen und dadurch eine erfolgreiche Reanimation ermöglichen.

47.3 Literatur

Hübler M, Gäbler R, Ehm B, Oertel R, Gamma de Abreu M, Koch T. Successful resuscitation following ropivacaine induced systemic toxicity in a neonate. Anaesthesia 2010; 65: 1137–1140

Picard J et al. Guidelines and the adoption of "lipid rescue" therapy for local anaesthetic toxicity. Anaesthesia. 2009; 64: 122–125

Rosenblatt MA, Abel M, Fischer GW, Itzkovich CJ, Eisenkraft JB. Successful Use of 20% Lipid Emulsion to Resuscitate a Patient after a Presumed Bupivacaine-related Cardiac Arrest. Anesthesiology 2006; 105: 217–218

Volk T, Graf BM, Gogarten W, Kessler P, Wulf H. Empfehlungen zur Lipidbehandlung bei der Intoxikation mit Lokalanästhetika. Anästh Intensivmed 2009; 50: 698–702

Weinberg G. Treatment of Local Anesthetic Systemic Toxicity – LAST. Reg Anesth Pain Med 2010; 35: 188–193

Zimmer C et al. Cardiotoxic and neurotoxic effects after accidental intravascular bupivacaine administration. Therapy with lidocainepropofol and lipid emulsion. Anaesthesist 2007; 56: 449–453

48 Verwechslung von Blutkonserven bei Übergabe an Aufwachraum

Wolfgang Heinrichs

48.1 Klinischer Fall

Ein 67-jähriger Patient bekommt einen TEP-Wechsel, der intraoperativ mit signifikantem Blutverlust (ca. 1–1,5 Liter), ansonsten aber völlig komplikationslos in Spinalanästhesie durchgeführt wird. Erst gegen Ende der Operation entscheidet sich der Anästhesist aufgrund zunehmender Kreislaufinstabilität und einer Hämoglobinkonzentration von weniger als 50 % der Norm doch zur Bluttransfusion und beauftragt seine Pflegekraft, 2 Erythrozytenkonzentrate (EK) für den Patienten in der hauseigenen Blutbank anzufordern. Bevor die EK im OP eintreffen, ist diese beendet und der Patient wird in den Aufwachraum verlegt. Beim Umlagern auf der Schleuse nimmt die Pflegekraft eine hausübliche Blutkühltasche vom üblichen Übergabepunkt des Transportdienstes und übergibt sie zusammen mit dem Patienten an die Aufwachraumbesatzung. Sie ist der Meinung, dass es sich um das bestellte Blut für den TEP-Patienten handele.

Im Aufwachraum wird das erste EK mit Konservenbegleitschein aus der Kühltasche entnommen. Bei nun transfusionspflichtiger Gesamtsituation kommt das EK direkt zum Einsatz, nachdem vom transfundierenden Arzt ein Bedside-Test durchgeführt und die Konservennummer verglichen wurde. Das EK lief ohne Auffälligkeiten ein. Erst danach fällt auf, dass das EK vertauscht wurde und für einen anderen Patienten im OP gedacht war. Der ähnlich klingende Patientenname auf dem Konservenbegleitschein wurde übersehen.

48.2 Konsequenzen für den Patienten

Keine. Beim Nachkreuzen stellte sich die verabreichte Konserve als verträglich heraus.

48.3 Interpretation aus Sicht des Anästhesisten

Vertauschungen von Blutkonserven zählen zu den immer wieder vorkommenden Fehlern und werden gemeinhin als Kunstfehler gewertet. Gut war im vorliegenden Fall, dass trotz der gebotenen Eile ein Bedside-Test durchgeführt wurde, der zumindest die richtige Blutgruppe im AB0-System bestätigte. Zweimal wurde nicht mit der gebotenen Sorgfalt gearbeitet: Der Anästhesiepfleger hat die falsche Konserven in das Bett des Patienten gelegt und der transfundierende Arzt hat die Daten auf dem Konservenbegleitschein nicht sorgfältig geprüft.

Das Transfusionsgesetz (TFG) regelt seit 1998 in der Bundesrepublik Deutschland die Gewinnung von Blut, Blutbestandteilen und Blutprodukten sowie deren Anwendung am Menschen bei Bluttransfusionen. Es enthält außerdem umfassende Dokumentationspflichten; Bundesgesetzblatt 1998).

Das TFG stellt außerordentlich hohe Ansprüche an die Sorgfalt, mit der eine Bluttransfusion durchzuführen ist. Fast alle Kliniken haben sich hierzu eine SOP gegeben. Im Folgenden wird das typische Procedere aus der SOP der Universitätsmedizin Köln zitiert):

„Vor Beginn einer Bluttransfusion hat sich der transfundierende Arzt persönlich davon zu überzeugen, ob die Konserve für den betreffenden Empfänger bestimmt ist (Identitätskontrolle zwischen Empfänger und Personalien auf dem Begleitschein), ob die Blutgruppe der Konserve (Konservenetikett) und die Konservennummer mit den Angaben auf dem Begleitschein übereinstimmen. Darüber hinaus müssen das Verfallsdatum und die Unversehrtheit der Konserve überprüft werden.

Unmittelbar vor der Transfusion ist vom transfundierenden Arzt oder unter seiner direkten Aufsicht der AB0-Identitätstest (Bedside-Test) am Empfänger vorzunehmen. Er dient der Bestätigung der zuvor bestimmten und auf dem Anforderungsschein dokumentierten AB0-Blutgruppenmerkmale des Empfängers."

Als zusätzliche Sicherungsmaßnahme kann bei Erythrozytenpräparaten die biologische Vorprobe nach Oehlecker durchgeführt werden. Dabei werden etwa 20 ml Blut aus der Konserve schnell transfundiert, 4–5 Minuten abgewartet, um eventuelle Zeichen einer Unverträglichkeit beim Empfänger beobachten zu können. Wenn keine Transfusionsreaktionen auftreten, kann die Transfusion fortgesetzt werden. Diese Vorprobe ist allerdings nur beim wachen Patienten geeignet, Unverträglichkeiten im AB0-System aufzudecken und wäre im vorliegenden Fall nicht sicher gewesen.

Glücklicherweise stellte sich am Ende heraus, dass die infundierte Konserve für den Patienten geeignet war.

Die Wahrscheinlichkeit eines solchen Fehlers kann mit Hilfe einer Teamlösung drastisch reduziert werden: Vor der unmittelbaren Durchführung einer Transfusion überprüft der Arzt zusammen mit einer zweiten Person, z.B. der Pflegekraft, ob alle Voraussetzungen für die Transfusion erfüllt sind. Hierbei wird der Konservenbegleitschein laut vorgelesen, die Identität des Patienten anhand der Krankenakte, Anästhesieprotokoll usw. bestätigt. Danach wird der Bedside-Test von beiden gemeinsam beurteilt. Diese Art des Hinzuziehens einer zweiten Person und des lauten Verlesens der Patienten- bzw. Konservendaten deckt eine Verwechslung mit hoher Wahrscheinlichkeit auf. Diese allgemein als „cross checking" bezeichnete Technologie gilt international in risikobehafteten Unternehmen als Goldstandard für die genannte Situation.

> **Take Home Message**
> - Identität des Patienten und ferner die Richtigkeit des Bedside-Tests überprüfen.
> - Überprüfung aller Daten stets von 2 Personen: einer liest alle Daten vor, der andere bestätigt die Richtigkeit.

48.4 Literatur

Gesetz zur Regelung des Transfusionswesens. Bundesgesetzblatt 1998; 42: 1752–1760

SOP der Universitätsmedizin Köln. http://www.uk-koeln.de/blutspende/qmhandbuch/anlage1.html. Stand: 11.8.2010

49 Lokalanästhesie-Intoxikation bei Carotis-TEA

Wolfgang Heinrichs

49.1 Klinischer Fall

70-jähriger Patient, ASA 4 aufgrund multipler kardiovaskulärer Vorerkrankungen und bei Zustand nach Myokardinfarkt vor 4 Wochen. Er hat eine ausgedehnte Leistenhernie, die zunehmend nur noch mit Mühe spontan reponiert werden kann. Daher entschließen sich die Chirurgen zur klassischen Herniotomie in Lokalanästhesie.

Die Lokalanästhesie wird mit 40 ml Scandicain 1% durchgeführt und zeigt den gewünschten Effekt. Die Operation kann gut durchgeführt werden. Vor Hautverschluss beschließt der Operateur zur postoperativen Schmerztherapie noch eine ausgiebige Wundrandinfiltration mit Bupivacain. Kurz nach der Injektion von 20 ml Bupivacain 0,25% klagt der Patient über Unwohlsein, Schwindel und einen metallischen Geschmack im Mund. Nur Sekunden später wird er bewusstlos und das angeschlossene Pulsoxymeter gibt Alarm.

Das hinzugerufene Anästhesieteam stellt eine Asystolie fest. Der Patient wird intubiert und nach üblichen Algorithmen reanimiert. Mehrere Injektionen von Adrenalin zeigen keinerlei Erfolge. Nach etwa 1 Stunde beschließt der Anästhesist auch aufgrund der kardiovaskulären Vorerkrankungen des Patienten, die Reanimation zu beenden.

49.2 Konsequenzen für den Patienten

Nach 60 Minuten wird die Reanimation erfolglos beendet. Der Patient verstirbt noch auf dem OP-Tisch.

49.3 Interpretation aus Sicht des Anästhesisten

Die seltene Intoxikation mit Lokalanästhetika ist von der Menge und der Art des verwendeten Lokalanästhetikums abhängig. Unter Menge ist hier vor allem auch diejenige Menge gemeint, die bei der Injektion akzidentell intravenös oder intraarteriell injiziert wird. In der Literatur sind einige Fälle beschrieben, bei denen es nach Applikation von Bupivacain, Levobupivacain und Ropivacain zu therapierefraktären Kreislaufstillständen gekommen ist. Meist fanden sich Blockbilder bis zur Asystolie als EKG-Substrat.

Die Basistherapie eines solchen Kreislaufstillstandes soll zunächst nach den bekannten ERC-Leitlinien zur kardiopulmonalen Reanimation durchgeführt werden. Wird damit kein Wiederkehren eines spontanen Kreislaufs erreicht (ROSC), soll versuchsweise eine Lipidtherapie eingeleitet werden. In der Literatur sind einige Fälle beschrieben, bei denen dieses Vorgehen von gutem Erfolg gekrönt war (Volk et al. 2009). Dieses Therapiekonzept war im vorliegenden Fall nicht bekannt oder wurde nicht in Betracht gezogen.

Naturgemäß kann keine Aussage getroffen werden, ob die Lipidtherapie im vorliegenden Fall Erfolg gehabt hätte. Einen Versuch wäre es wert gewesen, vor allem auch, weil die Reanimation im OP unter günstigen Bedingungen stattfand.

49.4 Weiterführende Gedanken

Merkblatt Lipidtherapie:

Im Falle eines lokalanästhetikainduzierten Herz-Kreislauf-Stillstands, der auf konventionelle Therapie nicht anspricht, sollte zusätzlich zur Standard

Herz-Kreislauf-Wiederbelebung Intralipid 20% in folgender Dosierung i. v. gegeben werden:

- Bolus Intralipid 20%, 1,5 ml/kg über eine Minute
- direkt anschließend kontinuierliche Infusion von Intralipid 20% mit 0,25 ml/kg/min
- Herz-Druck-Massage aufrechterhalten (Lipid muss zirkulieren)
- Bolus-Wiederholung alle 3–5 Minuten bis zu 3 ml/kg, bis Kreislauf wiederhergestellt ist
- kontinuierliche Infusion bis zur hämodynamischen Stabilität; Dosiserhöhung auf 0,5 ml/kg/min, wenn Blutdruck abfällt
- Maximaldosierungsempfehlung 8 ml/kg

Beispieldosierung für Reanimation bei einem Erwachsenen (70 kg):

- 500 ml Intralipid 20% und 50 ml-Spritze
- 2 × 50 ml sofort i. v.
- Restinfusion über 15 Minuten i. v.
- Initialbolus bis zu 2 × wiederholen, falls kein Spontankreislauf vorhanden

Take Home Message

- Lipidinfusion in jedem Bereich bereitstellen, in dem mit Lokalanästhetika gearbeitet wird.
- Dosierungsempfehlung als laminierte Folie bereithalten.
- Patienten mit Lokalanästhetika-Intoxikation konsequent reanimieren, bis Lipidtherapie greift.

49.5 Literatur

Volk T, Graf BM, Gogarten W, Kessler P, Wulf H. DGAI Info: Empfehlungen zur Lipidbehandlung bei der Intoxikation mit Lokalanästhetika. Anästh Intensivmed 2009; 50: 698–702

50 Medikamentenverwechslung aufgrund ISO-Etiketten: Akrinor vs. Arterenol

Wolfgang Heinrichs

50.1 Klinischer Fall

Bereitschaftsdienst, ca. 2 Uhr morgens: Patient mit Tonsillektomie-Nachblutung. Problemlose Einleitung. Nach Blutstillung bittet der Operator um Anhebung des Blutdrucks, um auch bei höherem (normotensiven) Blutdruck eine erneute Blutung ausschließen zu können.

Statt der Spritze mit Akrinor wird die Spritze mit Arterenol gegriffen und ca. 0,2 mg Noradrenalin gespritzt. Der Blutdruck steigt erheblich an, eine kleine Nachblutung tritt auf. Der nächste gemessene Blutdruck beträgt 190/125 mmHg. Da dieser Effekt mit Akrinor nicht kompatibel ist, wird die Spritze überprüft und das „falsche Etikett" respektive die Verwechslung der Spritze entdeckt. Nach ca. 30 Minuten haben sich alle Verhältnisse normalisiert, die Anästhesie wird problemlos ausgeleitet. Der Patient wird im Anschluss, wie vor dem Ereignis geplant, auf die Überwachungsstation verlegt.

50.2 Konsequenzen für den Patienten

Keine.

50.3 Interpretation aus Sicht des Anästhesisten

Die Verwechslung zweier unterschiedlich wirkender Medikamente entstand im vorliegenden Fall in einer Zeit der Übernächtigung im Dienst. Übermüdung bzw. physiologisches Versagen ist einer der typischen Human Factors und ca. $2/3$ aller ernsthaften Fehler lassen sich auf sie zurückführen. Kein Pilot darf vergleichsweise solange im Cockpit sitzen,

er würde sogar dafür bestraft werden. In der Medizin gibt es hier immer noch Entwicklungsbedarf.

Medikamentenverwechslungen stellen eine der Hauptgefährdungsquellen für die Patientensicherheit in der Anästhesiologie dar. Die fehlerhafte Gabe kann dabei entstehen:
- durch Verwechslung bei der Zubereitung (Medikament wird unter der falschen Indikation aufgezogen oder die richtige Indikation wird gestellt, aber das falsche Medikament aus dem Fach gezogen; Currie et al. 1993; Webster et al. 2001),
- durch die Beschriftung (Unterlassung der Beschriftung, fehlerhafte Konzentrationsangabe, handgeschriebene und schlecht lesbare Beschriftung; Fasting u. Gisvold 2000; Merry u. Webster 1996),
- bei der Applikation (Griff zur falschen Spritze aufgrund Ablenkung, Griff zur falschen Spritze aufgrund Unordnung auf dem Narkosetisch, Verwechslung aufgrund zu großer Ähnlichkeit, Fehlberechnung der Dosierung; Valentin et al. 2009).

Als Empfehlungen zur Vermeidung von Medikamentenverwechslungen werden gegeben:
- aufmerksames Lesen jeder Beschriftung (was in dem vorgestellten Fall auch zum Erkennen des potenziellen Problems geführt hat)
- Beschriftungspflicht: jede Spritze, die auf einem Narkosetisch liegt, muss beschriftet sein, andernfalls wird sie verworfen
- Optimierung der Lesbarkeit der Etiketten
- Schubladen und Arbeitsflächen sollen an allen Arbeitsplätzen einer Organisation reproduzierbar identisch gestaltet sein (Minimierung des Risikos eines Griffs zum falschen Medikament)
- Medikamente, die nicht zum Routineeinsatz gehören und potenziell schwerwiegende Komplikationen hervorrufen können (z. B. Antiarrhythmika, PDE-Hemmer etc.), sollten separat aufbewahrt werden, um einem versehentlichen Aufziehen vorzubeugen

Die Kommission Arzneimittelsicherheit der Deutschen Interdisziplinären Vereinigung für Intensiv- und Notfallmedizin e.V. (DIVI) hat daher die ISO-Norm 26825 erweitert und empfiehlt:

„Um die Gefahr von Medikationsirrtümern bei der parenteralen Medikation zu verringern, sollte in der Intensiv- und Notfallmedizin jedes vom Anwender in eine Spritze aufgezogene Medikament mit einem Spritzenaufkleber gemäß DIVI-Standard gekennzeichnet werden."

Dieser Empfehlung, an jedem Haus mit einer anästhesiologischen Abteilung oder Intensivstation ISO normierte Etiketten einzuführen, hat sich die Deutsche Gesellschaft für Anästhesiologie und Intensivmedizin (DGAI 2010) angeschlossen. Vorgefertigte Aufkleber sind von einer Reihe Anbietern kommerziell zu erhalten. Nähere Einzelheiten können auf der Website der DIVI (**www.divi-org.de**) nachgelesen werden. Das Prinzip der ISO 26825 besteht darin, dass jedes Medikament einer Wirkungsgruppe und diese einer bestimmten Farbe eindeutig zugeordnet wird. Mit Hilfe dieser Etiketten wird eine Verwechslung von Medikamenten verschiedener Stoffgruppen deutlich unwahrscheinlicher, als ohne solche Etiketten.

Allem Guten wohnt auch manchmal Gefahr inne: So lobenswert die Einführung der ISO-Etiketten zur erhöhten Sicherheit vor Verwechslung ist, so können dann Substanzen der gleichen Stoffklasse leichter verwechselt werden. So sehen beispielsweise die Etiketten von Akrinor und Arterenol von der Farbe gleich aus, unterscheiden sich nur durch die Beschriftung (und die ist wegen der Ähnlichkeit der Namen leicht zu verwechseln). Aus diesem Grund sind weitere Vorsichtsmaßnahmen in der Routine erforderlich: Wenn z.B. routinemäßig beide Medikamente aufgezogen bereitliegen (dies machen einige Abteilungen!), so sollte man zwei weitere Sicherungsmaßnahmen ergreifen. So kann man z.B. Norardrenalin in 20 ml-Spritzen und nur mit einer Konzentration von 10 µg/ml aufziehen, während Akrinor in 10 ml-Spritzen mit 2 ml Akrinor auf 10 ml aufgezogen wird. So sind zwei Sicherungsmechanismen präsent: die unterschiedliche Spritzengröße und eine Konzentration in der Noradrenalin-Spritze, die bei eventueller Verwechslung nicht zu bedrohlichen Komplikationen führen würde, aber trotzdem ausreichend wirksam ist.

Alan Merry (Auckland, New Zealand), der Erfinder des „Safer Sleep"-Systems, rüstet seine Spritzen zusätzlich mit einem Barcode aus. Alle Spritzen werden an einem Scanner vorbeigeführt, bevor die Injektion erfolgen darf, das System überprüft so die Kompatibilität und Richtigkeit der Droge (Merry et al. 2002).

> ## Take Home Message
>
> - ISO-Etiketten verringern die Gefahr von Spritzenverwechslungen, wenn es sich um unterschiedliche Stoffklassen handelt.
>
> - Innerhalb einer Stoffklasse ist weiterhin eine erhöhte Aufmerksamkeit erforderlich, um Verwechslungen auszuschließen.
>
> - Etiketten immer bewusst lesen, bevor eine Spritze angesetzt wird.

50.4 Literatur

Deutsche Gesellschaft für Anästhesiologie und Intensivmedizin e.V. Info: Empfehlungen zur Kennzeichnung von Spritzen in der Intensiv- und Notfallmedizin. Anästh Intensivmed 2010; 51: 371–374

Currie M et al. The Australian Incident Monitoring Study. The "wrong drug" problem in anaesthesia: an analysis of 2000 incident reports. Anaesth Intensive Care 1993; 21(5): 596–601

Fasting S, Gisvold SE. Adverse drug errors in anesthesia, and the impact of coloured syringe labels. Can J Anaesth 2000; 47(11): 1060–1067

Merry AF, Webster CS. Labelling and drug administration error. Anaesthesia 1996; 51(10): 987–988

Merry AF et al. Evaluation in an anaesthetic simulator of a prototype of a new drug administration system designed to reduce error. Anaesthesia 2002; 57(3): 256–263

Valentin A et al. Errors in administration of parenteral drugs in intensive care units: multinational prospective study. Bmj 2009; 338: b814

Webster CS et al. The frequency and nature of drug administration error during anaesthesia. Anaesth Intensive Care 2001; 29(5): 494–500

51 Maligne Hyperthermie im Aufwachraum nach unauffälliger Anästhesie

Wolfgang Heinrichs

51.1 Klinischer Fall

Ein 9-jähriger Junge wird im Rahmen einer Tonsillektomie mit Fentanyl und Propofol eingeleitet (die Intubation erfolgt in tiefer Propofol-Anästhesie ohne Muskelrelaxans), die Aufrechterhaltung erfolgt mit Sevoflurane 1–1,5 MAC. Völlig problemloser operativer Verlauf, der Patient wird zeitgerecht wach und extubiert. Weil das Kind sehr unruhig ist, erhält es nach der Ausleitung 2 mg Dormicum und noch 2,5 mg Piritramid gegen die Schmerzen. Die Aufwachraumschwester vermerkt auf dem Protokoll eine tiefe, gleichmäßige Atmung mit einer Frequenz von 35/min. Die Sättigung beträgt 98, 95 und 94%. Nach kurzer Zeit wird das Kind wieder unruhig, der zuständige Anästhesist wird hinzugerufen. Jetzt beträgt die Sättigung nur noch 91%, das Kind wirkt zentralisiert und marmoriert, die Herzfrequenz beträgt über 150/min. Der Anästhesist stellt die Verdachtsdiagnose „beginnende Sepsis" und ordnet zunächst eine Temperaturmessung an. Diese ergibt rektal 38,5 °C.

Der Operateur wird informiert und erklärt eindeutig, dass bei der Tonsillektomie keinerlei akute Infektionszeichen vorgelegen hätten. Er sei selbstverständlich bereit, den Lokalbefund zu explorieren. Dies gelingt aber bei dem mittlerweile extrem unruhigen Kind nicht. Jetzt wird der zuständige Oberarzt informiert und man beschließt, das Kind nicht zuletzt wegen der zunehmenden Kreislauf- und respiratorischen Dekompensation erneut zu anästhesieren.

Einleitung im Aufwachraum mit Propofol und Succinylcholin als RSI. Nach der Intubation normaler Anschluss an ein Narkosegerät. Die endexspiratorische CO_2-Konzentration beträgt über 70 mmHg, man beginnt, das Kind zu hyperventilieren. Die Exploration des HNO-Arztes ergibt keinen Befund. Zu diesem Zeitpunkt wird vom Assistenzarzt zuerst der Verdacht auf eine maligne Hyperthermie (MH) als alternative Diagnose zur Sepsis geäußert. Dies lehnt der zuständige Oberarzt ab, informiert aber seinen Chef, der sofort dazukommt. Dieser erklärt, er glaube nicht an eine MH, wenn aber der Verdacht zu äußern sei, schade es nicht, das Kind entsprechend zu behandeln.

Nun erhält das Kind relativ zügig Dantrolene, Kühlmaßnahmen werden eingeleitet, die Hyperventilation fortgesetzt. Rücksprache mit einer MH-Ambulanz; Optimierung der Akuttherapie. Nach insgesamt 10–12 mg/kg Dantrolene normalisieren sich die Befunde in den nächsten 2 Stunden langsam. Das Kind wird an ein pädiatrisches Zentrum verlegt.

51.2 Konsequenzen für den Patienten

Es ist bekannt, dass das Kind dialysepflichtig wurde und dass sowohl das Kind als auch die Familie mit 3 weiteren Mitgliedern positiv auf MH-Disposition getestet wurden. Über das endgültige Outcome ist nichts bekannt. Das Kind befand sich zumindest sehr lange in der Obhut einer pädiatrisch-nephrologischen Klinik.

51.3 Interpretation aus Sicht des Anästhesisten

Dieser Fall wurde mir während des Debriefings einer Simulatorsitzung mit dem Fall MH berichtet. Der Teilnehmer war der beteiligte Oberarzt in dem Fall. Somit mag der eine oder andere Befund aus dem Gedächtnis heraus nicht ganz präzise sein, die Betroffenheit des Kollegen bei der Erinnerung daran war mehr als echt. Auch die Schilderung der verschiedenen Befunde und des Ablaufs hatten sich tief in das Gedächtnis eingebrannt. So begannen wir abends gemeinsam, den einige Jahre zurückliegenden Fall zu analysieren:

Das Kind wurde bei unauffälliger Anamnese im Routineprogramm mit einer balanzierten Anästhesie zur Tonsillektomie anästhesiert. Der intraoperative Verlauf war unauffällig, die OP-Dauer mit etwa 15 Minuten sehr kurz. Als Triggersubstanz muss man im vorliegenden Fall wohl das Inhalationsanästhetikum beschuldigen, da andere potenzielle Triggersubstanzen nicht erinnerbar waren.

Kommt es während der Anästhesie zur Ausbildung einer MH, so wird als erstes sicheres Symptom ein Hypermetabolismus mit Aktivierung des Kreislaufs (Herzfrequenz) und Anstieg der CO_2-Produktionsrate bzw. bei konstanter Ventilation Anstieg der endexspiratorischen CO_2-Konzentration zu beobachten sein. Im vorliegenden Fall war es üblich, Kinder für die kurzen Eingriffe manuell zu beatmen, sodass die Beurteilung eines CO_2-Anstiegs generell schwierig sein kann.

Nach dem Eingriff fielen als Hauptsymptome Unruhe, Tachykardie und eine abnehmende Sättigung bei zunehmender Tachypnoe auf – Befunde, die durchaus mit der Verdachtsdiagnose SIRS kompatibel sind. Als noch erhöhte Temperaturwerte bestimmt wurden, war sich das Anästhesieteam diesbezüglich sicher. Der Operateur verneinte dagegen ein infektiöses Geschehen (dachte vielleicht selbst an die Möglichkeit einer anderen operativen Komplikation).

Nach der erneuten Intubation, die aus dem Nachgang betrachtet tragischerweise noch mit einer weiteren Triggersubstanz durchgeführt wurde, registrierte wohl vor allem der Assistenzarzt die hohen CO_2-Werte. Diese sind völlig untypisch für ein beginnendes SIRS-/Sepsis-Syndrom und ohne dies genau zu begründen, brachte er die MH als mögliche Diagnose ein.

Das Kind wurde somit durch mehrere günstige Umstände gerettet (in Klammern sind Beispiele für Human Factors genannt, die eine wesentliche Rolle gespielt haben):

- Ein Assistenzarzt spricht die Verdachtsdiagnose MH aus („Optionen nennen" – „Auch unklare Bedenken äußern" – „Jedes Teammitglied soll sein Wissen einbringen" – „rule out worst case").
- Der Oberarzt ruft als weitere Instanz seinen Chef dazu („Hilfe holen" – „Zweite Meinung einholen").
- Der Chef reagiert richtig, dass er den ausgesprochenen Verdacht auf MH konsequent behandelt („Kritik und Einwände annehmen").
- Die Beratung einer externen MH-Gruppe fließt in die Behandlung ein („Expertenrat einholen").

Was hätte man anders machen können?
- Maschinelle, konstante Beatmung durchführen, um eine Steigerung der CO_2-Produktion leichter zu erkennen (dieser Punkt ist im geschilderten Fall zugegebenermaßen Spekulation).
- Bei offensichtlicher respiratorischer Störung eine Blutgasanalyse durchführen, diese hätte die metabolisch-respiratorische Azidose bereits vor der zweiten Intubation angezeigt!
- Konsequent im Team alle Befunde analysieren und bewerten; alle möglichen Diagnosen sollten in Betracht gezogen werden.

Es bleibt zu erwähnen, dass der Kollege in der Simulatorsitzung die MH sehr frühzeitig in Betracht gezogen hat, die Diagnose zeitgerecht und eindeutig gestellt hat und die Therapie absolut korrekt beherrschte.

51.4 Literatur

Deutsche Gesellschaft für Anästhesiologie und Intensivmedizin e.V., Berufsverband Deutscher Anästhesisten. Empfehlungen zur Therapie der malignen Hyperthermie. Anästh Intensivmed 2008; 49: 483 – 488

52 Tachykardie und Hypertonie aufgrund Opiat-Unwirksamkeit

Wolfgang Heinrichs, Elmar Biermann

52.1 Klinischer Fall

47-jährige Patientin, ASA 2, laparoskopische Cholezystektomie. Aufgrund ungünstiger Venenverhältnisse legt die Anästhesieschwester die Venenverweilkanüle am rechten Unterarm und bereitet eine Verlängerung vor, da dieser Arm während der OP angelagert werden soll. Problemlose Einleitung mit Fentanyl, Propofol und Cis-Atracurium. Aufrechterhaltung der Anästhesie mit zunächst 0,8 MAC Desfluran. Problemlose Lagerung. Zu diesem Zeitpunkt wird der Anästhesist (OA) von einem jüngeren Kollegen abgelöst, da in einem anderen Saal Probleme auftraten.

Bei OP-Beginn vertieft der junge Kollege die Anästhesie in Richtung 1,2–1,4 MAC Desfluran. Es kommt relativ schnell zum Anstieg von Herzfrequenz und Blutdruck. Diese Symptome interpretiert der Kollege als Schmerzreaktion, möglicherweise als Desfluran-Nebenwirkung, und injiziert einen zweiten Bolus Fentanyl. Die Symptome bessern sich geringfügig, wenn auch nicht befriedigend. Auch ein dritter Bolus Fentanyl (in Absprache mit dem Oberarzt) bringt keinerlei Effekt. Die Narkose präsentiert sich als unbefriedigend und schlecht steuerbar.

Obwohl die Infusion schwerkraftgetrieben problemlos läuft, beschließt der Kollege, die OP kurz zu unterbrechen und die Venenverweilkanüle zu inspizieren. Diese präsentiert sich unauffällig. Eine Kochsalz-Injektion lässt sich problemlos in die Zuspritzeinheit applizieren.

Im weiteren Verlauf der OP bessern sich die Symptome. Gegen Ende leitet der Kollege die im Haus übliche Schmerztherapie mit Piritramid ein, welches bereits aufgezogen in der Spritzenschale bereitliegt. Nach Ausleitung klagt die Patientin über starke Schmerzen, ist sehr unruhig und weiterhin hyperton und tachykard. Eine zweite Injektion von Piritramid zeigt keinen eindeutigen Effekt. Im Aufwachraum entschließt man sich daher zu einer Kurzinfusion von Novaminsulfon, die eine gute Wirkung aufweist.

Warum die Opiate im vorliegenden Fall nicht oder nur unzureichend gewirkt haben, konnte nicht befriedigend geklärt werden.

52.2 Konsequenzen für den Patienten

Keine, wenn man von der schmerzhaften Aufwachepisode absieht, die sicher unbefriedigend und nicht angenehm war.

52.3 Interpretation aus Sicht des Anästhesisten

Der junge Kollege hat umsichtig und sorgfältig auf die Kreislaufsituation reagiert, leider ohne befriedigenden Erfolg. Er hat die Situation richtig als zu flache Anästhesie erkannt. Sehr gut auch, dass er an die Möglichkeit einer dislozierten oder Parainfusion gedacht hat.

Die (mögliche) Lösung dieses Falles wurde einige Wochen später offenbar: Der Oberarzt wurde erwischt, als er Fentanyl und Piritramid für sich selbst konsumierte und aufgezogene Spritzen gegen solche mit NaCl gefüllt austauschte. Er wurde fristlos aus der Abteilung entlassen.

Opiatabhängigkeit unter Anästhesiepersonal ist keine Seltenheit: „Gelegenheit macht Diebe". Somit bliebe als noch mögliche Änderung im vorliegenden Fall, dass man auch an solche Zusammenhänge denkt und im Wiederholungsfall eine frische Opiat-Ampulle öffnet, um den Effekt dann zu überprüfen.

52.4 Interpretation aus Sicht des Juristen

Sollte es so gewesen sein, dass der Oberarzt die Opiate selbst konsumierte und die für den Patienten aufgezogenen Spritzen mit Kochsalz auffüllte, dann drohen dem Oberarzt nicht nur betäubungsmittelrechtliche und zivil-/strafrechtliche Konsequenzen (Eigentumsdelikte). Er ist strafrechtlich auch verantwortlich für die körperliche Schädigung des Patienten, die dadurch eintritt, dass der nachbehandelnde Arzt in Unkenntnis der ausgetauschten Medikamente dem Patienten ein insoweit unwirksames Präparat verabreicht und den Patienten damit gesundheitlich schädigt, in dem er zumindest die Schmerzreize nicht ausschalten kann.

Der Oberarzt, der die Opiate austauscht, nimmt zumindest billigend in Kauf, dass der Patient durch den unwissenden nachbehandelnden Arzt geschädigt wird. Auch wenn der Oberarzt den Patienten nicht in eigener Person verletzt, so bedient er sich doch des unwissenden nachbehandelnden Arztes als Werkzeug, indem er billigend in Kauf nimmt, dass dieser das insoweit unwirksame Präparat verabreicht. Juristen nennen dies mittelbare Täterschaft. Der Oberarzt macht sich in diesen Fällen der vorsätzlichen Körperverletzung durch mittelbare Täterschaft schuldig.

Nicht nur wenn ein Arzt Straftaten begeht, sondern auch dann, wenn er rauschmittelsüchtig ist, gefährdet er im Übrigen auch seine Approbation.

BDA und DGAI haben sich in einer Empfehlung zum „Umgang mit abhängigkeitserkrankten Mitarbeitern im Krankenhaus" geäußert (Meier et al. 2010).

> **Take Home Message**
>
> Handlungsempfehlungen zum Umgang mit abhängigkeitserkrankten Mitarbeitern im Krankenhaus beachten (Meier et al. 2010).

52.5 Literatur

Meier C, Iwunna J, Bürkle H, Kaisers U, Scherbaum N, Schüttler J, Soukup J, van Aken H. Empfehlung zum Umgang mit abhängigkeitserkrankten Mitarbeitern im Krankenhaus. Anästh Intensivmed 2010; 51: 719–721

53 Überdosierung von Paracetamol bei einem Kind

Wolfgang Heinrichs

53.1 Klinischer Fall

Ambulante Leistenhoden-OP, 5-jähriges Kind (Gewicht 18 kg). Nach Einleitung der Anästhesie (nur Propofol, kein Opiat!) erhält das Kind 0,5 g Paracetamol als Suppositorium zur Schmerztherapie. Unauffälliger Anästhesie- und OP-Verlauf. Postoperativ klagt das Kind im Aufwachraum über Schmerzen und ist recht unruhig. Die Pflegekraft verabreicht in Gegenwart der Mutter ein weiteres Suppositorium Paracetamol von 0,5 g. Wenig später wird das Kind nach Hause entlassen.

Zu Hause quengelt das Kind erneut. Die Mutter weiß, dass sie Fieber- und Schmerzzäpfchen im Haus hat und verabreicht eines – welches sich später als weitere Dosis von 0,5 g Paracetamol herausstellt.

Bei der Wiedervorstellung des Kindes fällt dem Urologen ein leichter Sklerenikterus auf. Das Kind klagt über Bauchschmerzen und ist auffallend blass. Der hinzugezogene Pädiater ordnet eine Laboranalyse an, dabei werden deutlich erhöhte Transaminasenwerte gefunden. Das Kind wird zur Beobachtung und zur weiteren Abklärung stationär aufgenommen.

Bei der detaillierten Anamneseerhebung entdeckt der Stationsarzt die relativ hohe Paracetamol-Dosis am Operationstag. Unter Kontrolle der Laborwerte und symptomatischer Therapie klingen die erhöhten Leberwerte in den folgenden Tagen wieder ab.

Gemeinsam besprechen Anästhesie und Urologie diesen Fall. Man erweitert den Informationsbogen für die Eltern nach Entlassung eines ambulant operierten Kindes um einen Hinweis, welches Schmerzmedikament die Eltern im Zweifel geben sollten.

53.2 Konsequenzen für den Patienten

Keine, wenn man vom stationären Aufenthalt in der Kinderklinik absieht.

53.3 Interpretation aus Sicht des Anästhesisten

Die Erstdosis Paracetamol betrug bereits 28 mg/kg. Nach der zweiten Dosis im Aufwachraum war die maximale Tageshöchstdosis von Paracetamol (ca. 60 mg/kg oder gemäß Fachinformation Paracetamol bei einem 5-jährigen Kind von etwa 20 kg: 1200 mg/Tag) schon fast erreicht. Mit einer dritten Dosis zu Hause (die Mutter hatte „gelernt", dass ein solches Zäpfchen gegen die Schmerzen gut hilft) wurde für dieses Kind eine kritische Dosis von Paracetamol erreicht (Larson et al. 2005).

Das Kind entwickelte subklinische Symptome, die zwar typisch sind, es aber in seiner Lebensqualität nicht stark beeinträchtigten.

Loben muss man den Urologen, der das Kind nicht nur in der Leiste untersuchte, sondern dem auch der Sklerenikterus auffiel. Zu diesem Zeitpunkt war allerdings eine gezielte Therapie einer Paracetamol-Überdosierung nicht mehr möglich. Azetylcystein sollte dazu in den ersten 8–12 Stunden nach Aufnahme einer Überdosis Paracetamol gegeben werden, um ein komplettes Leberversagen zu vermeiden.

Insoweit hat der kleine Patient Glück gehabt, dass sich der Leberschaden von selbst erholen konnte.

Dieser Fall könnte sich jederzeit auch in einem stationären Umfeld wiederholen. Es ist daher wichtig, dass alle Beteiligten über die intra- und postoperative Paracetamol-Dosierung informiert werden. Bei Verlegung eines Kindes aus dem Aufwachraum sollte eine klare Anweisung zur weiteren Schmerztherapie mitgeteilt werden.

Take Home Message

- Maximaldosis von Paracetamol 60 mg/Tag verteilt auf 4 Einzeldosen.
- Bei Kindern immer die Maximaldosis berechnen.
- Klare Anweisung für Schmerztherapie auf die Station mitgeben.
- Bei ambulanten Patienten den betreuenden Angehörigen genaue schriftliche Informationen aushändigen.

53.4 Literatur

Larson AM et al. Acetaminophen-induced acute liver failure: results of a United States multicenter, prospective study. In: Hepatology 2005; 42(6): 1364 – 1372

54 Medikamentenverwechslung bei Spinalanästhesie

Jan Höcker

54.1 Klinischer Fall

Bei einer 53-jährigen Patientin mit seit Monaten persistierenden Knieschmerzen soll eine Kniegelenksarthroskopie durchgeführt werden. Die Patientin ist starke Raucherin (ca. 40 py) und leidet an einer COPD sowie arteriellem Hypertonus. Außerdem zeigt sie sich im anästhesiologischen Aufklärungsgespräch sehr ängstlich gegenüber einer Vollnarkose wie auch gegenüber einer „Spritze ins Rückenmark". Die Anästhesistin schlägt der Patientin aufgrund der Vorerkrankungen und nach ausführlicher Information über das anästhesiologische Vorgehen die Durchführung einer Spinalanästhesie mit zusätzlicher Sedierung vor. Hiermit erklärt sich die Patientin einverstanden. Am folgenden OP-Tag erfolgt die problemlose Anlage einer Spinalanästhesie in sitzender Position mit 2,6 ml Bupivacain 0,5 % nach Punktion in Höhe L3/L4. Unmittelbar nach Injektion berichtet die Patientin über ein Wärmegefühl im Gesäß und in beiden Beinen. Nach dem Hinlegen der Patientin erfolgt noch im Anästhesieeinleitungsraum die intravenöse Gabe von 2 mg (= 2 ml) Midazolam aus der bereitgelegten Spritze. Kurze Zeit darauf berichtet die Patientin über Luftnot und Beklemmungsgefühl und wird tachypnoeisch und kaltschweißig. Die Anästhesistin vermutet eine „hohe" Ausbreitung der Spinalanästhesie und testet die Ausbreitung der Kältehypästhesie mittels Desinfektionsspray beidseits lateral am Thorax. Hier zeigt sich eine weiterhin vorhandene Kälteempfindung nach kaudal bis ca. Th9. Die Patientin ist extrem ängstlich unter der zunehmenden Symptomatik, sodass sich die Anästhesistin entschließt, zusätzlich 1 mg Midazolam i. v. zu applizieren. Die Kreislauffunktion zeigt sich stabil (Blutdruck 145/90 mmHg, Herzfrequenz 134/min, rhythmisch, Sauerstoffsättigung 94 % bei einer Ausgangssättigung von 95 %). Auskultatorisch besteht beidseits vesikuläres Atemgeräusch. Die Anästhesistin entschließt sich nun, den zuständigen Oberarzt zu informieren und äußert den Ver-

dacht auf eine Lungenarterienembolie. Dyspnoe und Tachykardie zeigen sich progredient. Plötzlich fällt dem anwesenden Anästhesiepfleger auf, dass anstelle des Midazolams das für eine mögliche Intubation bereitliegende Succinylcholin (2 % in 5 ml Spritze) appliziert wurde. Sofort entschließt sich die Anästhesistin (ohne das Eintreffen des verständigten Oberarztes abzuwarten) zur Einleitung einer Allgemeinanästhesie mit Etomidat und Sufentanil. Intubation und folgende Anästhesie verlaufen komplikationslos. Die Patientin kann problemlos extubiert werden. Im Aufwachraum wird die Patientin anschließend über die Medikamentenverwechslung informiert und um Entschuldigung gebeten.

54.2 Konsequenzen für die Patientin

Die Patientin erhielt insgesamt 30 mg Succinylcholin im wachen Zustand, was die beschriebene Symptomatik erklärt. Die Situation war mit Stress und Angstgefühl für die Patientin (und das Anästhesieteam) verbunden. Bis zur Identifikation der Fehlerursache und dem Beginn der Vollnarkose vergingen ca. 5 Minuten. Die Patientin hat die Vollnarkose mit Intubation und Beatmung gut überstanden. Bleibende Schädigungen sind nicht aufgetreten. Die Entschuldigung der Anästhesistin für den gemachten Fehler wurde akzeptiert.

54.3 Interpretation aus Sicht des Anästhesisten

Die Gabe des Succinylcholins erfolgte unter der Annahme, es handle sich um das ebenfalls in einer 5 ml-Spritze aufgezogene Midazolam. Erstere Spritze lag auf dem bereitgestellten Spritzentablett, letztere ca. 10 cm neben dem Tablett. Beiden Spritzen waren mit selbstklebenden bedruckten (Original-)Aufklebern in ähnlichem Layout (weiß) beschriftet. Unaufmerksamkeit bei der Spritzenauswahl bzw. fehlende genaue Kontrolle des Etiketts vor Applikation des Medikaments sowie ungenügende Ordnung der Medikamente (alle Spritzen sollten auf dem Tablett liegen!) waren für den Fehler verantwortlich. Der Beginn der Symptomatik ca. 30 Sekunden nach Injektion hätte den Verdacht schon früher auf eine Medikamenten(neben)wirkung leiten können. Nach Entdecken der Ursache der Beschwerden erfolgte eine adäquate Behandlung.

54.4 Weiterführende Gedanken

Die Verwechslung von Medikamenten gehört – trotz vielfältiger Maßnahmen zu ihrer Vermeidung – zu den häufigsten Fehlern innerhalb der Anästhesie. Gründe hierfür sind u. a. eine fehlende (!), nicht lesbare bzw. leicht verwechselbare Beschriftung von Spritzen, insbesondere, wenn diese handschriftlich erfolgt. Aus diesem Grunde sind bedruckte, farblich markierte Etiketten eindeutig vorzuziehen. Im geschilderten Fall wurden solche herstellerseitig gelieferten Etiketten verwendet. Der Hersteller bzw. Lieferant des Midazolams hatte sich im geschilderten Fall kurz zuvor geändert, sodass anders aussehende Etiketten Verwendung fanden.

Nach einer Empfehlung der Deutschen Gesellschaft für Anästhesiologie und Intensivmedizin (DGAI) bzw. der Deutschen Interdisziplinären Vereinigung für Intensiv- und Notfallmedizin (DIVI) sollten in der klinischen Anästhesie, der Notfall- und Intensivmedizin zur Kennzeichnung von Spritzen mit aufgezogenen Medikamenten Selbstklebeetiketten verwendet werden, die der ISO-Norm 26825 und in einer Erweiterung dem DIVI-Standard entsprechen. Die Idee der Norm ist, die Medikamente mit dem Wirkstoffnamen entsprechend ihren Wirkstoffgruppen farbig zu kennzeichnen. Eine eventuelle Verwechslung innerhalb einer Wirkstoffgruppe (z.B. Hypnotika) hat weniger schwerwiegende Folgen als eine Verwechslung zwischen verschiedenen Gruppen. Diese Empfehlung ist jedoch bislang nicht flächendeckend umgesetzt.

Weiterhin sollte die Verwendung eines Spritzentabletts auch bei Regionalanästhesien gefordert werden, auf das alle verwendeten (unsterilen) Spritzen gelegt werden. Im Rahmen eines Klinikstandards ist festzulegen, welche Medikamente bei welchen Anästhesieformen bereitgelegt werden.

Take Home Message

Trotz Verwendung genormter Spritzenetiketten und adäquater Bereitstellung der Spritzen muss unmittelbar vor Applikation eine abschließende Kontrolle erfolgen.

55 Medikamentenunterdosierung – Standardisierung der Medikamente

Matthias Grünewald, Patrick Meybohm

55.1 Klinischer Fall

Eine 76-jährige Patientin (Größe 167 cm, Gewicht 88 kg) wird vom niedergelassenen Augenarzt mit einer Netzhautablösung am linken Auge zur Pars-plana-Vitrektomie (PPV) überwiesen. Sie wird stationär aufgenommen und der Operationstermin für den nächsten Tag vereinbart. Es erfolgt eine anästhesiologische Prämedikationsvisite. Die Patientin hat einen Arztbrief des letzten Krankenhausaufenthalts mitgebracht. Vor 4 Monaten ist die Patientin mit typischer Angina-pectoris-Symptomatik aufgenommen worden. In der Koronarangiografie sind insgesamt 3 therapiebedürftige Stenosen festgestellt worden und konnten mittels Stents versorgt werden. Daraufhin wurde die Patientin auf eine duale Plättchenaggregationshemmung mit Azetylsalizylsäure und Clopidogrel eingestellt. Weiterhin erhält die Patientin Metoprolol, Ramipril, Simvastatin sowie Pantoprazol. Die Belastbarkeit der Patientin hat sich seit dem letzten Krankenhausaufenthalt deutlich verbessert. Sie nimmt regelmäßig an den Aktivitäten der lokalen Koronarsportgruppe teil. Gemeinsam mit dem Operateur und den Kardiologen wird die Fortführung der Plättchenaggregationshemmung mit Azetylsalizylsäure zur Prophylaxe einer Stentthrombose besprochen, auch die Betablocker-Therapie soll bei der Risikopatientin unbedingt weitergeführt werden. Ausschließlich das Ramipril wird am OP-Tag pausiert. Die Patientin erhält zusätzlich Midazolam zur Anxiolyse. Die Patientin wird aufgefordert, ihren prothetischen Zahnersatz zur OP zu entfernen, Atemwegsprobleme werden nicht erwartet.

Die Patientin ist an 3. Stelle geplant und wird gegen 11 Uhr eingeschleust. Es ist eine Allgemeinanästhesie nach SOP (standard operating procedure) für die PPV geplant. Das bedeutet eine Einleitung mit Etomidate, Remifentanil und Rocuronium sowie die Fortführung mit Desfluran. Ein Assistent im 3. Weiterbildungsjahr soll die Narkose durchführen. Er überprüft zunächst die Aufklärung und Identität der Patientin, erfragt die Nüchternheit, Allergien und das geplante operative Procedere. Er ist unsicher, ob das Monitoring aufgrund der Vorerkrankungen erweitert werden soll (invasive Blutdruckmessung) und hält Rücksprache mit seinem Oberarzt. Da die Patientin altersentsprechend gut belastbar ist und keine pectanginösen Beschwerden äußert, wird davon abgesehen. Das Standardmonitoring (EKG, SpO_2, NIBD) wird angeschlossen, ein periphervenöser Zugang gelegt und die Präoxygenierung begonnen. Nun lässt der Narkosearzt den vorprogrammierten Remifentanil-Perfusor mit einer Laufgeschwindigkeit von (0,3 µg/kg/min) starten, gefolgt von 20 mg Etomidate als Bolusgabe. Bei beginnendem Bewusstseinsverlust der Patientin beginnt der Anästhesist assistierend die Maskenbeatmung. Diese gestaltet sich schwierig, da die Maske nicht dicht das Gesicht abdichtet, ein Guedel-Tubus wird eingelegt und die O_2-Flush-Funktion benutzt. Die Situation ist angespannt, dennoch entschließt sich der Arzt für eine neuromuskuläre Blockade mit 50 mg Rocuronium aus einer 5 ml-Spritze. Die Anästhesieschwester spritzt das Medikament und aktiviert die Stoppuhr am Narkosegerät. Die SpO_2 fällt kontinuierlich und beträgt lediglich 85 % bei weiterhin 100 % Sauerstoff. Nach 90 Sekunden entschließt sich der Anästhesist zu einem Intubationsversuch. Dabei bemerkt er noch eine deutliche Spannung in der Kaumuskulatur. In der direkten Laryngoskopie ist die Glottis unvollständig einsehbar und lässt sich nicht mit dem angereichten Tubus (ID 7,5 mm) passieren. Die Maskenbeatmung wird mit Guedel-Tubus fortgesetzt, weitere 10 mg Etomidate appliziert und der Oberarzt dringlich in die Einleitung gerufen. Dieser übernimmt die Maskenbeatmung und kann nach Optimierung der Maskenposition die Oxygenierung bis auf eine SpO_2 von 96 % verbessern. Mit einem kleineren Tubus (ID 6,5 mm) und Führungsstab gelingt ihm die endotracheale Intubation. Die Patientin wird in den OP gefahren, wo die Narkose mit Desfluran/Remifentanil fortgeführt wird. Bei einer PPV gehört die Überwachung der neuromuskulären Blockade mittels Akzeleromyografie zur SOP. Direkt nach Transfer in den OP fallen dem Anästhesisten 4 annähernd gleich starke Muskelkontraktionen im TOF (Train of Four) auf. Er ist überrascht, da 50 mg in der Regel für 30–40 Minuten die neuromuskuläre Übertragung blockiert. Er zieht erneut 50 mg Rocuronium auf und appliziert weitere 30 mg. Dabei fällt dem Arzt ein zusätzlicher Aufkleber an der ersten Rocuronium-Spritze (1 mg/ml) auf. Er erkundigt sich bei der Pflegekraft, die ebenfalls sehr überrascht reagiert. Das Spritzentablett wurde von der Kollegin aus dem Nachbar-OP vorbereitet. Am Ende klärt sich auf, dass für eine geplante Narkose beim Säugling auf Wunsch einer Fachärztin für Anästhesiologie am Morgen ein Kindertablett laut Standard der Kinderklinik vorbereitet wurde. Die Narkose sei ausgefallen und nun fälschlicherweise das Rocuronium weiterverwendet worden.

Die weitere Narkoseführung und Ausleitung der Narkose verlaufen unkompliziert. Die Patientin ist im Aufwachraum adäquat wach, klagt dort jedoch über Halsschmerzen und Schluckbeschwerden. Sie kann am 3. postoperativen Tag beschwerdefrei in die ambulante Weiterbetreuung entlassen werden.

55.2 Konsequenzen für die Patientin

Glücklicherweise ist bei der Patientin kein bleibender Schaden eingetreten. Die koronare Gefäßerkrankung ist kurz vor dem Eingriff versorgt worden. Die Auswirkungen der transienten Hypoxie auf das myokardiale Gewebe sind somit wahrscheinlich gering ausgefallen. Die geschilderten Beschwerden sind wahrscheinlich auf den frustranen Intubationsversuch zurückzuführen. Allerdings zählen solche Beschwerden zu den gängigen unerwünschten Nebenwirkungen einer Allgemeinanästhesie und hätten auch bei adäquater Dosierung eintreten können.

55.3 Interpretation aus Sicht des Anästhesisten

Die unerwartet schwierige Maskenbeatmung nach Einleitung der Narkose ist für jeden Anästhesisten, unabhängig vom Erfahrungsstand, eine kritische Situation. Er muss schnell und adäquat die Oxygenierung sichern. Hierfür existieren Handlungsabläufe und Algorithmen, welche konzentriert abgearbeitet werden müssen. Dies gilt umso mehr, wenn die neuromuskuläre Blockade bereits erfolgt ist. In dem hier geschilderten Fall standen zunächst die Optimierung der Maskenposition, das Freimachen der Atemwege (Guedel-Tubus) und ein Intubationsversuch im Vordergrund. Danach wurde zügig ein erfahrener Anästhesist hinzugezogen. Da dem hinzugezogenen Oberarzt eine suffiziente Maskenbeatmung mit adäquater Oxygenierung gelang, war eine alternative Atemwegssicherung (beispielsweise mittels Larynxmaske) streng genommen (noch) nicht indiziert. Nach Sicherung der Atemwege durch den 2. Intubationsversuch wurde die Narkose komplikationslos fortgeführt. Die simple Methodik des neuromuskulären Monitorings hat den Fehler zügig aufgedeckt. Im Verlauf konnte eine adäquate Rocuronium-Dosierung appliziert werden. Dieser Fall demonstriert, dass die Anwendung des neuromuskulären Monitorings bereits zum Zeitpunkt der Narkoseeinleitung sinnvoll ist. Die Fehldosierung wäre noch vor dem Intubationsversuch aufgefallen und hätte die Beatmungs- und Intubationsbedingungen sicherlich deutlich verbessert.

55.4 Weiterführende Gedanken

Im vorliegenden Fall wurde die Patientensicherheit durch eine Fehldosierung des Muskelrelaxanz aufgrund einer Abweichung vom Standard und inadäquaten Kennzeichnung gefährdet. In der Anästhesie werden pharmakologisch vitale Funktionen, wie Bewusstsein und Muskelaktivität, gezielt aufgehoben. Um eine Gefährdung für den Patienten zu minimieren, werden häufiger als in anderen Fachgebieten Standards und SOPs definiert. Die Handelnden bekommen so klare Strukturen und können in Notfallsituationen einheitlich agieren. Hier ist vom Standard aufgrund einer besonderen

Situation (geplante Säuglingsnarkose) absichtlich abgewichen worden. Das Kindertablett und die vom Standard abweichenden Medikamente müssen klar gekennzeichnet werden und dürfen nicht in den regulären Umlauf gelangen. Eine separate Kennzeichnung und Lagerung kann in großen Abteilungen sinnvoll sein. Trotz des Zeitdrucks und des zunehmenden Personalmangels sollte jede Anästhesiepflegekraft das Spritzentablett selbst aufziehen oder sehr genau überprüfen.

Take Home Message

In Anästhesieabteilungen hat es sich bewährt, die Medikamente in standardisierten Dosierungen aufzuziehen. Sie sollten klar gekennzeichnet und optimalerweise auch immer gleich auf dem Spritzentablett angeordnet werden. Bei Abweichungen vom Standard sind diese Medikamente getrennt aufzubewahren und klar erkenntlich zu machen.

56 Unabsichtliche Gabe von Erythrozyten- konzentraten im Rahmen einer Notfall-ACB- Operation bei einem Zeugen Jehovas

Berthold Bein, Elmar Biermann

56.1 Klinischer Fall

Ein 66-jähriger Patient wurde im Rahmen eines akuten Koronarsyndroms notfallmäßig einer Herz- katheteruntersuchung in einem auswärtigen Kran- kenhaus zugeführt. Hier zeigte sich eine relevante 3-Gefäß-KHK mit unmittelbarem Interventionsbe- darf. Im Verlauf dieser Intervention kam es zu einer ausgeprägten Dissektion im Bereich des linksko- ronaren Hauptstammes mit deutlicher Verschlech- terung der klinischen Situation im Sinne von zunehmendem Engegefühl, ST-Streckenhebungen, Blutdruckabfall und ventrikulären Rhythmusstö- rungen. Die Katheterintervention wurde unverzüg- lich abgebrochen und der Patient mit einer intra- aortalen Gegenpulsation versorgt. Anschließend wurde der Patient notfallmäßig zur operativen aor- tokoronaren Bypass-Versorgung in die benachbarte Universitätsklinik verlegt. Hier wurde der Patient direkt an der OP-Schleuse vom Transportteam an das weiterbehandelnde Team der Anästhesie und Herzchirurgie übergeben und in den operativen Bereich übernommen. Der Patient zeigte sich nun mit schwer kompromittierter Hämodynamik, kaum mehr ansprechbar. Eine Kontaktaufnahme im Sinne einer kurzen Anamneseerhebung bzw. einer kurzen Aufklärung waren in dieser Situation nicht mehr möglich und angesichts der progre- dienten Verschlechterung nicht vertretbar, sodass zügig mit der Narkoseeinleitung und den weiteren Vorbereitungen der Not-Operation begonnen wur- de. Der operative Verlauf zeigte sich dann zunächst erfreulich stabil. Nach Anschluss des Patienten an die Herz-Lungen-Maschine betrug der Hb-Wert allerdings nur noch 6,8 g/dl. Begleitend zeigte sich in der durchgeführten Blutgasanalyse eine meta- bolische Azidose mit steigenden Laktatwerten. Einvernehmlich (Anästhesie, Chirurgie und Kardio- technik) wurden dem Patienten zunächst 2 Ery- throzytenkonzentrate (EK) verabreicht, im weite-

ren Verlauf der Operation dann noch weitere 2 EK. Bis zu diesem Zeitpunkt war keinem der Beteiligten bekannt, dass der Patient seit Jahrzehnten der Glaubensgemeinschaft der Zeugen Jehovas ange- hörte. Konsequenterweise lehnte er auch jegliche Form der Bluttransfusion ab. Dieser eindeutige Patientenwille war auch in einer regelmäßig aktua- lisierten Patientenverfügung niedergelegt, die je- doch nicht bei den initial übermittelten Unterlagen zur Verfügung stand. Die Information über diese spezielle Situation erhielten die weiterbehandeln- den Intensivmediziner erst in einem telefonischen Gespräch mit der Ehefrau, zu einem Zeitpunkt kurz vor dem Ende der Operation. Die erste Reak- tion der Ehefrau auf die Tatsache, dass ihr Ehemann Fremdblut erhalten hat, war durch extreme Vor- würfe geprägt, die ausgesprochen emotional, fast schon aggressiv vorgebracht wurden. In weiteren Gesprächen, in denen der gesamte Verlauf unter Berücksichtigung der dramatischen, notfallmäßi- gen Wendung, aufgearbeitet wurde, konnte eine rationale Ebene gefunden werden, um die weitere Therapie hinsichtlich der Gabe von Fremdblutpro- dukten festzulegen. Da es der nachweislich doku- mentierte Wille des Patienten war, erhielt er im weiteren Verlauf des stationären Aufenthalts keine Fremdblutprodukte mehr.

56.2 Konsequenzen für den Patienten

Aufgrund der Wendung von einer Herzkatheter- intervention hin zu einer notfallmäßigen aorto- koronaren Bypass-Versorgung in Kombination mit einer lückenhaften Dokumentation und einer un- zureichenden mündlichen Übergabe sind dem Patienten gegen seinen Willen 4 Erythrozytenkon- zentrate intraoperativ verabreicht worden. Im wei- teren postoperativen Verlauf wurde von weiteren

Fremdblutgaben im Sinne des Patienten abgesehen. Der Patient zeigte einen prolongierten postoperativen Verlauf auf der Intensivstation mit Hb-Werten zwischen 5,8 g/dl und 7,2 g/dl. Nach 10 Tagen wurde er schlussendlich zur weiteren Versorgung in ein umliegendes Krankenhaus verlegt. Über den weiteren Verlauf ist nichts bekannt.

56.3 Interpretation aus Sicht des Anästhesisten

Eine notfallmäßige aortokoronare Bypass-Versorgung im Rahmen einer akuten myokardialen Ischämie ist eine regelmäßig anfallende Notfall-OP im Bereich der Herzchirurgie. Der im vorgestellten Fall skizzierte Ablauf der raschen Übergabe und Übernahme des Patienten direkt von der Transportliege in den OP-Bereich, geprägt durch den progredienten kardiogenen Schock, ist wahrscheinlich exemplarisch. Notfälle dieser Art können Versäumnisse in der schriftlichen Dokumentation sowie der Kommunikation begünstigen. Die Prognose der Patienten in vergleichbaren Situationen ist wesentlich davon abhängig, dass die interdisziplinäre Zusammenarbeit zielgerichtet nach klaren, schlanken Algorithmen in kürzest möglicher Zeit den Patienten endgültig versorgt. Grundsätzlich ist dieser Fall entsprechend der Vorgaben medizinisch gut versorgt worden. Dennoch muss konstatiert werden, dass die Kommunikation wesentlicher Inhalte mit erheblicher Konsequenz für die Hämotherapie hier nicht erfolgte. Angesichts der Wendung von einer dringlichen Herzkatheter- zu einer notfallmäßigen OP-Indikation in Kombination mit mehrfach wechselnden Versorgungsteams ist die Zugehörigkeit des Patienten zur Glaubensgruppe Zeugen Jehovas in den Hintergrund geraten. Somit auch der in einer Patientenverfügung hinterlegte Wunsch des Patienten, kein Fremdblut zu erhalten.

56.4 Interpretation aus Sicht des Juristen

Das Oberlandesgericht München (MedR 2003, S. 174 ff.) stellt fest:

„Wenn der Zeuge Jehovas wirksam seine Einwilligung in eine Bluttransfusion verweigert, hat der Arzt sich grundsätzlich daran zu halten. Dies gilt auch dann, wenn die Verweigerung einer Bluttransfusion medizinisch völlig unvernünftig ist und der Patient und Zeuge Jehovas sich damit in Lebensgefahr oder die Gefahr des sicheren Todes begibt.“

Die Pflicht und das Recht des Arztes zur Behandlung findet mithin eine Grenze im Selbstbestimmungsrecht des Individuums über seinen Körper. Zwar bleibt die Pflicht zur Hilfeleistung des Arztes auch gegenüber den Zeugen Jehovas im Grundsatz unangetastet, der Zeuge Jehovas limitiert durch die Ablehnung der Bluttransfusion jedoch die Hilfeleistungsmöglichkeiten des Arztes. Dies gilt unabhängig davon, ob die Erklärung des Zeugen Jehovas für den Arzt aus religiösen oder weltanschaulichen Gründen nachvollziehbar ist. So darf der Arzt gegen den wirksam geäußerten aktuellen Willen eines einsichts- und urteilsfähigen Patienten eine Fremdbluttransfusion nicht vornehmen. Die gleichen Grundsätze gelten, wenn der Wille des Zeugen Jehovas antizipiert in einer Patientenverfügung festgelegt ist, die den Voraussetzungen des § 1901a BGB entspricht. Nach der Gesetzeslage hat der Vorsorgebevollmächtigte/Betreuer nach einem Gespräch mit dem Arzt dem Willen des Patienten „Ausdruck und Geltung zu verschaffen“ (§ 1901a Abs. 1 Satz 2 BGB) und dies unabhängig von Art und Stadium einer Erkrankung des Betreuten (§ 1901a Abs. 3 BGB). Ob bei einer 1:1 passenden Patientenverfügung der Arzt diese Verfügung ohne Konsultation mit dem Vorsorgebevollmächtigten/Betreuer umsetzen darf, ist umstritten. In einem Notfall jedoch muss der behandelnde Arzt dann, wenn eine Konsultation des Bevollmächtigten/Betreuers oder die Einschaltung des Betreuungsgerichts im Eilverfahren nicht möglich ist, selbstständig entscheiden.

Im geschilderten Sachverhalt war den bei dem Notfalleingriff beteiligten Ärzten nicht bekannt, dass eine Patientenverfügung vorlag und welchen Inhalt diese hatte. War den beteiligten Ärzten in der Notfallsituation nicht bewusst, dass sie es mit einem Zeugen Jehovas zu tun hatten und blieb keine Zeit, z.B. durch Befragung von Angehörigen Hinweise auf den mutmaßlichen Willen dieses konkreten Patienten zu erhalten, dann durften die behandelnden Ärzte von dem Grundsatz „in dubio pro vita“ und dem mutmaßlichen Willen des Patienten ausgehen, dass die zur Lebensrettung notwendigen Transfusionen gewünscht sind. Gab es keine Hinweise auf den entgegenstehenden Willen des Patienten, dann kann den Ärzten nicht der Vorwurf einer vorsätzlichen Körperverletzung durch nicht gewünschte Blutgabe gemacht werden.

Eine fahrlässige Körperverletzung hätten die behandelnden Ärzte durch die Blutgabe dann begangen, wenn es den Ärzten in der konkreten Situation möglich und zumutbar gewesen wäre, den tatsächlichen Willen des Patienten zu ermitteln. Diese Frage lässt sich anhand der Angaben im Sachverhalt nicht abschließend beurteilen. Nach dem Sachverhalt war eine Verständigung mit dem Patienten nicht mehr möglich, ob und welche Informationen im Vorfeld hätten eingeholt werden können und ggf. nicht weitergegeben wurden, macht der Sachverhalt nicht deutlich. Die gängigen Aufklärungs- und Anamnesebögen fragen mittlerweile bei der Anamnese auch nach einer Patientenverfügung bzw. einer Vorsorgevollmacht.

Take Home Message

Die notfallmäßige operative Versorgung von kardiochirurgischen Patienten mit myokardialer Ischämie ist ein gängiges Szenario, das je nach klinischer Gegebenheit ein rasches, zielorientiertes und interdisziplinäres Vorgehen erfordert. Im Rahmen der Verlegung, Übergabe und Übernahme des Patienten offenbaren sich jedoch immer wieder Schnittstellen, an denen es zu Informationsverlusten kommen kann und tagtäglich auch kommt. Wir alle müssen uns im Alltag disziplinieren, auch oder insbesondere in Notfallsituationen, Informationen transparent aber gewichtet in aller Kürze zu übermitteln, dazu gehören selbstverständlich auch Informationen bezüglich bestehender Patientenverfügungen.

56.5 Literatur

Ulsenheimer K. Ablehnung von Fremdblut durch Zeugen Jehovas. Perioperatives Management aus rechtlicher Sicht. Der Anaesthesist 2010; 59: 312–318

57 Kommunikationsproblem führt zur Narkoseeinleitung

Michael St.Pierre

57.1 Klinischer Fall

Das für die Geburtshilfe zuständige Anästhesieteam wird um 2 Uhr morgens zu einer Sectio gerufen. Sowohl Facharzt als auch Anästhesiefachpflegekraft werden durch den Anruf aus dem Schlaf gerissen und begeben sich in den Kreißsaal. Der zuständige Dienstarzt stellt ihnen die Patientin kurz vor und erklärt, dass bei Geburtsstillstand und frustraner Wehentätigkeit eine Schnittentbindung in Spinalanästhesie möglich ist. Die Anlage der Spinalanästhesie erfolgt in Anwesenheit des Ehemannes und nach ausreichender Volumengabe problemlos; bei Schnitt hat die sensorische Blockade ein mittleres thorakales Niveau (Th6) erreicht. 2 Minuten später wird ein gesundes männliches Neugeborenes entbunden und an die wartenden Pädiater zur neonatologischen Erstversorgung übergeben. Wenige Minuten später klagt die Patientin über Übelkeit und erbricht mehrmals in eine bereitgestellte Nierenschale. Aufgrund guter Erfahrungen ist es im Hause üblich, Übelkeit und Erbrechen von Sectio-Patientinnen mit niedrigdosierter Bolusgabe von Propofol zu behandeln. Der Anästhesist ordnet daher die Gabe von Propofol mit den Worten „Gib mal 10 Diso!" an. Die Pflegekraft entnimmt eine 20 ml-Ampulle Propofol aus dem Maquet-Wagen und zieht 10 ml davon in eine Spritze auf. Während der Anästhesist der Patientin die Nierenschale vor den Mund hält, sieht er aus den Augenwinkeln, wie die Pflegekraft wie in Trance die komplette 10 ml-Spritze mit Propofol injiziert. Erst als die Spritze vollständig leer ist, scheint der Pflegekraft bewusst zu werden, was sie gerade getan hat und sie sieht den Anästhesisten erschrocken an. Dieser erklärt der Patientin, dass sie kurz ein wenig schlafen werde und bittet die Pflegekraft, den Ehemann vor die Tür zu begleiten. Er beginnt mit der assistierten Maskenbeatmung, bis die Patientin nach wenigen Minuten wieder spontan die Augen öffnet und ganz entzückt erklärt, sie habe wunderbar geschlafen. Im Nachhinein schildert die Pflegekraft (die jahrzehntelange klinische Erfahrung besitzt), dass sie wie im Traum neben sich stand und eigentlich gewusst habe, dass die Menge von 10 ml zu viel sei und dennoch die Spritze vollständig gegeben habe.

57.2 Konsequenzen für den Patienten

Keine.

57.3 Interpretation aus Sicht des Anästhesisten

Aus anästhesiologischer Sicht sind im vorliegenden Fall als beitragende Faktoren der Einfluss der Müdigkeit auf die menschliche Leistungsfähigkeit und eine inadäquate Kommunikation zu nennen.

Bereits eine einzige Nacht ohne Schlaf hat Auswirkungen auf die psychomotorischen Fähigkeiten und auf das Gedächtnis und ist mit dem Konsum von Alkohol zu vergleichen: 2 Stunden weniger Schlaf als gewöhnlich entsprechen dem sedativen Effekt von einer Dose Bier, 8 Stunden Schlafmangel entsprechen sogar dem Konsum von 1,2 Litern Bier. Nach 17 Stunden Wachheit entspricht die Leistungsfähigkeit in Fahrsimulatoren der eines Probanden mit 0,5‰ Blutalkoholkonzentration, und nach 24 Stunden ununterbrochener Wachheit korreliert die psychomotorische Leistungsfähigkeit mit einem Blutalkoholspiegel von 1‰.

Eine Fülle an Untersuchungen hat sich mit den Auswirkungen von Müdigkeit und Schlafmangel als systemimmanentes Problem des Gesundheitswesens (z.B. aufgrund der Nacht- und Bereitschaftsdienste) auf die Leistungsfähigkeit und Fehleranfälligkeit von Ärzten beschäftigt.

Neuere Untersuchungen zur Leistungsfähigkeit von Chirurgen (Taffinder et al. 1998; Grantcharov et al. 2001) und Anästhesisten (Howard et al. 1995) nach Schlafentzug konnten zeigen, dass die Fehlerhäufigkeit durch Schlafmangel ansteigt. Wenngleich eine objektive Korrelation zwischen Übermüdung und einer direkten Patientenschädigung nicht nachweisbar ist, ist dieser Zusammenhang subjektiv durchaus gegeben: Mehr als die Hälfte der Anästhesisten, die zu diesem Zusammenhang befragt wurden, erinnerten sich an einen Handlungsfehler, der aufgrund von zu starker Müdigkeit begangen wurde (Gaba et al. 1994).

Eine weitere Fehlerquelle während Nachtschichten, und im vorliegenden Fall möglicherweise führend, ist die Schlaftrunkenheit unmittelbar nach dem abrupten Aufwachen aus dem Schlaf: Der Piepser geht, man springt auf und macht sich „rein mechanisch" auf den Weg in den OP und muss sich selbstkritisch eingestehen, dass man augenblicklich nicht in der Lage ist, auch nur einen klaren Gedanken zu fassen. Das Ausmaß und die Dauer dieser Schlaftrunkenheit hängen direkt mit dem Schlafstadium zusammen, aus dem man beim Wecken gerissen wird: Personen, die aus dem tiefsten Schlaf heraus erwachten, zeigten die langsamsten Reaktionszeiten. Auch wenn die Adrenalinausschüttung in Notfallsituationen das Schlafbedürfnis kurzzeitig unterdrücken kann, kann es bis zu 20 Minuten dauern, bis man wieder vollständig orientiert ist und einen Notfall optimal bewältigen kann.

Zusammen mit der Schlaftrunkenheit hat schlechte Kommunikation zu dem Zwischenfall beigetragen. Missverständnisse wie die geschilderten „10 Diso" können dadurch verhindert werden, dass Anordnungen standardisiert erfolgen und die Kommunikationsschleife über den Dreischritt „Anordnung – Readback – Hearback" geschlossen wird. Diese Vorgehensweise hat sich in vielen Hochrisikobranchen bewährt, wird in der Medizin jedoch noch wenig praktiziert. Im Falle der geschilderten Medikamentenapplikation würde eine geschlossene Kommunikationsschleife folgendermaßen aussehen:

- *Anordnung:* Der Arzt gibt die Anordnung unter Nennung des Medikamenten- respektive Wirkstoffnamens (je nachdem, was auf dem Aufkleber steht), und unter Angabe der Einheit: „10 mg Propofol". Bei eindeutigem Applikationsweg ist die Nennung fakultativ; bei Ver-

wechslungsmöglichkeit sollte er genannt werden: „10 mg Propofol i. v."
- *Readback:* Die Pflegekraft wiederholt, was sie als Anordnung gehört hat. Die Bezeichnung „Readback" („Zurücklesen") stammt aus der Zeit, als man telefonisch diktierte Namen oder Zahlen aufschrieb und sie zur Kontrolle der Person am anderen Hörer nochmals vorlas. „10 mg Propofol gegeben", als Readback durch die Pflegekraft, gibt dem Arzt die Möglichkeit, sich von der adäquaten Übertragung der Anordnung zu überzeugen.
- *Hearback:* Um der Pflegekraft zu signalisieren, dass sie die Anordnung richtig verstanden (und umgesetzt hat) wiederholt der Arzt die Information, die er von der Pflegekraft gehört hat und die sich mit der initial erteilten Anordnung decken sollte: „(Ja,) 10 mg Propofol". Damit weiß die Pflegekraft, dass sie die Anordnung korrekt umgesetzt hat.

Zuletzt sollte nicht vergessen werden, dass es sich bei der geschilderten antiemetischen Therapie mit Propofol um eine zulassungsüberschreitende „Off-Label"-Anwendung handelt, bei der ein zugelassenes Fertigarzneimittel außerhalb des in der Zulassung beantragten und von den nationalen oder Zulassungsbehörden genehmigten Anwendungsgebiets eingesetzt wird.

> ### Take Home Message
> Zur Absicherung, ob Nachrichten richtig verstanden wurden, sollte die Kommunikationsschleife geschlossen werden; dies erfolgt durch ein Zurücklesen (readback) der angeordneten Information durch die Pflegekraft und durch ein Zurückhören (hearback) der von der Pflegekraft ausgeführten Information durch den anordnenden Arzt.

57.4 Literatur

Brown JP. Closing the communication loop: using readback/hearback to support patient safety. J Comm J Qual Saf 2004; 30: 460–464

Dawson D, Reid K. Fatigue, alcohol and performance impairment. Nature 1997; 388: 235

Gaba DM, Howard SK, Jump B. Production pressure in the work environment: California anesthesiologists' attitudes and experiences. Anesthesiology 1994; 81: 488

Grantcharov TP, Bardram L, Funch-Jensen P et al. Laparoscopic performance after one night call in a surgical department. BMJ 2001; 323: 1222–1223

Howard SK, Rosekind MR, Katz JD, Berry AJ. Fatigue in anesthesia: implications and strategies for patient and provider safety. Anesthesiology 2002; 97: 1281–1294

St.Pierre M, Hofinger G, Buerschaper C. Kommunikation: Reden ist Gold. In: St. Pierre M, Hofinger G, Buerschaper C. Notfallmanagement. Human Factors und Patientensicherheit in der Akutmedizin. Heidelberg: Springer; 2011: 187–208

Taffinder NJ, McManus IC, Gul Y et al. Effect of sleep deprivation on surgeons' dexterity on laparoscopic simulator. Lancet 1998; 352: 1191

58 Anaphylaxie bei Latexkontakt

Wolfgang Heinrichs

58.1 Klinischer Fall

Eine 42-jährige Patientin unterzieht sich einer großen urologischen Operation bei Blasentumor. Geplant sind Zystektomie und Blasenersatztherapie durch Pouch. Die Patientin ist zur Operation mit einem Periduralkatheter, einem zentralen Venenkatheter und einer arteriellen Druckmessung sowie 2 weiteren großlumigen Zugängen instrumentiert. Anästhesie mit Propofol, Desfluran und Sufentanil, zur Muskelrelaxierung Atracurium.

Bereits bei OP-Beginn ist die Patientin immer wieder hypoton und tachykard, ohne dass ein Grund dafür gefunden wird. Nach Eröffnung des Peritoneums greift der Operateur orientierend in das Abdomen, tastet die Leber und die anderen Organe ab, sucht, ob nach vorausgegangener gynäkologischer Operation Verwachsungen bestehen.

In diesem Moment geben Monitor und Narkosegerät nahezu gleichzeitig Alarm. Die Patientin ist schlagartig drucklos, extrem tachykard und eine Beatmung ist wegen einer maximalen Bronchospastik nicht möglich. Nach kurzer Überlegung wird sofort die Verdachtsdiagnose „anaphylaktischer Schock" ausgesprochen und die Operateure gebeten, unverzüglich mit Thoraxkompressionen zu beginnen. Die Patientin weist weiterhin eine Schmalkomplex-Tachykardie im EKG auf – auch unter der Thoraxkompression kaum Aufbau eines relevanten arteriellen Drucks. Erste Adrenalin-Gabe von 0,2 mg etwa 2–3 Minuten nach Beginn der Symptomatik. Unter wiederholten Adrenalin-Injektionen von jeweils 0,1 mg im Abstand weniger Minuten gelingt eine Kreislaufstabilisierung innerhalb der nächsten 15 Minuten. Parallel hierzu werden unter Druck 3 Liter Ringer-Laktat infundiert.

Die Operation wird abgesetzt. Die Operateure ziehen latexfreie Handschuhe an und verschließen das Abdomen.

58.2 Konsequenzen für den Patienten

Die Patientin wurde auf die anästhesiologische Intensivstation gebracht. Nachdem sie sich innerhalb von 3 Tagen vollständig von dem Schock erholte, erfolgte die ursprünglich geplante OP in einer komplett latexfreien Anordnung ohne weitere Probleme. Es sei erwähnt, dass die Patientin zum zweiten Eingriff H1- und H2-Antagonisten prophylaktisch infundiert bekam und die Latexallergie bestätigt werden konnte.

58.3 Interpretation aus Sicht des Anästhesisten

Dieser Fall liegt einige Jahre zurück und ereignete sich zu einer Zeit, in der Latexhandschuhe noch der Standard waren. Auch die Anästhesisten haben Latexhandschuhe getragen. Wir haben die ersten Kreislaufreaktionen so interpretiert, dass hierbei eine allergische anaphylaktische Reaktion schon begann. Interessanterweise reichte erst der Kontakt der Latexhandschuhe mit dem Peritoneum, um eine schwere anaphylaktische Reaktion auszulösen.

Gut war, dass die Patientin für eine große Operation voll instrumentiert war und die Diagnose unverzüglich gestellt wurde. Gut war auch, dass sich die Abteilung mit allergischen Reaktionen in der Anästhesie auch wissenschaftlich beschäftigte und so das Wissen um diese Reaktionen präsent war.

> **Take Home Message**
> - Auch heute gibt es noch Latex in der Medizin.
> - Stets an Latexkomplikationen denken.

59 Intervention von Angehörigen

Axel Fudickar, Patrick Meybohm

59.1 Klinischer Fall

Gegen 21 Uhr wird im Bereitschaftsdienst eine 17-jährige, rotblonde, etwas übergewichtige Patientin (Größe 172 cm, Gewicht 79 kg) mit Verdacht auf akute Appendizitis bei schon länger bestehenden, aber jetzt exazerbierenden Unterbauchschmerzen mit rezidivierender Übelkeit und morgendlichen Erbrechen in Begleitung ihrer Eltern zur Prämedikation in der Kinderklinik vorgestellt. Die Patientin wirkt zwar beeinträchtigt, aber nicht besonders schmerzgeplagt und relativ gelassen. Die Eltern sind dagegen sehr aufgeregt. Bei der Begrüßung teilt der Vater als erstes mit, seine Tochter sei privat versichert und er sei leitender Oberarzt einer größeren urologischen Klinik und ein guter Bekannter des Verwaltungsdirektors der hiesigen Klinik. Er wolle auf jeden Fall bei der Narkoseeinleitung anwesend sein, um sicher zu sein, dass alles gut gehe. Er selbst habe auch ein Jahr in der Anästhesie gearbeitet und sein Vater habe seinerzeit noch alle Anästhesien für seine Operationen als urologischer Chefarzt selbst durchgeführt, wobei nie Probleme aufgetreten seien. Als der prämedizierende Assistent erklärt, es sei den Eltern nur möglich, ihre Tochter bis an die OP-Schleuse zu begleiten, aber nicht in die Einleitung, verlangt der Vater mit zunehmend aggressivem Unterton, den diensthabenden Oberarzt zu sprechen. Dieser erlaubt dem Vater nach längerer Diskussion auf dem Flur die Anwesenheit während der Einleitung, da er keinen Ärger mit dem Verwaltungsdirektor riskieren will. Währenddessen gelingt es dem Assistenten trotz häufiger besorgter, aber nicht sachdienlicher Zwischenfragen und -bemerkungen der immer wieder in Tränen ausbrechenden Mutter, eine Anamnese und Aufklärung zur Narkose an Hand des kinderanästhesiologischen Anamnesefragebogens durchzuführen. Es liegen keine Vorerkrankungen oder Allergien vor, lediglich die Einnahme eines Kontrazeptivums bei fester Partnerschaft wird angegeben.

Auf nachhaltiges Drängen des Vaters wird die Patientin eilig ohne medikamentöse Prämedikation in den OP-Saal gebracht. Dort erwartet sie ein Facharzt, der sich trotz ungeduldiger Bemerkungen des Vaters die Anamnese noch einmal genau durchliest. Dabei fällt ihm auf, dass weder die pädiatrische noch die anästhesiologische Anamnese und Untersuchung den Ausschluss einer Schwangerschaft beinhaltet. Eltern und Patientin schließen dies auf Befragen vehement aus. In Rücksprache mit den aufnehmenden Pädiatern wird jedoch gegen den Willen des Vaters zur Sicherheit noch im OP ein Schwangerschaftsschnelltest durchgeführt, der negativ ausfällt. Während dieser Verzögerung wird der Vater äußerst vorwurfsvoll und kündigt den Beschwerdeweg und ggf. auch juristische Schritte an, sollte die Verzögerung zu Schädigungen seiner Tochter führen. Die Patientin wird mit Routinemonitoring und Venenverweilkanüle versorgt und der Oberarzt erklärt dem Vater, dass er die Narkose jetzt nach kliniküblichem Standard als Schnelleinleitung mit Etomidate, Succinylcholin und Fentanyl einleiten und dann mit Isofluran aufrechterhalten würde. Hier hakt der Vater wieder ein und verlangt, aufgrund der besseren Verträglichkeit das damals zu diesem Zeitpunkt in der Klinik noch wenig verbreitete Propofol zu verwenden, da er ja privat versichert sei und die Kosten keine Rolle spielen dürften. Dem Wunsch wird stattgegeben und die Narkose mit Propofol (150 mg), Fentanyl (100 µg) und Succinylcholin (80 mg) intravenös eingeleitet. Die Propofol-Dosis ist jedoch nicht ausreichend und bis zum Bewusstseinsverlust müssen weitere 100 mg nachinjiziert werden. Nach der komplikationslos verlaufenden Intubation wird die Narkose mit Propofol in einer Dosierung von 4 mg/kg/h aufrechterhalten. Trotzdem bewegt sich die Patientin während der Lagerung wenige Minuten später noch einmal. Weitere 50 mg Propofol werden nachinjiziert und die Patientin wird unter Propofol-Dauerinfusion von 6 mg/kg/h in den OP gefahren. Zum Glück kann der Vater hinter dem Rücken des den Tisch in den OP schiebenden Facharztes nicht sehen, dass die Patientin während des Hineinfahrens den linken Arm hebt und mit den Fingern schnippt, um zu zeigen, dass sie noch wach ist. Nach einer weiteren Dosis von 50 mg Propofol, weiteren 100 μg Fentanyl und Erhöhung der Propofol-Dosis auf 8 mg/kg/min bewegt sich die Patientin nicht mehr. Auch beim Hautschnitt sind keine klinischen Zeichen unerwünschter intraoperativer Wachheit zu beobachten. Die restliche Narkose und Operation verläuft störungsfrei. Der Appendix wird freigelegt und trotz fehlendem makroskopischen pathologischem Befund reseziert. Peritoneum und Darm sind unauffällig und auch die restliche Inspektion des Abdomens ergibt keinen pathologischen Befund. Nach Hautnaht wird die Propofol-Infusion ausgestellt. Blutdruck und Herzfrequenz steigen über die nächsten 8 Minuten langsam auf 130 mmHg und 80/min an. Die Patientin atmet 9 Minuten nach Ausstellen der Infusion wieder spontan und öffnet die Augen 1 Minute später. In diesem Moment erscheint der Vater wieder im OP, fängt an, auf die Patientin einzureden und drängt den Anästhesisten zur Extubation. Diese gelingt problemlos und die Patientin kann wenig später in den Aufwachraum verlegt werden. Die postoperative Befragung ergibt keinen Hinweis auf Erinnerung an die offensichtliche Awareness nach Narkoseeinleitung und die Eltern leiten kein Beschwerdeverfahren ein.

59.2 Konsequenzen für den Patienten

Keine.

59.3 Interpretation aus Sicht des Anästhesisten

Hier lag ein Fall von versuchter und teilweise gelungener Einflussnahme von Angehörigen auf das anästhesiologische Vorgehen vor, die wahrscheinlich dazu beitrug, dass die Patientin eine Awareness-Phase erlitt und beinahe auch der Ausschluss einer Schwangerschaft vor OP-Beginn vergessen wurde. Möglicherweise hat das Bestehen auf dem potenziell verträglicheren Propofol, das Risikoprofil der Patientin und der Notfalleingriff in Kombination mit der geringen Erfahrung in der Anwendung von Propofol in der behandelnden Klinik zu Awareness geführt. Außerdem wurde versäumt, eine Schwangerschaft auszuschließen, die auch zu den Symptomen der Patientin führen kann, u. a. weil weder der Anästhesiefragebogen für Kinder noch der Aufnahmefragebogen der Kinderklinik diese Frage beinhalteten und dadurch die aufnehmenden Ärzte an diese eigentlich auf der Hand liegende Möglichkeit erinnerten. Alle beteiligten Ärzte berichteten außerdem später, sich durch die Intervention des Vaters in hohem Maße gestört und abgelenkt gefühlt zu haben. Leider war nicht zu eruieren, in wie weit und aus welchen Gründen der Vater auch auf die Indikationsstellung der Operation Einfluss genommen hat und welche Ergebnisse die weiterführende Diagnostik der Bauchschmerzen ergab.

59.4 Weiterführende Gedanken

Das Eingreifen teilweise fachkundiger Angehöriger kann Routineabläufe negativ beeinflussen und wohlgemeinte Interventionsversuche in das Gegenteil verwandeln. Insbesondere wenn Hierarchieprobleme dazukommen, können die behandelnden Ärzte dazu verleitet werden, ihr Vorgehen nach den Wünschen der Angehörigen aber gegen ihre eigene Überzeugung zu ändern. Häufig ist den Angehörigen selbst nicht bewusst, wie sehr ihr Eingreifen den Ablauf stören und den Patienten gefährden kann.

> **Take Home Message**
>
> Einflussnahme von fachkundigen Angehörigen kann insbesondere in Kombination mit Hierarchieproblemen dem Patienten unter ungünstigen Umständen mehr schaden als nützen, weil medizinisches Fachpersonal eine Beeinflussung seiner medizinischen Beurteilung durch die persönliche Beteiligung nicht ausschließen kann.

Labor

60 Persistierende Bewusstlosigkeit nach Narkoseende

Axel Fudickar, Patrick Meybohm

60.1 Klinischer Fall

Bei einem 4 Monate alten männlichen Säugling (Gewicht 4,1 kg, Größe 61 cm) soll eine Leistenhernie in Allgemeinanästhesie operiert werden. Vorerkrankungen liegen nicht vor, der Säugling ist gesund, trinkt und gedeiht gut. Die Mutter klagte beim Prämedikationsgespräch nur nebenbei über die sie belastende Häufigkeit des bis zu 2-stündlichen nächtlichen Stillens. Zur Analgesie für Venenpunktionen wurde 45 Minuten vor Operation Lokalanästhetikapflaster in die rechte Ellenbeuge und auf den rechten Handrücken appliziert. Außerdem wurde das Trinken von Milch bis 6 Stunden und das Trinken von Wasser bis 2 Stunden vor Anästhesiebeginn erlaubt. Aufgrund einer Planungsänderung findet die Operation nicht an erster Stelle um 8 Uhr, sondern 2 Stunden später statt. Im Einleitungsraum wird nach Anlegen von EKG und Pulsoxymetrie eine Maskeneinleitung mit Sevofluran (inspiratorische Konzentration im Atemgas bis 8 %) durchgeführt. Bei ausreichender Narkosetiefe wird eine Venenverweilkanüle in die rechte V. cubitalis gelegt. Bei Erreichen des Toleranzstadiums wird dann die endotracheale Intubation mit einem ungeblockten Tubus mit 3,5 mm Durchmesser problemlos durchgeführt. Nach Intubation wird die Sevofluran-Konzentration auf 1,7 % bis 2,0 % am Ende der Ausatmung (endexspiratorisch) reduziert und während der Operation bei dieser Konzentration gehalten. Die Narkose wird durch das Analgetikum Alfentanil (50 µg) intravenös ergänzt und eine Manschette zur nicht invasiven Blutdruckmessung am linken Oberarm angelegt. Die pulsoxymetrisch gemessene arterielle Sauerstoffsättigung, der Blutdruck und die Herzfrequenz bewegen sich während der gesamten Narkose im Normbereich. Das EKG zeigt einen unauffälligen Kurvenverlauf mit Sinusrhythmus. Nach sorgfältiger Lagerung wird die Operation ohne weitere Analgetika-Gabe durchgeführt und 55 Minuten nach Beginn der Narkoseeinleitung beendet. Bei Beendigung der Hautnaht wird die Narkosegaszufuhr beendet und reiner Sauerstoff mit hoher Flussrate appliziert, um das Narkosegas zügig abfluten zu lassen. Nach etwa 10 Minuten ist endexspiratorisch kein Narkosegas mehr messbar, das Kind zeigt jedoch keine Wachheitszeichen. Dies beunruhigt zunächst nicht, da die Aufwachzeiten bei Kindern sehr unterschiedlich sind. Außerdem wird vermutet, dass bei der kurzen Operationsdauer eine Restwirkung des bei der Narkoseeinleitung verabreichten Alfentanil zu verzögertem Erwachen führen könnte, da junge Säuglinge aufgrund der noch nicht vollständig ausgereiften Leberfunktion Alfentanil verzögert metabolisieren. Daraus resultieren gelegentlich längere Wirkdauern.

Als der Säugling 40 Minuten nach Beendigung der Anästhetikazufuhr nicht erwacht ist, werden andere Ursachen in Betracht gezogen. Die körperliche Untersuchung des Kindes ergibt keinen pathologischen Befund. Insbesondere sind die Pupillen mittelweit und reagieren seitengleich auf Licht. Da Blutaspiration durch die liegende Venenverweilkanüle nicht möglich ist, wird eine Blutgasanalyse durch erneute Gefäßpunktion durchgeführt. Das Ergebnis zeigt keine Beeinträchtigung des Säure-Basen-Haushalts und des Gasaustauschs. Dafür fällt ein Glukosespiegel von 35 mmol/l im Serum auf. Die Hypoglykämie wird durch intravenöse Injektion von Glukoselösung (250 mg, Glukose 10 %) behoben. Wenige Minuten danach bewegt sich das Kind, atmet und greift nach dem Tubus. Außerdem verzieht es das Gesicht, als würde es schreien. Daher wird das Kind in Seitenlage extubiert. Danach atmet der Säugling suffizient und ist wach. Folgeschäden werden nicht beobachtet.

60.2 Konsequenzen für den Patienten

Der Säugling war einer Hypoglykämie mit dem Risiko neurologischer Schäden ausgesetzt, die aber im weiteren Verlauf folgenlos blieb.

60.3 Interpretation aus Sicht des Anästhesisten

Die Hypoglykämie war wahrscheinlich durch die nicht leitliniengerechte Verordnung einer 6-stündigen Nüchternheit für Milchnahrung mit dem Ausschluss der oralen Kohlenhydratzufuhr bis zum Narkosebeginn und die Verordnung von lediglich Wasser bis 2 Stunden vor Narkosebeginn bedingt. Nach neuen Empfehlungen für Säuglinge sollte die letzte Milchmahlzeit 4 Stunden vor Narkosebeginn beendet sein, auch kohlenhydrathaltige klare Flüssigkeiten dürfen bis 2 Stunden vor Narkosebeginn getrunken werden. Hinzu kam die aufgrund der Planungsänderung verlängerte Nüchternzeit. Säuglinge benötigen allerdings auch sehr unterschiedliche Trinkintervalle, um einen adäquaten Blutzuckerspiegel aufrechtzuerhalten. Die Angaben der Mutter über häufiges Stillen hätten ein Hinweis darauf sein können, dass die Blutzuckerregulation in Nüchternphasen bei diesem Kind weniger ausgereift war als bei anderen Gleichaltrigen.

Während der Narkose konnten die klinischen Zeichen einer Hypoglykämie nicht beobachtet werden, wodurch erst die unklare protrahierte Bewusstlosigkeit über die übliche Aufwachzeit nach Narkoseende hinaus als unspezifisches Symptom auf die Hypoglykämie hinwies. Die richtige Diagnose und Therapie wurden erfolgreich eingeleitet. Nach der Operation wäre die Vorstellung in einer pädiatrischen Stoffwechselambulanz zu erwägen, da die häufigen Stillzeiten zusammen mit der Hypoglykämie Zeichen einer Glukosestoffwechselstörung sein könnten.

Ob die Hypoglykämie allein Ursache des verzögerten Aufwachens war, bleibt unklar, da auch bei normoglykämen Säuglingen häufig lange Aufwachzeiten beobachtet werden.

Es handelt sich primär um einen Fall von menschlichem Versagen in Form eines systematischen Fehlers (Unkenntnis der aktuellen Leitlinien für perioperative Nüchternheit und Verzicht auf intravenöse Glukosezufuhr während der Nüchternzeit). Solche Fehler können durch regelmäßige Fortbildung über aktualisierte Leitlinien in ihrer Häufigkeit reduziert werden. Außerdem handelt es sich um einen organisatorischen Fehler. Bei der OP-Programm-Umstellung wurden die Folgen der dadurch verlängerten Nüchternheit für den Säugling nicht berücksichtigt.

60.4 Weiterführende Gedanken

Gerade bei selteneren Eingriffen wie Säuglingsnarkosen erhöht eine leitliniengerechte Behandlung die Sicherheit der Narkose. Die Differenzialdiagnose zwischen noch im Normbereich verlängerter Narkosedauer und Bewusstlosigkeit anderer Ursache ist schwierig, da es zu Interaktionen der beiden Faktoren kommen kann, und erfordert die systematische Untersuchung des Patienten nach dem ABCDE-Schema auf Ursachen der Bewusstlosigkeit, unabhängig von der in der Situation plausibelsten Ursache. Auf diesem Weg wurde hier auch die Ursache gefunden und therapiert.

> ### Take Home Message
> Eine unklare Bewusstlosigkeit nach Narkose muss systematisch abgeklärt werden, um andere – auch seltenere – Ursachen als einen Narkoseüberhang auszuschließen. Wie im Rettungsdienst ist auch hier die Messung der Glukosekonzentration im Serum notwendiger Bestandteil der Diagnostik. Leitlinien sind wichtiger Bestandteil systematischen klinischen Arbeitens.

61 Nächtliche Verwechslung von Heparin- und Insulin-Spritzenpumpen

Michael St.Pierre, Alexander Hunsicker

61.1 Klinischer Fall

Ein 67-jähriger adipöser Patient mit schwerem insulinpflichtigen Diabetes mellitus, arteriellem Hypertonus und präterminaler Niereninsuffizienz erhält aufgrund einer schweren peripheren arteriellen Verschlusskrankheit einen femorokruralen Venen-Bypass. Die Operation beginnt um 11 Uhr vormittags und gestaltet sich schwierig, da nach Anlage der Goretex-Prothese distal der Fluss wiederholt abbricht. Die intraoperativ durchgeführte digitale Subtraktionsangiografie weist auf mehrere teils langstreckige thrombotische Verschlüsse der Arterie hin, sodass sich die Freiräumung mittels Fogarty-Katheter langwierig gestaltet. Am frühen Nachmittag weisen die Blutgasanalysen auf eine zunehmende Entgleisung des Blutzuckerspiegels hin (Werte über 280 m/dl), sodass sich der Anästhesist für eine kontinuierliche Insulin-Zufuhr mittels Perfusor (50 IE auf 50 ml NaCl) entscheidet (Laufrate initial: 2 ml/h). Als die Gefäßchirurgen bereits beim Wundverschluss sind, kommt es zu einem erneuten Sistieren der arteriellen Durchblutung, sodass noch im OP das Gefäß erneut revidiert werden muss. Aufgrund der mehrfachen Thrombosierungen ordnet der Gefäßchirurg eine niedrigdosierte Heparinisierung mit einer Ziel-PTT von 60–70 Sekunden bis zum nächsten Morgen an und bittet den Anästhesisten, diese noch intraoperativ zu initiieren. Dieser kommt der Bitte nach und stellt den Perfusor initial auf 3 ml/h.

Aufgrund eines krankheitsbedingten Personalengpasses kann der Patient postoperativ nicht – wie sonst üblich – auf die Intensivstation gebracht, sondern muss in den Aufwachraum verlegt werden. Gegen 20 Uhr wird der Patient extubiert, normotherm und mit ausgeglichenem Säuren-Basen-Haushalt dem Personal des Aufwachraums übergeben, welches gerade ihre Patienten an die Nachtschicht übergibt. Bei dieser Pflegekraft handelt es sich um eine Teilzeitkraft, die nach Jahrzehnten Pause kürzlich wieder in ihren Beruf zurückgekehrt ist, ausschließlich Nachtdienste verrichtet und allgemein als relativ unerfahren gilt. Es werden ihr eine 15-minütige Durchblutungskontrolle des Fußes sowie ein Gerinnungsstatus und eine BGA für 22 Uhr angeordnet. Gegen 22:30 Uhr wird der diensthabende Anästhesist, der bei einer OP gebunden ist, über die Ergebnisse telefonisch informiert, die u. a. eine PTT von 57 Sekunden und einen BZ von 165 mg/dl beinhalten. Der diensthabende Arzt wird zwar um eine Anordnung bezüglich des Heparinperfusors gebeten, jedoch wird versäumt, ihm von dem gleichzeitig laufenden Insulin-Perfusor zu berichten. Der Arzt ordnet eine Erhöhung der Laufrate auf 4 ml/h an und bittet um erneute Gerinnungskontrollen im 2-Stunden-Takt, lässt aber weder einen AT-III-Spiegel noch weitere BGAs bestimmen.

Da um diese Uhrzeit das Licht im Aufwachraum bereits gedimmt ist und der Patient schläft, sucht die Pflegekraft im Halbdunkel nach der passenden Spritzenpumpe und erhöht die Laufrate auf 4 ml/h. Wie gewünscht lässt die Pflegekraft alle 2 Stunden die PTT bestimmen, die sich bei Werten zwischen 65 und 75 Sekunden einpendelt. Als sie den Patienten gegen 5 Uhr betten und frisch machen will, ist dieser jedoch nicht mehr erweckbar. Der diensthabende Anästhesist wird verständigt und findet einen spontan atmenden, somnolenten Patienten vor, der auch auf Schmerzreize hin nicht reagiert. Er kontrolliert die Perfusoren und stellt fest, dass nicht das Heparin, sondern der (ihm bis zu diesem Zeitpunkt unbekannte) Insulin-Perfusor eine Laufrate von 4 ml/h aufweist. Eine sofort durchgeführte Blutzuckerbestimmung ergibt einen Glukose-Plasmaspiegel von 46 mg/dl. Die Gabe von 40 ml Glukose 40% führt zu einem sofortigen Aufklaren des Patienten, der zu Person, Raum und Zeit vollständig orientiert ist.

61.2 Konsequenzen für den Patienten

Der Patient wurde noch einige Stunden im Aufwachraum überwacht und dann neurologisch unauffällig auf Normalstation verlegt. Im weiteren Verlauf zeigten sich keine weiteren negativen Konsequenzen für den Patienten.

61.3 Interpretation aus Sicht des Anästhesisten

Der vorliegende Bericht illustriert auf geradezu klassische Weise, wie das Zusammentreffen von vielen Einzelfaktoren zu einer hypoglykämiebedingten Bewusstlosigkeit eines Patienten führen. Als beitragende Momente lassen sich u. a. die folgenden Punkte identifizieren:

- Besonderheiten des Patienten, der mit 2 nicht alltäglich angeordneten Perfusoren (Heparin und Insulin) aus dem OP-Saal verlegt wird
- Abweichung von der Routine, die in der notwendig gewordenen Verlegung des Patienten in den Aufwachraum anstelle der Intensivstation bestand
- Unerfahrenheit der in dieser Nacht zuständigen Pflegekraft, die möglicherweise zu einem unangemessenen Situationsbild („situation awareness") des Patienten mit seinen beiden Perfusoren geführt hat
- ungenügende Kommunikation, als dem Arzt zwar die Laborbefunde, nicht jedoch aber die Existenz eines zweiten Perfusors mitgeteilt wurde
- Verzicht auf ausreichende Sichtverhältnisse während der Perfusormanipulation, durch die eine Fehleinstellung der Laufrate erst ermöglicht wurde

- Fehlen einer 2. Pflegekraft in der Nachtschicht respektive die fehlende Möglichkeit des Anästhesisten, den OP zu verlassen, um sich persönlich nach dem Patienten umzusehen; dadurch entfiel ein wesentliches korrektives Element der Teamarbeit, nämlich die gegenseitige Überprüfung durchgeführter Maßnahmen („crossmonitoring")
- Verzicht auf eine Routine-BGA, in der eine beginnende Hypoglykämie frühzeitig zu erkennen gewesen wäre

Jeder dieser Faktoren für sich genommen hätte vermutlich nicht zu dem Zwischenfall geführt, sondern hätte durch andere Sicherheitsbarrieren verhindert werden können. Erst das zeitgleiche Aufeinandertreffen der aufgeführten Faktoren führte zu der geschilderten Notfallsituation.

Zuletzt ist noch festzuhalten, dass auch ein Quäntchen Glück dem Patienten zur Seite stand: Offensichtlich war die Dauer der Hypoglykämie ausreichend kurz gewesen, um einen dauerhaften neurologischen Schaden zu verhindern.

Take Home Message

- Abweichungen von der Routine bergen immer ein höheres Risiko für ungewollte Komplikationen.
- Das zweifelsfreie Identifizieren eines Medikaments vor dessen Applikation bzw. eines Perfusors vor Änderungen an der Einstellung ist zwingend zu fordern.

62 Erfolgreiche Reanimation nach Kortison-Gabe zur Verbesserung der Katecholaminwirkung

Wolfgang Heinrichs

62.1 Klinischer Fall

Ein 55-jähriger Patient (Größe 196 cm, Gewicht 102 kg) befindet sich auf der Wachstation (IMC) nach einer Sigmaresektion aufgrund Sigmakarzinoms. Die Operation wurde offen durchgeführt, da der Tumor bereits in die Beckenwand penetriert war. Intra- und in den ersten Stunden postoperativ mussten insgesamt 12 EK und 6 FFP trans- bzw. infundiert werden. Der Patient ist zur Schmerztherapie mit einem thorakalen Periduralkatheter (PDK) versorgt und damit leidlich bei Schmerzscores um 5 während der Mobilisation eingestellt.

Am 3. postoperativen Tag wird der PDK entfernt und der Patient auf eine systemische Schmerztherapie umgestellt. Das Pflegepersonal berichtet, dass der Patient insgesamt noch sehr schwach sei und nicht richtig mobilisiert werden könne. Metabolisch fallen eine Hyponatriämie und eine Hyperkaliämie auf, die partiell für die auffällige Adynamie verantwortlich gemacht werden.

Der Patient ist geistig adäquat fit und versucht mitzuarbeiten, was aber auch nicht richtig gelingt.

Am Nachmittag des 3. Tages wird der Patient bei einem erneuten Mobilisierungsversuch plötzlich bewusstlos. Zu diesem Zeitpunkt gibt es keine EKG-Überwachung mehr. Die Reanimation wird unter der Verdachtsdiagnose einer Lungenembolie unverzüglich begonnen. Auf dem Defibrillator wird ein feines Kammerflimmern gefunden, die Reanimation nach dem Algorithmus ERC 2005 durchgeführt. Nach insgesamt 30 Minuten gelingt es, einen bradykarden Rhythmus ohne ausreichenden Auswurf zu etablieren. Zu keinem Zeitpunkt tritt ein Halsvenenstau auf. Im Ultraschall-EKG (UKG) erkennt man einen gut gefüllten linken Ventrikel, der einen nur geringen Auswurf aufweist. Eine Belastung des rechten Ventrikels ist nicht zu erkennen; die Verdachtsdiagnose Lungenembolie wird wieder verworfen.

Dobutamin wird in einer Dosis von erst 10, dann 15 µg/kg/min infundiert, ohne deutliche Verbesserung der Auswurfleistung. Die Elektrolytkontrolle ergibt eine ausgeprägte Hyperkaliämie, sodass eine unmittelbare Glukose-Insulin-Infusion begonnen wird. Immer noch keine eindeutige Besserung.

Nun beschließt der Oberarzt eine einmalige Gabe von 1000 mg Methylprednisolon zur „Verbesserung der Katecholaminwirkung" zu geben. Nach dieser Dosis erholt sich der Kreislauf innerhalb von ca. 30 Minuten bis zur völligen Restitution. Der Patient wird sediert und bleibt noch einen Tag beatmet, danach gelingt die Extubation ohne weitere Probleme. Das neurologische Outcome ist spontan gut. Die Hyperkaliämie wird ursächlich für den Kreislaufstillstand dokumentiert.

Da der Patient in der Folge immer wieder Hyperkaliämien ohne erkennbare Ursache entwickelt, findet eine hormonelle Abklärung durch die Endokrinologie des Hauses statt. Dabei fällt ein ausgeprägter Kortisonmangel auf, eine Substitutionstherapie wird eingeleitet. Die auffallend braune Hautfarbe, die der Patient als Ergebnis seiner Sonnenstudiotherapie angegeben hatte, erscheint nun im Licht einer Addison-Erkrankung, die kurze Zeit später im CT bestätigt werden kann. Beide Nebennieren waren tumorös befallen.

Tragisch: Der Befund war aus einem früheren CT radiologisch beschrieben, aber vom Stationsarzt der Abdominalchirurgie nicht weiter registriert worden. Da der Primärtumor ein weit fortgeschrittenes Stadium zeigte, erhielt der Patient eine Kortison-Substitutionstherapie und wurde in ein onkologisches Programm der Klinik aufgenommen.

62.2 Konsequenzen für den Patienten

Der Patient hat den Zwischenfall ohne erkennbare Schäden überstanden.

62.3 Interpretation aus Sicht des Anästhesisten

Dieser Fall darf zu Recht als Rarität eingestuft werden. Metastasen gelten aber als Ursache einer primären Addison-Erkrankung und sind einige Male in der Literatur beschrieben (Kong u. Jeffcoate 1994; Marzotti u. Falorni 2004; Oelkers 1996; Oelkers, Diederich u. Bähr 1994).

Das Problem wurde verschlimmert, weil die Information „Metastasen in beiden Nebennieren" zwar bekannt war, aber nicht vom Stationsarzt beachtet wurde. Die Operateure wussten von einem weit fortgeschrittenen Befund und haben ebenfalls keinen Zusammenhang gesehen.

Somit wirkte die unter ganz anderen Gesichtspunkten verabreichte Kortison-Therapie in diesem Fall kausal.

62.4 Weiterführende Gedanken

Bei der Nebennierenrindeninsuffizienz kommt es zu einem niedrigen Kortison-Spiegel im Blut. In der Folge wird in der Hypophyse vermehrt ACTH gebildet. Bei der Synthese von ACTH wird zusätzlich auch melanozytenstimulierendes Hormon gebildet, welches die in der Haut vorhandenen Melanozyten zur vermehrten Pigmenteinlagerung anregt. Die Haut wird brauner, daher wird der Morbus Addison auch „Bronzekrankheit" genannt.

Man unterscheidet bei der Nebennierenrindeninsuffizienz 3 verschiedene Formen:

- *primäre Nebennierenrindeninsuffizienz:* Hierbei liegt die Störung in der Nebenniere selbst. Sie wurde nach dem Arzt Thomas Addison benannt. Ursächlich sind vor allem:
  - Autoimmunerkrankungen
  - Amyloidose
  - Metastasen in der Nebenniere mit Rindenbefall
  - verschiedene Infektionskrankheiten (z. B. Tuberkulose; heute selten)
- *sekundäre Nebennierenrindeninsuffizienz:* Hier besteht eine Hypophyseninsuffizienz. Durch den Mangel an ACTH wird die Nebennierenrinde nicht ausreichend zur Bildung von Kortison angeregt. Bei dieser Form wird gewöhnlich keine braune Hautfarbe beobachtet. Ursächlich sind vor allem:
  - Tumoren der Hypophyse
  - Verletzungen (Schädel-Hirn-Trauma, Geburtstraumen)
  - autoimmune Reaktionen
- *tertiäre Nebennierenrindeninsuffizienz:* Sie wird durch eine Unterfunktion des Hypothalamus verursacht. Typischerweise wird der Hypothalmus durch eine längerfristige höherdosierte Kortison-Therapie in der Bildung von CRH gehemmt. Damit wird die Hypophyse nicht ausreichend zur Bildung von ACTH angeregt. Wie bei der sekundären Form verfärbt sich die Haut nicht. Starker Stress (z. B. Operationen) können zur akuten Addisonkrise führen.

> **Take Home Message**
>
> - Alle Partner müssen Befunde wahrnehmen und weitergeben.
> - Hyponatriämie und Hyperkaliämie können Leitsymptome einer Nebennierenrindeninsuffizienz sein.
> - Bei auffällig brauner Hautfarbe auch an das (seltene) Krankheitsbild des M. Addison denken.

62.5 Literatur

Kong MF, Jeffcoate W. Eighty-six cases of Addison's disease. In: Clin Endocrinology 1994; 41: 757–761

Marzotti S, Falorni A. Addison's disease. Autoimmunity 2004; 37: 333–336

Oelkers W. Review Article: Adrenal Insufficiency. N Engl J Med 1996; 335: 1206–1212

Oelkers W, Diederich S, Bähr V. Diagnostik der Nebennierenrindeninsuffizienz. Dtsch med Wschr 1994; 119: 555–559

63 Schwerer neurologischer Schaden nach Hyperventilation bei vorbestehender metabolischer Alkalose

Wolfgang Heinrichs

63.1 Klinischer Fall

Eine 72-jährige Patientin (Größe 165 cm, Gewicht 84 kg) wird mit rezidivierendem Erbrechen stationär in der inneren Abteilung aufgenommen. Das Erbrechen bereitet der Patientin erhebliche Schmerzen, sodass eine Magensonde zur Entlastung eingelegt wird. Zuvor war bei einer Kontrastmitteluntersuchung ein Dünndarmtumor mit weitgehender Verlegung des Lumens diagnostiziert worden. Der Stationsarzt ordnet eine Flüssigkeitszufuhr von 2 Liter Ringer-Laktat je Tag und die Gabe einer sog. peripheren Ernährungslösung 1 Liter je Tag an. Die Patientin wird zur Operation vorbereitet. Leider wird sie wegen eines OP-Engpasses noch um einen weiteren Tag verzögert, die Magensonde bleibt liegen und fördert eine Menge von 1–2 Litern täglich.

Die Patientin kommt in den OP und wird dort routinemäßig für eine RSI vorbereitet. Zur Einleitung wird die Magensonde noch einmal abgesaugt. Dabei entleeren sich weitere 500 ml Mageninhalt. Die Einleitung selbst gelingt ohne Komplikationen. Auf dem Narkoseprotokoll wird nach Anschluss an das Narkosegerät ein endexspiratorischer CO_2-Wert von 56 mmHg vermerkt. Der Anästhesist korrigiert die Beatmung und erreicht innerhalb kurzer Zeit einen normalen endexspiratorischen Wert von 38 mmHg. Die Operation nimmt ihren Verlauf ohne erkennbare Komplikationen. Da es zu keinem relevanten Blutverlust kommt, finden keine weiteren Laborkontrollen (etwa eine Blutgasanalyse) statt.

Zur Ausleitung wird die Narkose wie üblich beendet, die Beatmung reduziert. Bei nur flacher und langsamer Spontanatmung ist die Patientin nicht ansprechbar und zeigt keinerlei Reaktionen. Die Pupillen imponieren unterschiedlich weit mit träger Reaktion auf Licht. Die Beatmung wird wieder aufgenommen, eine i.v.-Sedierung eingeleitet und die Patientin in das CT verbracht. Hier entdecken die Radiologen multiple akute Hirnläsionen im Frontal- und Zentralhirn, die sie als multiple kleine ischämische Hirninfarkte beschreiben.

Auf der Intensivstation zeigt die jetzt durchgeführte Blutgasanalyse einen pH-Wert von 7,68, einen Base Excess von +15,8 mmol/l und einen $paCO_2$ von 41 mmHg. Nach weiteren 4 Stunden und nach einer Infusion von 40 ml 0,1 n HCl beträgt der pH-Wert immer noch 7,58, erst nach insgesamt 24 Stunden gelingt es, die metabolische Alkalose auszugleichen.

In der Folge entwickelt die Patientin das Bild einer schweren neurologischen Störung und verstirbt am 7. Tag auf der Intensivstation.

63.2 Konsequenzen für den Patienten

Tod auf der Intensivstation, 7 Tage nach dem Zwischenfall.

63.3 Interpretation aus Sicht des Anästhesisten

Bei der klinikinternen Aufarbeitung des Falles war sich der (sehr erfahrene) Anästhesist zunächst gar nicht bewusst, dass er einen Fehler begangen hatte. Er habe die Patientin normal eingeleitet, sie habe definitiv nicht aspiriert und er habe sie bei stets guten Kreislaufparametern betreut. Auf die Frage, wie es denn zu den multiplen Hirninfarkten gekommen sei, vermutete er, dass es ein embolisches Geschehen sei, vielleicht paradoxe kleinere Embolien.

Auch bei Präsentation der ersten Blutgasanalyse von der Intensivstation sah er keinen Zusammenhang. Leider gibt es keine einzige Blutgasanalyse prä- oder intraoperativ.

Präoperativ verlor die Patientin eine größere Menge Magensaft über mehrere Tage aufgrund des Refluxes und der frei ablaufenden Magensonde. Offenbar war der Verlust hauptsächlich HCl-haltiger Magensaft, sodass sich eine erhebliche Verlustazidose entwickeln konnte. Kompensatorisch (und aufgrund der Oberbauchsymptomatik) hypoventilierte die Patientin und schaffte so vermutlich noch einen akzeptabel kompensierten pH-Wert. Dafür spricht der dokumentierte erste endexspiratorische CO_2-Wert von 56 mmHg. Zu diesem Zeitpunkt wurde die Patientin ja schon beatmet, sodass man annehmen kann, dass sie bei CO_2-Werten im Blut von deutlich über 60 mmHg lebte.

Durch die nun folgende Normoventilation in der Narkose entfiel dieser Kompensationsmechanismus abrupt. Bei gleichzeitig bestehender hoher Bikarbonat-Konzentration führte diese Situation zu einer völlig dekompensierten metabolischen Alkalose. Die Konsequenzen liegen auf der Hand: Vasospasmus der Hirngefäße, massive Behinderung der Sauerstoffabgabe an die Gewebe und in der Konsequenz die später nachgewiesenen multiplen Hirninfarkte.

Take Home Message

- Bei allen Patienten mit einer ileusartigen Störung stets eine Blutgasanalyse zur Beurteilung des Säure-Basen-Haushalts durchführen.

- Patienten mit metabolischer Alkalose müssen hypoventiliert werden (unter Beachtung einer ausreichenden Oxygenierung).

- Möglichst Ausgleich der metabolischen Alkalose vor Anästhesiebeginn bzw. Beatmungsbeginn.

ZNS

64 Gynäkologischer Notfall – peripartale Blutung

Patrick Meybohm, Henning Ohnesorge

64.1 Klinischer Fall

Eine 34-jährige Schwangere ist in der 35. + 2 Schwangerschaftswoche. Im Rahmen von regelmäßigen Vorsorgeuntersuchungen während der Schwangerschaft war eine Präeklampsie auffällig. Seit 4 Tagen spürt die Patientin allerdings keine Kindsbewegungen mehr. Die Patientin ist äußerst besorgt und kommt in die Schwangerenambulanz einer Klinik der Maximalversorgung. Im Ultraschall lassen sich keine Kindsbewegungen nachweisen, genauso wenig lässt sich ein fötaler Herzschlag auffinden. Mit der Diagnose eines intrauterinen Fruchttods wird nun am gleichen Tag mittels Wehentropf die Geburt eingeleitet. 4 Stunden nach der Geburtseinleitung wird der Abort spontan ausgetrieben. Noch im Kreißsaalbereich kommt es aber 2 Stunden nach der Spontangeburt zu einer vaginalen atonen Nachblutung, die mit konservativen Maßnahmen sowie der Gabe von Oxytocin und Sulproston nicht adäquat zu therapieren ist. Aus diesem Grund wird sodann von den Geburtshelfern die Indikation zur notfallmäßigen Nachkürettage gestellt. Die Patientin wird im Rahmen einer Vollnarkose mit 1 mg Alfentanil und 200 mg Propofol sicher endotracheal intubiert. Die Aufrechterhaltung der Narkose erfolgt mit repetitiven Propofol-Gaben. Die Kreislaufparameter sind bei einer Herzfrequenz von 95/min, einem NIBP von 92/48 mmHg und einer SpO$_2$ von 98 % zu diesem Zeitpunkt soweit unauffällig. Im Rahmen des chirurgischen Eingriffs werden jedoch keine größeren Plazentareste gefunden. Eine sichere Blutungsquelle kann aber auch nicht identifiziert werden, sodass nach 20 Minuten der Eingriff und die Narkose wieder beendet werden. Bei suffizienter Spontanatmung und stabilen Kreislaufverhältnissen wird die Patientin trotz fehlender Wachheitszeichen extubiert. 15 Minuten nach der Extubation zeigt die Patientin 3-malig in kurzer Folge einen generalisierten Krampfanfall. Eine zunächst als „postiktaler Dämmerungsschlaf" interpretierte Bewusstseinsstörung wird bei weiterhin fehlendem adäquaten Aufwachverhalten nun als „unklare Bewusstseinsstörung" definiert. Bis zu diesem Zeitpunkt hatte die Patientin 500 ml kolloidale und 2000 ml kristalloide Infusionslösung als Volumenersatz erhalten. Bei den Vitalparametern fällt bei normaler Herzfrequenz von 86/min ein etwas erniedrigter Blutdruck von 76/46 mmHg auf. Der behandelnde Anästhesist entschließt sich nun, trotz der anhaltend unklaren vaginalen Blutungsneigung, die Patientin aus dem Kreißsaalbereich auf die Intensivstation zu verlegen. Bereits während des Transports entwickelt die Patientin plötzlich eine Schnappatmung mit nahezu lichtstarren Pupillen. Ein Puls ist nur noch zentral sehr schwach tastbar. Der Anästhesist intubiert die Patientin sofort und verabreicht 2 ml Akrinor sowie weitere 1000 ml kristalloide Infusionslösung. Die 1. Blutgasanalyse auf der Intensivstation zeigt einen Hämoglobinwert von 4 g/dl. Im Rahmen einer Rotations-Thromboelastometrie (ROTEM) fällt eine relevant verlängerte, qualitativ schlechte und instabile Gerinnselbildung auf (verlängerte Gerinnungszeit und erniedrigte maximale Gerinnselfestigkeit im FIBTEM sowie stabiler Klot im APTEM). Die Patientin erhält sodann 4 Erythrozytenkonzentrate, 2000 IE PPSB und 4 g Fibrinogen. In der Blutbank werden zudem 4 Frischplasmen bestellt. Da im Verlauf weiter eine vaginale Blutung vorliegt und eine Stabilisierung der vitalen Parameter nicht wirklich gelingt, wird als Ultima Ratio die Indikation für eine notfallmäßige Hysterektomie gestellt. 6 Stunden postoperativ kann die Patientin bei adäquatem Aufwachverhalten, einem Hämoglobinwert von 7 g/dl und ausreichender Spontanatmung neurologisch unauffällig problemlos extubiert werden. 3 Tage später wird die Patientin ohne Residuen nach Hause entlassen.

64.2 Konsequenzen für den Patienten

Kurzfristig erleidet die Patientin im aktuellen Fallbericht eine zerebrale Minderperfusion mit der Folge von Krampfanfall und Schnappatmung. Eine weitere Verschlechterung der Gesamtsituation bis hin zu einem potenziellen Herz-Kreislauf-Stillstand kann durch die zeitnahe Notfallintubation und Kreislaufstabilisierung verhindert werden. Glücklicherweise zeigen sich keine mittel- oder langfristigen klinischen Konsequenzen, wie z.B. kardiale oder neurologische Komplikationen, wenngleich die notfallmäßige Hysterektomie in dem jungen Alter von 34 Jahren sicherlich ein nicht zu unterschätzendes Trauma mit all seinen medizinischen sowie psychologischen Langzeitfolgen darstellt.

64.3 Interpretation aus Sicht des Anästhesisten

Der vorliegende Fall beschreibt potenzielle Probleme und Komplikationen bei einem unbemerkt länger andauernden intrauterinen Fruchttod. Die bekannte Präeklampsie kommt differenzialdiagnostisch durchaus als möglicher Risikofaktor für einen intrauterinen Fruchttod infrage. Ähnliches gilt für den generalisierten Krampfanfall, der zum einen als Folge der ausgeprägten Anämie und Hypovolämie aber auch als Folge der Präeklampsie zu werten ist. In der Zusammenschau des Falls ist retrospektiv eine ausgeprägte Verbrauchskoagulopathie als Folge des lang andauernden intrauterinen Fruchttods als sehr wahrscheinlich anzunehmen. Die Verbrauchskoagulopathie für sich ist wiederum als wesentliche Ursache für die anhaltende vaginale Blutung zu interpretieren. Die Folgen waren ein beginnender hämorrhagischer Volumenmangelschock sowie eine äußerst kritische Anämie mit den klinischen Zeichen einer zerebralen Hypoxie/Ischämie (anhaltende Bewusstseinsstörung, Krampfanfall, Schnappatmung). Mit der intensiven Volumentherapie gelingt es dem behandelnden Team zwar, einem Volumenmangelschock vorzubeugen, doch erkennen sie bei fehlender Blutentnahme nicht rechtzeitig den rapiden Hämoglobinabfall.

Bei einer unklaren und instabilen Blutungssituation sollte eine frühzeitige Gabe eines Antifibrinolytikums aufgrund des günstigen Wirkungs-/Nebenwirkungsprofils erwogen werden, insbesondere beim Verdacht auf eine Verbrauchskoagulopathie als wesentliche Ursache der Blutung. Ob eine frühzeitige Gabe eines Antifibrinolytikums, z.B. 2 g Tranexamsäure, das Ausmaß der Verbrauchskoagu-

lopathie und die Folgen im aktuellen Fall beeinflusst hätte, bleibt natürlich spekulativ.

Offen bleibt auch, ob sich nach der Gabe von 4 Erythrozytenkonzentraten, 4 Frischplasmen und den Gerinnungsfaktoren (PPSB, Fibrinogen) anhand der Rotations-Thromboelastometrie ein Therapieerfolg detektieren ließ, oder ob eine erneute Gabe von Gerinnungsfaktoren bis hin zu Normwerten in der Rotations-Thromboelastometrie ein weiteres Voranschreiten der Koagulopathie hätte positiv beeinflussen können.

Darüber hinaus ist zu diskutieren, ob nicht vor einer chirurgischen Hysterektomie, die insbesondere bei dem noch jungen Patientenalter als unumkehrbarer Therapieschritt langfristige Konsequenzen hat, die Gabe von Faktor VIIa (NovoSeven) als Ultima Ratio erwogen hätte werden können. Entsprechend der Therapieempfehlungen der Deutschen Gesellschaft für Gynäkologie und Geburtshilfe zur Therapie peripartaler Blutungen ist die rechtzeitige Gabe von Faktor VIIa zu erwägen, wenngleich er natürlich adäquate chirurgische, embolisierende und konventionelle hämostatische Maßnahmen nicht ersetzt.

64.4 Weiterführende Gedanken

Die Rotations-Thromboelastometrie ist ein diagnostischer Labortest, mit dem die Gerinnungseigenschaften nach Zugabe eines Aktivators bis zum Eintritt der Gerinnselbildung untersucht werden kann. Im Gegensatz zu den herkömmlichen Gerinnungsanalysen (Quick, aPTT) können auch die Festigkeit des Blutgerinnsels, dessen Auflösung und verschiedene spezielle Fragestellungen erfasst werden. Anwendungsgebiete sind unklare Blutungen im Rahmen von Operationen oder Traumata, Verdacht auf Hyperfibrinolyse, Fibrinogenmangel sowie Thrombozytenmangel bzw. -funktionsstörung.

Take Home Message

Die atone Nachblutung insbesondere in Kombination mit einer Verbrauchskoagulopathie als Folge eines intrauterinen Fruchttodes stellt das behandelnde Team in der Geburtshilfe vor eine große Herausforderung. Eine engmaschige Überwachung nicht nur der vitalen Parameter, sondern auch des Hämoglobins sowie des Gerinnungsstatus als auch eine frühzeitige und adäquate Therapie mit Antifibrinolytika sowie ggf. Gerinnungsfaktoren sind essentiell. Vor einer Notfall-Hysterektomie sollte im Einzelfall eine Embolisation und als Ultima Ratio zusätzlich die Gabe von NovoSeven in Erwägung gezogen werden.

65 Akuter ICP-Anstieg bei einer unfallchirurgischen OP

Wolfgang Heinrichs

65.1 Klinischer Fall

Ein 45-jähriger Patient ist beim Astschneiden aus dem Baum gefallen und dabei ca. 3 Meter abgestürzt. Er hat sich eine offene, dislozierte Sprunggelenksfraktur zugezogen, die unmittelbar operativ versorgt werden soll. Der Patient wurde vom Notarzt ansprechbar mit stabilen Kreislaufverhältnissen vorgefunden. Der Notarzt verabreichte Sauerstoff, 1000 ml Ringer-Laktat und fraktioniert 0,15 mg Fentanyl wegen der erheblichen Schmerzsituation. Weitere Verletzungen wurden weder beim ersten Bodycheck noch später bei der Untersuchung in der chirurgischen Notaufnahme gefunden. Aufgrund des Traumamechanismus wird routinemäßig eine CT-Untersuchung (sog. Schockraumspirale) vom Kopf bis zum Becken durchgeführt. Der diensthabende Oberarzt der Radiologie überlässt die Befundung einer jüngeren Assistenzkraft, die keinen pathologischen Befund im CT erkennt und dies so übermittelt. Somit steht der primären Versorgung der komplizierten Sprunggelenksfraktur nichts im Weg.

Der Anästhesist führt eine RSI nach dem im Haus üblichen Schema durch. Es treten keinerlei Besonderheiten auf. Der Patient wird routinemäßig versorgt, die Augen zum Schutz der Hornhäute mit einem Pflasterstreifen verschlossen. Initial ist der Patient grenzwertig tachykard und hypoton, sodass 500 ml HAES infundiert werden. Während der OP, die in Blutsperre durchgeführt wird, normalisiert sich der Kreislauf.

Im weiteren Verlauf gibt es die Tendenz zu erhöhten Blutdruckwerten, die vom Anästhesisten als Schmerzreaktion gedeutet werden. Er vertieft mehrfach die Narkose, jedoch ohne rechten Erfolg. Der Patient erhält 2× 0,5 mg Atropin, weil die Herzfrequenz in diesen hypertonen Phasen auffällig niedrig ist. Zum Zeitpunkt des OP-Endes beträgt die Herzfrequenz 45/min und der Blutdruck 180/

115 mmHg. Der Anästhesist reduziert die Beatmung und wartet auf das Wiedereinsetzen der Spontanatmung. Jetzt sinkt die Herzfrequenz auf etwa 30/min ab, der Blutdruck beträgt 190/125 mmHg. Die Pflegekraft entfernt gerade das Augenschutzpflaster und blickt dabei eher zufällig in die Augen des Patienten. Dabei wird eine maximal erweiterte rechte Pupille entdeckt.

Nunmehr sofortige Alarmierung des zuständigen Oberarztes. Dieser ordnet die unverzügliche Hinzuziehung des diensthabenden Neurochirurgen an und lässt die Narkose mit Propofol und Sufentanil aufrechterhalten. Ein kurz danach durchgeführtes CCT ergibt nun eine massive intrakranielle Blutung mit Einklemmungszeichen. Erneutes Verbringen des Patienten in den OP.

65.2 Konsequenzen für den Patienten

Der Patient wird sofort kraniotomiert, die akute intrakranielle Blutung ausgeräumt. Der Patient zeigt keinerlei vitale Reaktionen mehr und wird auf der Intensivstation neuroprotektiv behandelt. Kurze Zeit später Bestätigung des intravitalen Hirntodes, die Angehörigen stimmen einer Multiorganentnahme zu.

Im Nachgang Befundung des im Schockraum angefertigten CT durch den radiologischen Oberarzt: Verdächtige Stelle, aber keine eindeutigen Blutungszeichen in dem Bereich, in dem das Hämatom später eingetreten ist.

Weiter im Nachgang weisen Angehörige, die den Sturz beobachtet hatten, darauf hin, dass der Patient nach dem Sturz wohl kurz bewusstlos oder nicht richtig ansprechbar war.

65.3 Interpretation aus Sicht des Anästhesisten

Ein Fall mit tragischem Ausgang, von dem wir nicht wissen, ob es bei früherem Erkennen der Situation besser ausgegangen wäre. Akute Hirnblutungen, die so schnell zum Hirndruck und gar zur Einklemmung führen, haben generell eine schlechte Prognose.

Ungünstig waren mehrere Faktoren in einer Kette:
- Die Information der Angehörigen über eine kurze Bewusstlosigkeit nach dem Sturz lag dem Anästhesieteam nicht vor.
- Die radiologische (unzureichende) Befundung des Schockraum-CT hat die Beteiligten in Sicherheit gewogen.
- Der Anästhesist hat die Zeichen eines Cushing-Syndroms nicht erkannt und den hohen Blutdruck (ohne Beachtung der niedrigen Herzfrequenz) mit einer zu flachen Anästhesiesteuerung für sich erklärt.
- Durch den Schutzverband auf den Augen war es nicht möglich, die Pupillenreaktion des Patienten zu untersuchen.

So entwickelte sich ein akutes Hirndrucksyndrom beim Patienten, welches letztendlich mehr zufällig am Ende der Anästhesie entdeckt wurde, als die Pflegekraft den Schutzverband der Augen entfernte. In dieser Phase aggravierten die Symptome wahrscheinlich auch wegen der ansteigenden CO_2-Konzentration, da der Anästhesist seinen Patienten wieder in Spontanatmung überführen wollte. Dem weiteren Verlauf ist wenig hinzuzufügen – in einem solchen Fall gilt es, eine schnellstmögliche Kraniotomie anzustreben. Inwieweit ein Neurochirurg unmittelbar eine Trepanation mit Druckentlastung vornehmen könnte (ohne auf das CCT zu warten) entzieht sich unserem Beurteilungsvermögen. Es wäre allerdings eine interessante Frage, die man mit seiner jeweiligen neurochirurgischen Abteilung abklären könnte.

Take Home Message

Die Pupillenreaktion ist während Allgemeinanästhesie der einzige klinische Zugang zum neurologischen Status des Patienten. Daher sollte die Praxis überdacht werden, bei Patienten, die eine neurologische Symptomatik entwickeln könnten, die Augen fest mit einem Schutzverband zu verschließen.

65.4 Literatur

Deutsche Gesellschaft für Anästhesiologie und Intensivmedizin e.V. Info: Innerklinische Akutversorgung des Patienten mit Schädel-Hirn-Trauma. Anästh Intensivmed 2009; 50: 489–501

66 Verzögerung der zerebralen Perfusion durch ein Missverständnis

Berthold Bein

66.1 Klinischer Fall

Bei einem 64-jährigen Patienten mit einem Aneurysma der A. ascendens soll ein Ersatz der erweiterten Aorta vorgenommen werden. Seit Kurzem wird bei diesem Eingriff während der Phase des Kreislaufstillstands eine selektive zerebrale Perfusion über eine Kanüle in der rechten A. carotis communis durchgeführt. Die Steuerung der Perfusion obliegt dabei dem Kardiotechniker, der über eine Rollerpumpe einen vorher anhand des Körpergewichts berechneten Fluss appliziert. Vor 2 Wochen hat ein neuer Oberarzt in der Klinik für Herz- und Gefäßchirurgie angefangen, der nun zum 1. Mal einen Aortenersatz durchführen soll. Der Kardiotechniker ist ebenfalls noch relativ neu in der Abteilung und befindet sich noch in der Ausbildung; beim verantwortlichen Anästhesisten handelt es sich um einen erfahrenen Facharzt. Nach Beginn des kardiopulmonalen Bypasses beschließt der Operateur wegen einer höhergradigen Aorteninsuffizienz, die Koronarien retrograd zu perfundieren. Er gibt an den Kardiotechniker gerichtet die Anweisung: „Retrograde Perfusion starten!" Nach Herzstillstand und Kühlung des Patienten kanüliert der Operateur die A. carotis und gibt die Anweisung: „Antegrade Perfusion starten!" Der Kardiotechniker startet daraufhin die Rollerpumpe, die Kardioplegielösung fördert. Aufgrund des sehr hohen Widerstands kommt jedoch kein effektiver Fluss zustande. Der Kardiotechniker gibt daher die Rückmeldung: „Sehr hoher Widerstand, keine Perfusion möglich." Daraufhin verändert der Operateur mehrfach die Position der Kanüle, jedoch aus nachvollziehbaren Gründen ohne Erfolg. Der Operateur wird immer ungehaltener. Nach ca. 5 Minuten äußert der Kardiotechniker leise zum Anästhesisten: „Ich verstehe das nicht, die Kardioplegie lief doch retrograd hervorragend." Der Operateur hat dabei das Wort „Kardioplegie" aufgeschnappt und fragt nun konkret nach, ob der Kardiotechniker denn die zerebrale Perfusion gestartet hat. Dadurch klärt sich das Missverständnis auf und die selektive zerebrale Perfusion wird problemlos gestartet. Postoperativ wird der Patient auf die Intensivstation verlegt, wo er ein mehrtägiges Delir erleidet.

66.2 Konsequenzen für den Patienten

Keine unmittelbaren Konsequenzen für den Patienten. Inwieweit die Verzögerung der selektiven zerebralen Perfusion um ca. 5 Minuten zum postoperativen Delir des Patienten beigetragen hat, kann nicht mit Sicherheit abgeschätzt werden.

66.3 Interpretation aus Sicht des Anästhesisten

Im vorliegenden Bericht ist der Anästhesist selbst nur indirekt betroffen. Das Missverständnis ereignet sich primär zwischen dem Kardiochirurgen und dem Kardiotechniker. Als für die Vitalfunktionen und auch für die zerebrale Integrität des Patienten Verantwortlicher ist der Anästhesist allerdings von den Folgen des Missverständnisses sehr wohl betroffen. Hier stellt sich zum einen die Frage des geeigneten Monitorings der zerebralen Integrität (ist z.B. die Überwachung der zerebralen Oxygenierung mittels Nah-Infrarot-Spektroskopie für Eingriffe mit selektiver zerebraler Perfusion obligat?), zum anderen die Frage, inwieweit eine Berufsgruppe bei einem offensichtlichen Missverständnis zwischen anderen Berufsgruppen moderierend eingreifen muss.

66.4 Weiterführende Gedanken

„Kommunikation ist alles!" Diese Aussage verdeutlicht, dass Kommunikation im Arbeitsumfeld Krankenhaus, in dem viele unterschiedliche Berufsgruppen zusammenarbeiten und es insofern zwangsläufig zu zahlreichen Schnittstellen zwischen den Berufsgruppen kommt, von essentieller Bedeutung sowohl für einen effizienten als auch sicheren Betrieb ist. Dabei sollte die Kommunikation in möglichst formalisierter und eindeutiger Form erfolgen. Ein Problem in definierten Arbeitsbereichen stellt dabei häufig dar, dass sich die meisten beteiligten Akteure gut kennen und sich eine Kommunikationskultur des sog. „blinden Verstehens" bzw. des „Insider-Jargons" entwickelt. Wichtige Maßnahmen innerhalb des operativen Procedere werden entweder gar nicht mehr oder nur noch in Form von mehrdeutigen Kürzeln kommuniziert. Neue Teammitglieder werden meist nur ungenügend in die Besonderheiten des Arbeitsplatzes eingewiesen, häufig als Störenfriede empfunden und bei Nachfragen als quasi Unwissende mit Äußerungen wie „ich brauche hier jemanden, der sich auskennt!" desavouiert. Aus der Luftfahrt ist bekannt, das die enge und langdauernde Zusammenarbeit eines immer gleich zusammengesetzten Teams schnell zur Entwicklung vergleichbarer Strukturen führt, die durch „Insider-Jargon", „Corps-Geist" (wir gegen die anderen) und das explizite oder implizite Sanktionieren neuer Teammitglieder gekennzeichnet sind. Deshalb wird z. B. bei den meisten Fluggesellschaften darauf geachtet, dass nicht ständig die gleichen Piloten, Co-Piloten und Flugbegleiter gemeinsam fliegen. Im Krankenhaus wird sich diese prophylaktische Maßnahme naturgemäß nicht realisieren lassen. Umso wichtiger ist es, dass Mitarbeiter strukturiert in einen neuen Arbeitsplatz eingewiesen werden, und man alle Besonderheiten eines Eingriffs vorab im Team bespricht. Dabei sollten alle Teammitglieder darauf bestehen, dass wichtige operative Schritte klar im ganzen Team kommuniziert werden. Bei wichtigen Maßnahmen ist auch eine eindeutige Rückmeldung zu fordern (Beispiel: „Bitte Heparin injizieren" – „Heparin ist injiziert"). Die Rückmeldung, dass ein Auftrag verstanden und übernommen wurde, ist insbesondere auch an Arbeitsplätzen zu fordern, die regelmäßig durch das Zusammenwirken vieler verschiedener Berufsgruppen auf engem Raum unter Zeitdruck gekennzeichnet sind (Schockraum). Diese Form der strukturierten Kommunikation muss aber vorab eingeübt werden, da sie außerhalb des Arbeitsumfeldes eher unüblich ist. Auch in diesem Zusammenhang muss nochmals auf die Bedeutung der WHO-Checkliste hingewiesen werden, die Besonderheiten des Eingriffs während des „Team Time Out" vor Schnitt explizit anspricht. Dabei sollte dann z. B. auch besprochen werden, welche Terminologie für bestimmte Maßnahmen benutzt wird, um Missverständnisse wie das geschilderte zu vermeiden.

> **Take Home Message**
>
> Eine standardisierte und eindeutige Kommunikation ist eine wesentliche Bedingung für ein sicheres Arbeitsumfeld im Krankenhaus. „Insider-Jargon", selbst kreierte Abkürzungen und Spezialtermini müssen vermieden werden.

67 Aspiration während Eingriff in Lokalanästhesie

Wolfgang Heinrichs, Elmar Biermann

67.1 Klinischer Fall

Als letzter OP-Punkt im neurochirurgischen Saal steht „Lymphknotenexstirpation am Hals, LA". Eine Beteiligung der Anästhesie ist nicht vorgesehen. Plötzlich kommt der Springer aus dem Saal gerannt und ruft laut nach der Anästhesie, es gäbe einen Notfall im betreffenden OP. Ein Anästhesist und eine Pflegekraft eilen zu Hilfe.

Im Saal finden sie einen bewusstlosen, zyanotischen Patienten vor, der krampfartige Bewegungen aufweist. Der Kopf des Patienten ist weitgehend abgedeckt, eine Sauerstoffsonde ist in der Nase mit einem Flow von 2 l/min. Während die Pflegekraft das Pulsoxymeter anschließt, bereitet der Anästhesist das Narkosekreisteil vor und beginnt mit einer manuellen Maskenbeatmung. Diese ist unter den krampfartigen Bewegungen des Patienten deutlich erschwert. Die Sättigung beträgt unter 65% und kann praktisch nicht gesteigert werden.

Entschluss zur Intubation. Bis diese vorbereitet ist, versucht der Anästhesist weiterhin eine Maskenbeatmung zu etablieren, ohne Erfolg. Beim Versuch der Laryngoskopie wird im Rachen des Patienten eine große Menge Mageninhalt entdeckt, bei weiteren krampfartigen Bewegungen wird weiter Mageninhalt regurgitiert. Absaugen ist kaum möglich, da der normale Absaugkatheter sich als zu dünn für das Aspirat erweist. Glücklicherweise gelingt die Intubation trotz aller Schwierigkeiten beim ersten Versuch. Aus der Trachea kann massiv Magensekret abgesaugt werden.

Wegen der weiterhin bestehenden Hypoxie wird der Patient nun mit PEEP beatmet. Darunter bessert sich die Sättigung etwas, ohne auch nur annähernd normale Werte zu erreichen. Die zeitig durchgeführte Bronchoskopie ergibt Mageninhalt in allen Lungenabschnitten. Nach ausgiebigem Absaugen gelingt die Stabilisierung des Patienten insoweit, dass die Operation notdürftig zu Ende gebracht werden kann und der Patient zur weiteren Therapie auf der Intensivstation aufgenommen wird.

Erst jetzt gibt der Operateur zu, dass er den Patienten mit Midazolam sediert habe und dieser durch große Unruhe darauf reagiert habe. Der Patient sei multimorbide bei lang bestehender konsumierender Lymphozytose. Die OP-Indikation habe sich aus der Besorgnis ergeben, dass Lymphknotenpakete am Hals die Luftröhre komprimieren könnten.

67.2 Konsequenzen für den Patienten

Der Patient entwickelte ein schweres Aspirationssyndrom und verstarb während des Intensivaufenthalts an Multiorganversagen. Das respiratorische Versagen konnte nicht mehr erfolgreich behandelt werden. Aufgrund der malignen Grunderkrankung wurde auf eine Therapieausweitung verzichtet.

67.3 Interpretation aus Sicht des Anästhesisten

Im vorliegenden Fall handelt es sich auf den ersten Blick nicht um eine anästhesiologische Komplikation. Der Operateur hatte in diesem Fall die volle Verantwortung, wobei bereits die Planung dieses Eingriffs ohne Beteiligung der Anästhesie als nicht korrekt gewertet werden kann. Er galt als exzentrisch und war schon mehrfach durch sehr eigenmächtige Maßnahmen aufgefallen.

Vermutlich fand eine erste Aspiration schon vor Eintreffen des Anästhesisten statt, sodass nur noch eine Schadensbegrenzung möglich war. Insoweit hat der Anästhesist unter den gegebenen Umständen gut und richtig gehandelt.

Trotzdem sollte man kritisch hinterfragen, ob das Vorgehen des Anästhesisten unter den gegebenen Umständen unstrittig richtig war. Der Anästhesist begann sofort mit der Maskenbeatmung (wohl unter den gegebenen Bedingungen auch mit höherem Beatmungsdruck) ohne sich zu vergewissern, dass die Atemwege frei waren. So kann es durchaus sein, dass eine größere Menge Aspirat erst durch die Maskenbeatmung in die Lunge gelangt ist.

Der Anästhesist folgte einem nicht untypischen Muster: zyanotischer, nicht ansprechbarer Patient, ergo: Beatmung. Das „A" für Atemwege hat er nicht beachtet, sondern direkt mit „B" für Beatmung begonnen. A und B haben ihn dann solange gebunden, dass alle anderen Parameter kaum beachtet wurden. Im Rettungsdienst wäre ein systematisches Vorgehen nach ABCDE selbstverständlich gewesen. Man sollte es auch bei innerklinischen Notfällen so handhaben.

Es sei noch einmal betont: Es gibt keinerlei Hinweise, ob ein anderes Vorgehen den Patienten hätte retten können.

Dem Operateur wurde wegen diesem und anderer ähnlich gelagerter Vorfälle gekündigt.

67.4 Interpretation aus Sicht des Juristen

Die Rechtsprechung des Bundesgerichtshofs hat stets betont, dass die Sicherheit des Patienten oberstes Gebot für alle an der Behandlung Beteiligten ist. Will der Operateur die Verantwortung nicht nur für den chirurgischen Eingriff, sondern auch für die Betäubung/Schmerzausschaltung sowie für die Überwachung der vitalen Funktionen übernehmen, dann geht dies aus fachlichen und rechtlichen Gründen nur, wenn der Operateur sich davon überzeugt hat, dass damit keine konkrete Risikoerhöhung für den Patienten verbunden ist. In der „Vereinbarung über die Zusammenarbeit bei der operativen Patientenversorgung" des Berufsverbandes Deutscher Anästhesisten und des Berufsverbandes Deutscher Chirurgen (**www.bda.de/eev/ EEV_2011_S_9-12.pdf**) aus dem Jahr 1982 sind die Grundsätze der Arbeits- und Verantwortungsteilung zwischen den Fachgebieten und auch die Frage, wann ein Anästhesist hinzuzuziehen ist, wie folgt geregelt:

„2.2 Der Krankenhausträger, der für die zweckentsprechende Organisation seines Hauses verantwortlich ist, überträgt dem Leiter der Anästhesieabteilung in der Regel die gesamte anästhesiologische Versorgung der stationären Patienten als Dienstaufgabe. Dies bedeutet jedoch nicht, dass alle Betäubungsverfahren von der Anästhesieabteilung durchgeführt werden müssen. Es ist vielmehr üblich, durch interkollegiale Absprachen zwischen dem leitenden Anästhesisten und dem leitenden Chirurgen bestimmte Bereiche festzulegen, in denen dieser für die Wahl und Durchführung des Betäubungsverfahrens zuständig ist.

2.3 Wo hier im einzelnen die Grenzen zu ziehen sind, bestimmt sich nach den Erfordernissen einer rationellen Zusammenarbeit, die Sicherheitsrisiken vermeidet und den speziellen Eingriff und das Betäubungsverfahren nach Möglichkeit dort in einer Hand belässt, wo sich die Verantwortungsbereiche bei Komplikationen nicht trennen lassen.

Soweit nicht die spezifischen Verhältnisse des einzelnen Krankenhauses – etwa Probleme einer ausreichenden Besetzung der Anästhesieabteilung – eine andere Absprache als zweckmäßig erscheinen lassen, empfehlen die beiden Berufsverbände folgende Abgrenzung:

Bei Eingriffen, die – nach dem jeweiligen Stand der Medizin – üblicherweise in örtlicher Betäubung durch Infiltration des Operationsgebietes oder in einer operationsfeldnahen Regionalanästhesie (z. B. Finger- oder Zehenanästhesie nach Oberst ausgeführt werden, bleibt die Wahl und Durchführung dieser Betäubungsverfahren einschließlich der Überwachung der vitalen Funktionen dem Operateur überlassen.

In Fällen, in denen Operateur und Anästhesist sich gemeinsam für diese Anästhesieverfahren entscheiden, wird sie in der Regel der Operateur durchführen. Soll die Überwachung der vitalen Funktionen gleichwohl vom Anästhesisten übernommen werden, bedarf dies einer generellen oder speziellen Absprache.

2.4 Übernimmt der Operateur die Durchführung des Betäubungsverfahrens, so ist von dem Grundsatz auszugehen, dass sich die ärztliche und rechtliche Verantwortung für die Untersuchung und eine etwaige Vorbehandlung sowie für die Wahl und Durchführung des Betäubungsverfahrens nicht trennen lassen.

2.5 Soweit es dem Chirurgen freisteht, den Anästhesisten zuzuziehen, sollte er zumindest bei den Patienten von dieser Möglichkeit Gebrauch machen, bei denen mit besonderen Risiken beim speziellen Eingriff oder beim Betäubungsverfahren zu rechnen ist. Die Doppelverantwortung für das Betäubungsverfahren in der Form der 'Schwesternnarkose' und für den speziellen Eingriff sollte der Chirurg nur dort übernehmen, wo ein Anästhesist nicht zur Verfügung steht."

„Übernimmt" der Operateur sich mit der Doppelverantwortung und kommt ein Patient zu Schaden, dann wird dies zivil- und strafrechtliche Konsequenzen unter dem Aspekt „der Übernahmefahrlässigkeit/des Übernahmeverschuldens" haben.

67.5 Weiterführende Gedanken

Das Vorgehen nach ABCDE hat sich in der Traumaversorgung fest etabliert. Auch wenn dieses Schema heute hauptsächlich im Trauma Life Support gelehrt wird, so handelt es sich doch um ein ureigenes anästhesiologisches Vorgehen, welches in der Reanimatologie seit Anbeginn so gelebt wurde.

Take Home Message
Notfälle immer nach Schema ABCDE angehen.

Regionalanästhesie

68 Abgescherte Spitze eines Stimulationskatheters wandert in Richtung Scapula

Michael St. Pierre

68.1 Klinischer Fall

Ein 54-jähriger Patient unterzieht sich aufgrund einer chronischen Arthrose in einer orthopädischen Klinik einer operativen Revision seines Schultergelenks. Ein Assistent in der Weiterbildung leitet bei dem anamnestisch gesunden Patienten eine Allgemeinanästhesie als TIVA mit Propofol und Remifentanil ein und legt im Anschluss unter sonografischer Kontrolle einen Interscalenus-Katheter zur postoperativen Schmerztherapie. Während die Positionierung des Katheters unter Verwendung des Tuohy-Punktionssystem problemlos – wenn auch mit deutlich längerer Punktionszeit – gelingt, kommt es bei der Entfernung des Katheters zu einem Zwischenfall: Abgelenkt durch die ungeduldige Nachfrage des Operateurs, wann der Patient denn in den OP verbracht werden könne, zieht der Assistent den Stimulationsdraht aus dem Katheter, ohne jedoch die liegende Punktionskanüle vorher zu entfernen. Da der initial tief eingelegte Katheter offensichtlich eine Spirale gebildet hatte, kommt es während des Zurückziehens des Drahtes zu einem zweifachen Abscheren und Durchschneiden sowohl des Katheters als auch des Drahtes. Somit verbleiben ein längeres Kunststoffsegment und ein kürzeres, röntgendichtes Drahtsegment oberhalb der Thoraxapertur im Patienten. Der herbeigezogene Oberarzt entscheidet gemeinsam mit dem Orthopäden, dass eine Operation unter diesen Bedingungen verschoben und stattdessen erst das Katheterfragment entfernt werden muss. Unter Durchleuchtung kann das Drahtsegment nach 50-minütigem Suchen geborgen werden, von dem zweiten, längeren Segment findet sich jedoch keine Spur.

68.2 Konsequenzen für den Patienten

Die Narkose wird beendet und der Patient extubiert. Sobald der Patient ausreichend wach ist, führt der Anästhesist entsprechend der hausinternen Handlungsanweisung in Anwesenheit seines Oberarztes ein längeres Gespräch mit dem Patienten. Er äußert sein Bedauern über den Zwischenfall, erklärt ihm den Hergang und die Konsequenzen der Komplikation. Aufgrund des eingeschränkten operativen Spektrums und des fehlenden CT im Haus muss der Patient in eine nahegelegene Klinik der Maximalversorgung verlegt werden. Auf dem dort durchgeführten CT ist zu erkennen, dass das zweite Segment nach dorsal unter die Scapula knapp über die Rippen gewandert ist, was einer Strecke von mehr als 20 cm innerhalb eines Tages entspricht. In einer weiteren Operation wird das verbliebene Katheterstück über einen axillären Zugang entfernt und der Patient im Anschluss in den Aufwachraum verlegt.

68.3 Interpretation aus Sicht des Anästhesisten

Bei der Anlage eines Schmerzkatheters kommt es zu einer akzidentellen Durchtrennung des distalen Stimulationskatheters durch den 20° Facettenschliff der verwendeten Tuohy-Nadel. Wie es zu dieser Komplikation kam, kann nur spekuliert werden: Entweder war der durchführenden Person die Möglichkeit dieser Komplikation zu diesem Zeitpunkt nicht bekannt („wissensbasierter Fehler"), oder er entstand aufgrund eines kurzen Moments der Unaufmerksamkeit („Schnitzer" in der Nomenklatur nach J. Reason), begünstigt durch das ungeduldige Nachfragen eines Operateurs. Dieser Moment hat weitreichende Folgen, weil dadurch ein Interhospitaltransfer und 2 weitere Operationen notwendig werden. Bemerkenswert ist vor allem der Umstand, dass das Katheterfragment eine nicht unerhebliche Strecke gewandert ist und dadurch schwer identifizierbar wurde.

In der Literatur sind Komplikationen aufgrund von abgerissenen und durchtrennten Kathetern überwiegend als Fallberichte im Zusammenhang mit zentralen Venenkathetern, Periduralkathetern und intraarteriellen Kathetern publiziert; systematische Untersuchungen dazu existieren verständlicherweise nicht. Ursächlich werden hierbei einerseits Materialermüdung durch mechanische Dauerbeanspruchung ("subclavian pinch" und Einschnürungen durch zirkuläre Nähte [ZVK], Blockierung im Zwischenwirbelraum und Überschreiten der Reißfestigkeit beim Versuch der Katheterentfernung [PDK]) als auch das Abscheren von Kathetermaterial durch die verwendete Nadel genannt. Letztgenannte Komplikation ist zwar durch eine fehlerhafte Durchführung der Technik bedingt und somit potenziell vermeidbar, ursächlich kommen für diesen Fehler allerdings aufmerksamkeitsalterierende Faktoren zum Tragen, die nicht im direkten Einflussbereich der durchführenden Person liegen und nur durch Reflexion ("Metakognition") und bewusste Anstrengung zu erkennen und abzuschwächen sind: Ablenkung und (vermeintlicher) Zeitdruck.

Positiv fallen in der Meldung sowohl der konstruktive Umgang mit dem unerwünschten Ereignis als auch die offene Kommunikation mit dem betroffenen Patienten auf. Entsprechend den Empfehlungen des Aktionsbündnisses Patientensicherheit (2011) existiert in der Klinik eine Handlungsanweisung für die Kommunikation nach einem Zwischenfall. Dass der in der Entstehung des Zwischenfalls involvierte Arzt das Gespräch sucht, den Hergang schildert, Handlungsoptionen vorstellt und mit dem Patienten Lösungsmöglichkeiten erörtert, dürfte ein Vertrauensverhältnis geschaffen und die Einwilligung in weitere operative Eingriffe erleichtert haben. Diese offene Kommunikation ist ein häufiger Grund dafür, dass Patienten auch bei spürbaren Konsequenzen eines Zwischenfalls (hier: 2 unvorhergesehene Operationen) keine zivilrechtliche Aufarbeitung anstreben (Vincent, Young u. Phillips 1994).

Im Idealfall führt der vorgestellte Fall nicht nur bei der anästhesiologischen Klinik, sondern auch bei den beteiligten operativen Partnern zu einer kritischen Selbstreflexion: Ist es wirklich hilfreich, anästhesiologische Maßnahmen durch Nachfragen zu unterbrechen (z. B. indem wiederholt die Tür zum Einleitungsraum geöffnet wird), oder sollte man entsprechend dem Vertrauensgrundsatz der beteiligten Disziplinen nicht der Anästhesiologie die von ihr benötigte Zeit zuerkennen, auch wenn dies bedeuten kann, dass man einige Minuten länger warten muss? Systemische Probleme (z. B. Assistenten in der Weiterbildung benötigen zu viel Zeit) können und sollten im "therapiefreien Intervall" angesprochen werden, um die Prozessqualität der perioperativen Versorgung zu verbessern. Während der Patientenversorgung doch können sie als fehlerbegünstigende Bedingung zur Entwicklung eines Zwischenfalls beitragen und sollten daher vermieden werden.

Take Home Message

- Wann immer man sich durch eine der 3 Bedingungen "unbekannte Aufgabe – unbekannter Patient – ungeduldiger Operateur" ("Feuerstein'sche Trias") unter Druck gesetzt fühlt, sollte man sich vornehmen, alle folgenden Handlungen ganz bewusst durchzuführen, um Fehler durch mangelnde Vertrautheit, Unaufmerksamkeit oder Ablenkung vermeiden zu helfen.

- Ein Katheter darf niemals in einer liegenden Kanüle nach distal gezogen werden, noch darf eine Kanüle über einen liegenden Katheter nach proximal vorgeschoben werden.

- Im Falle eines Fehlers ist eine offene Kommunikation mit dem Patienten von oberster Wichtigkeit. Patienten erwarten möglicherweise nicht, zu jeder Zeit fehlerfrei behandelt zu werden. Was sie aber erwarten, ist als mündiger Mensch respektiert und behandelt zu werden – und dies geschieht über Art und Inhalt der Kommunikation.

68.4 Literatur

Aktionsbündnis Patientensicherheit. Reden ist Gold. Kommunikation nach einem Zwischenfall. Bonn; 2011

Vincent C, Young M, Phillips A. Why do people sue doctors? A study of patients and relatives taking legal action. Lancet 1994; 343: 1609–1613

69 Awareness während Sectio caesarea

Michael St.Pierre, Paul Frank

69.1 Klinischer Fall

An einem Samstagvormittag wird im Kreißsaal eine adipöse Patientin mit beginnender Wehentätigkeit aufgenommen. Nach 4 Stunden wünscht die Patientin die Anlage eines Periduralkatheters (PDK) zur Schmerztherapie. Der diensthabende Anästhesist kann trotz der schwierigen anatomischen Verhältnisse aufgrund der Adipositas problemlos den Periduralraum in Höhe L3/L4 punktieren und den Katheter platzieren. Nach 3 weiteren Stunden mit protrahiertem Geburtsverlauf und wiederholten kindlichen Dezelerationen im CTG mit schlechter Erholung stellen die Kollegen der Gynäkologie die Indikation zur Sectio caesarea. Bei anamnestisch gut liegendem PDK wird in Absprache mit der Patientin dieser zur Sectio mit 10 µg Sufentanil und fraktioniert 12 ml Ropivacain 0,75% aufgespritzt. Parallel dazu wird der Patientin über eine relativ schlecht laufende Venenverweilkanüle Volumen verabreicht. Auf die Frage, wie lange denn der i.v. Zugang schon liege, antwortet die Hebamme, dass die Hebammenschülerin diesen bei Aufnahme der Patientin gelegt habe. Während und nach dem Aufspritzen des PDK ist die Patientin stets kardiopulmonal stabil und das CTG unauffällig und es wird mit den OP-Vorbereitungen (Abwaschen, Abdecken, etc.) begonnen. Nach 20 Minuten wird die Suffizienz der Analgesie durch die Gynäkologen geprüft, indem diese mit einer chirurgischen Pinzette im Bereich des Hautschnittes Schmerzreize setzen. Die Patientin gibt an, dass sie merke, dass „etwas getan wird", aber sie keine Schmerzen spüre. Daraufhin setzt der Operateur in Rücksprache mit dem Anästhesisten den Hautschnitt. Hierunter gibt die Patientin deutliche Schmerzen an und kann gute Angaben über Schnittführung und Schnittlänge machen. Bei offensichtlich insuffizienter Analgesie stellt der anästhesiologische Assistenzarzt die Indikation zur Vollnarkose und holt sich den diensthabenden Oberarzt zur Hilfe. Die Patientin wird gemäß der geltenden SOP eingeleitet. Die Patientin schläft ungewöhnlich verzögert ein, und auch die üblich auftretenden Muskelfaszikulationen sind nur schwach ausgeprägt. Als die Fachpflegekraft auf eine Schwellung im Bereich der Venenverweilkanüle hinweist, ist die Sauerstoffsättigung bereits am Fallen. Die Patientin wird schnell intubiert, wobei es zu ausgeprägten Hustenstößen kommt. Post intubationem erfolgt dennoch die Freigabe zur Sectio durch den anästhesiologischen Oberarzt. Als die Gynäkologen mit der Sectio beginnen, fängt die Patientin an, mit beiden Beinen gegen die OP-Liege zu schlagen. Die Operateure unterbrechen sofort die Operation, während der Assistenzarzt und die Pflegekraft zügig einen neuen Zugang legen und die Narkose mit einem Bolus des i.v.-Hypnotikums und einem volatilen Anästhetikum vertiefen. Die Patientin hört nun auf, sich zu bewegen, und die Sectio wird fortgesetzt. Der weitere OP-Verlauf ist für Kind und Mutter komplikationslos. Post extubationem erzählt die Patientin sofort detailliert, dass sie die Intubation und den Beginn der OP mitbekommen habe und sich bemerkbar machen wollte, ihr dies jedoch nicht mehr richtig möglich gewesen sei. Mit der Patientin wird ausführlich über den Fehler gesprochen und psychologische Hilfe angeboten.

69.2 Konsequenz für den Patienten

Die endgültigen, bleibenden Konsequenzen für die Patientin sind der Meldung nicht zu entnehmen und vermutlich auch noch nicht absehbar. Eine derartig detaillierte Erinnerung an intraoperative Einzelheiten ist jedoch in aller Regel stark traumatisierend und bedarf professioneller psychologischer Nachbetreuung.

69.3 Interpretation aus Sicht des Anästhesisten

Obgleich es keine wirklich belastbaren Daten gibt, wird davon ausgegangen, dass sich ca. 1 % der Patienten, die sich einem Risikoeingriff für Awareness (Sectio, Kardiochirurgie etc.) unterziehen, implizit oder explizit an die Ereignisse während der Operation erinnern können oder explizit gelegentlich sogar das Erleben von Schmerzen schildern. Letztgenanntes Erlebnis führt bei bis zu 70 % der Patienten zur Posttraumatischen Belastungsstörung (PTSD). Um dem Patienten einen Verständnishorizont für das gerade Erlebte zu eröffnen und ihm die Gelegenheit zu wiederholten Nachfragen zu bieten, ist ein offenes und verständnisvolles Gespräch zwingend erforderlich. Diese Gespräche helfen erwiesenermaßen, die akute Symptomatik und Spätfolgen eines PTSD zu mildern. Hilfreich wird von vielen Patienten mit expliziter Awareness das Angebot des Anästhesisten angenommen, bei Bedarf jederzeit für ein Gespräch zur Verfügung zu stehen.

Letztlich resultiert intraoperative Wachheit (Awareness) immer aus einer unzureichenden Hypnotikadosierung, die entweder akzidentell oder aus Rücksicht auf die Gesamtsituation entsteht (Volumenmangelschock, Polytrauma, schwer kranke Patienten etc.).

Generell etablierte Methoden, um Narkosetiefe *zuverlässig* monitoren zu können, gibt es bisher nicht. Allgemein anerkannte sind hingegen EEG-basierte Algorithmen, die einen „Narkosetiefewert" anzeigen sollen (BIS, Narkotrend etc.). Diesen EEG-basierten Verfahren ist jedoch gemeinsam, dass sie stets rückblickend den Mittelwert über die vergangenen Minuten anzeigen, sodass sich akute Veränderungen mit einer Latenz bemerkbar machen. Im Falle einer dringlichen Einleitung – wie im vorliegenden Fall – steht diese Option jedoch in aller Regel nicht zur Verfügung.

Hier reihten sich, wie so oft, ein paar Zufälle aneinander, die schließlich zu dem für die Patientin folgenschweren Miterleben der Narkoseeinleitung und beginnenden Operation führte. Da ist zunächst nach protrahiertem Geburtsverlauf die Indikation zur Sectio, für die es aber wohl nur wenige Alternativen gibt. Dann scheint der im Wehenstadium noch gut ausreichende PDK keine genügende Wirkung für die Durchführung der Operation zu zeigen, obwohl scheinbar eine ausreichende Menge an Lokalanästhetikum injiziert und ausreichend lange gewartet wurde. Diese 2 Aspekte alleine sind im klinischen Alltag im Grunde nichts Seltenes und sind komplikationslos zu bewältigen. Der schon zu Beginn verdächtig schlecht laufende i.v. Zugang hingegen, zusammen mit einer schnellen, druckvollen Injektion, ebnet schließlich den Weg zum „critical incident". Ein Teil des Einleitungshypnotikums wird paravasal injiziert und gelangt somit nicht mehr in die systemische Zirkulation.

Laut Empfehlung der Deutschen Gesellschaft für Anästhesiologie und Intensivmedizin (Wallenborn 2010) gilt die Spinalanästhesie wegen der höheren Sicherheit für Mutter und Kind sowie der bei Schwangeren sehr kurzen Anschlagszeit auch bei einer dringlichen und ggf. auch Notfall-Sectio als geeignet. Voraussetzung dafür sind jedoch die individuelle Absprache mit dem Geburtshelfer und die Durchführung durch einen erfahrenen Anästhesisten. Da im geschilderten Fall bereits ein PDK lag und aufgrund des stagnierenden Geburtsverlaufs auch genügend Zeit bestand, war die Entscheidung, diesen für die Sectio zu benutzen, richtig.

Die überwiegende Zahl der in Deutschland durchgeführten Sectiones wird in rückenmarksnaher Regionalanästhesie durchgeführt. Eine Intubationsnarkose, mit ihrem immanent deutlich erhöhten Aspirationsrisiko und erhöhten Inzidenz an schwierigen Atemwegen, erzeugt bei Anästhesisten einen gewissen Stresspegel. Somit ist nachvollziehbar, dass das Paravasat initial nicht bemerkt wurde.

> ### Take Home Message
> Intraoperative Wachheit ist bei Risikopatientengruppen eine nicht zu vernachlässigende schwerwiegende anästhesiologische Komplikation. Kontinuierliches EEG-basiertes Monitoring als zusätzliches Hilfsmittel zur Beurteilung der Narkosetiefe kann eine zusätzliche Sicherheit bieten.

69.4 Literatur

Ghoneim MM et al. Awareness during anesthesia: risk factors, causes and sequelae: a review of reported cases in the literature. Anesth Analg 2009; 108: 527–535

Leslie K et al. Posttraumatic stress disorder in aware patients from the B-Aware trial. Anesth Analg 2010; 110: 823–828

Avidan S. Prevention of Intraoperative Awareness in a High-Risk Surgical Population. N Engl J Med 2011; 365: 591–600

Gogarten W et al. Durchführung von Regionalanästhesien in der Geburtshilfe. Überarbeitete Leitlinie der Deutschen Gesellschaft für Anästhesiologie und Intensivmedizin. Anaesthesio Intensivmed 2004; 45: 151–153

Wallenborn J. Durchführung von Analgesie- und Anästhesieverfahren in der Geburtshilfe. Zweite überarbeitete Empfehlungen der Deutschen Gesellschaft für Anästhesiologie und Intensivmedizin und des Berufsverbandes Deutscher Anästhesisten in Zusammenarbeit mit der Deutschen Gesellschaft für Gynäkologie und Geburtshilfe. Anaesthesist 2010; 59: 250–254

70 Asystolie während Spinalanästhesie

Michael St.Pierre

70.1 Klinischer Fall

Zur Operation einer Fraktur des oberen Sprunggelenks wird einem 25-jährigem ASA-1-Patient eine Spinalanästhesie in Höhe L3/L4 mit 15 mg hyperbarem Bupivacain 0,5 % angelegt. Nach problemloser Punktion und anschließender leichter Kopftieflage erfolgt eine Ausbreitung der Anästhesie zunächst bis in Höhe Th8. Nach ca. 5 Minuten, zu einem Zeitpunkt, als der Patient für die Operation gelagert wird, entwickelt der Patient eine Bradykardie. Der Anästhesist wird durch den Frequenzalarm auf die Veränderung aufmerksam gemacht und kann zusehen, wie sich auf dem Monitor die Herzfrequenz innerhalb weniger Augenblicke von 50/min auf 20/min verlangsamt, um dann in einer Asystolie zu münden. Der Patient gibt noch einen unverständlichen Laut von sich, verdreht die Augen und wird bewusstlos. Der verantwortliche Anästhesist beginnt umgehend mit der Maskenbeatmung und bindet für die Herz-Druck-Massage den Operateur in die Reanimationsmaßnahmen mit ein. Nach Applikation von 2 × 0,5 mg Atropin ist nach ca. 1 Minute wieder ein bradykarder Sinusrhythmus zu erkennen. Der Patient ist kurze Zeit später wach und orientiert und kann sich lediglich daran erinnern, plötzlich „ein mulmiges Gefühl" und dann Schwärze vor Augen verspürt zu haben. Da der Patient kreislaufstabil ist, keinerlei pectanginöse oder thorakale Beschwerden verspürt und somit eine vagale Ursache der Asystolie angenommen werden darf, entscheiden sich Operateur und Anästhesist, die Operation wie geplant durchzuführen (Dauer ca. 45 Minuten). Die erneute Testung der Anästhesieausdehnung nach Beendigung der Operation ergibt eine Ausbreitung bis in Höhe der Mamillen (Th4). Sicherheitshalber wird für die postoperative Phase eine kardiologische Diagnostik angeordnet (12-Kanal-EKG, transthorakales Echo sowie die Bestimmung von Troponin I), welche jedoch keinen pathologischen Befund liefert. Der Patient wird über Nacht auf der Intensivstation überwacht, auf der es zu einer regelhaften Rückbildung der Anästhesieausdehnung kommt. Am nächsten Morgen wird der Patient auf Normalstation verlegt und die Empfehlung einer weiteren kardiologischen Abklärung ausgesprochen.

70.2 Konsequenzen für den Patienten

Der Anästhesist visitiert den Patienten am 1. postoperativen Tag und führt mit ihm ein ausführliches Gespräch über Ursachen und Konsequenzen des unerwarteten Herz-Kreislauf-Stillstands. Insbesondere ist ihm daran gelegen, mit dem Patienten über die Befürchtung zu sprechen, dass das Ereignis auf einen kardialen Risikofaktor zurückzuführen sei und sich auch bei künftigen Eingriffen in Vollnarkose wiederholen könnte. Am Ende des Gesprächs bedankt sich der Patient bei dem Anästhesisten für das Gespräch und gibt an, nun beruhigt in die Zukunft blicken zu können.

70.3 Interpretation aus Sicht des Anästhesisten

Wenngleich Herz-Kreislauf-Stillstände während einer Spinalanästhesie allgemein als seltenes Ereignis angesehen werden, sind sie prospektiven Studien zufolge mit einer Inzidenz von 0,07 – 0,1 % relativ häufig (Auroy et al. 1997; Tarkkila u. Kaukinen 1991). Während früher (vor Einführung der Pulsoxymetrie) eine respiratorische Genese vermutet wurde, sind heute die Blockade sympathischer Efferenzen (Überwiegen eines Vagotonus bei der durch Ausfall der Nn. accelerantes (Th1 – 4) und eine Reduktion des rechtsatrialen Drucks im Zusammenhang mit Volumenmangel (z. B. Bezold-Jarisch-Reflex) als ursächlich identifiziert worden.

Die Risikofaktoren für die Entwicklung einer Bradykardie oder Asystolie während Spinalanästhesie sind (Carpenter et al. 1992; Geffinand u. Shapiro 1998):

- Herzfrequenz in Ruhe < 60/min („Vagotoniker")
- Betablocker-Therapie
- ASA 1
- Alter < 50 Jahre
- verlängertes QT-Intervall
- sensorisches Blockadeniveau über Th6

Weder der durchgeführte Eingriff noch die erforderliche Lagerung hat einen vorhersagbaren Einfluss auf das Auftreten eines Herzstillstands unter Spinalanästhesie. Auch hat die Auswahl des verwendeten Lokalanästhestikums keinen Einfluss auf die Wahrscheinlichkeit eines nachfolgenden Herzstillstands.

Es gibt weiterhin keinen typischen zeitlichen Abstand zwischen der subarachnoidalen Injektion und dem Auftreten des Herzstillstands. Es wurden sowohl Fälle unmittelbar während der Injektion als auch kurz danach (wie im vorliegenden Fall) bis hin zu über 200 Minuten später berichtet. In einer Studie wurde als mittlere Latenz 50 Minuten nach Applikation des Lokalanästhetikums beschrieben (Kopp et al. 2005), was insofern praxisrelevant ist, als Bradykardien oder Asystolien dann zu einem Zeitpunkt auftreten würden, an dem sich der Anästhesist bereits längst „in Sicherheit wähnt" und möglicherweise eine Pflegekraft mit der Überwachung der Regionalanästhesie beauftragt hat.

Wenige Minuten vor dem kardialen Ereignis lag die Höhe der sensorischen Ausbreitung der Spinalanästhesie lediglich bei Th8. Da es bei der Spinalanästhesie in der Regel zu einer diskordanten Ausbreitung von sensorischer und sympathischer Blockade kommt, und dieser Unterschied, je nach Literaturstelle, im Mittel 4(–6) Segmente betragen kann, ist eine vollständige Sympathikusblockade (deren Kerne ja im Seitenstrang von [C8]Th1–4 liegen) auch bei einer sensorischen Blockade im mittleren thorakalen Bereich denkbar.

Das Überleben einer intraoperativen Asystolie unter neuroaxialer Blockade ist aufgrund seiner anderen Pathophysiologie deutlich günstiger als ein Herz-Kreislauf-Stillstand während einer Allgemeinanästhesie. Die Ätiologie der durch eine komplette Sympathikusblockade bedingten Asystolie bedingt eine andere initiale Vorgehensweise als die Asystolie, welche Gegenstand der Reanimationsrichtlinien ist. Zu nennen wäre hier vor allem der primäre Einsatz von Atropin zur Vagusblockade. Wenngleich die Veränderung der Herzfrequenz für den betreuenden Anästhesisten die augenscheinlichste Folge der Sympathikolyse ist, sollte jedoch immer mit bedacht werden, dass es aufgrund des durch Vasoplegie bedingten relativen Volumenmangels und erniedrigten diastolischen Drucks häufig zu einem Abfall des koronaren Perfusionsdrucks unter eine kritische, für die erfolgreiche Reanimation erforderliche Schwelle kommt. In der Literatur finden sich mitunter Häufigkeiten für letale Ausgänge von > 30 %, wobei in diesen Fällen auch ein gleichzeitiger akuter Blutverlust und eine Reaktion auf Palacos mitverursachend gewesen sein können (Auroy et al. 1997). Für eine erfolgreiche Reanimation kann somit die frühzeitige und hochdosierte Adrenalin-Gabe notwendig sein, um den koronaren Perfusionsdruck ausreichend hoch zu halten. Dies ist im vorliegenden Fall auch geschehen.

Kontrovers kann die Tatsache diskutiert werden, dass die beteiligten Ärzte sich nach einer Reanimation dafür entscheiden, mit der geplanten Operation fortzufahren. Wenngleich im konkreten Fall die Entscheidung aus sowohl pathophysiologisch als auch organisatorisch nachvollziehbaren Gründen geschieht, könnte der Vorfall dennoch für die meldende Klinik als Anlass dienen, sich in einer SOP darauf festzulegen, unter welchen Umständen künftig nach Reanimationsmaßnahmen eine Operation fortgeführt oder abgebrochen werden sollte.

70.4 Weiterführende Gedanken

Gerade aufgrund der Einfachheit und Effizienz der Spinalanästhesie ist der Anästhesist geneigt, die hohe Inzidenz an unerwünschten Herzfrequenzveränderungen bis hin zur Asystolie zu vergessen.

Aufgrund des zeitlich in Bezug zum Spinalanästhesiebeginn meist recht späten Auftretens des „cardiac arrests" sollte gerade nach kürzeren Eingriffen eine ausreichende postoperative Überwachung gewährleistet sein, und Patienten erst nach dem kritischen Intervall auf die Normalstation verlegt werden.

Take Home Message

Bradykardie und Asystolie im Rahmen einer Spinalanästhesie sind kein seltenes Ereignis: Trotz ihrer einfachen Handhabe und mit ausreichend Erfahrung raschen Durchführbarkeit wohnt jeder Spinalanästhesie ein vital bedrohliches Potenzial inne. Der geschilderte Fall erinnert sehr eindrucksvoll daran, dass sich auch aus einem Routineeingriff bei einem kardial gesunden Patienten in Spinalanästhesie eine Reanimationssituation entwickeln kann.

70.5 Literatur

Auroy Y, Narchi P et al. Serious complications related to regional anesthesia. Anesthesiology 1997; 87: 479–486

Carpenter RL, Caplan RA et al. Incidence and risk factors for side effects of spinal anesthesia. Anesthesiology 1992; 76: 906–916

Geffin B, Shapiro L. Sinus bradycardia and asystole during spinal and epidural anesthesia: a report of 13 cases. J Clin Anesth 1998; 10: 278–285

Kopp SL, Horlocker TT et al. Cardiac Arrest During Neuroaxial Anesthesia: Frequency and Predisposing Factors Associated with Survival. Anesth Analg 2005; 100: 855–865

Pollard JB. Cardiac Arrest during Spinal Anesthesia: Commom Mechanisms and Strategies for Prevention. Anesth Analg 2001; 92: 252–256

Tarkkila PJ, Kaukinen S. Complications during spinal anesthesia: a prospective study. Reg Anesth 1991; 16: 101–106

71 „Ober sticht Unter"-Konflikt zwischen Facharzt und Oberarzt

Michael St.Pierre

71.1 Klinischer Fall

Bei einem älteren, stark adipösen Patienten (Größe 162 cm, Gewicht 103 kg) soll eine Defektdeckung am Unterschenkel mittels Spalthauttransplantat vom Oberschenkel durchgeführt werden. Der Eingriff ist in Spinalanästhesie geplant, da der Patient alle Kriterien dafür erfüllt und mit der Durchführung einverstanden ist. An diesem Morgen ist ein Facharzt für die Betreuung des betreffenden Operationssaals vorgesehen. Die Punktion gestaltet sich problemlos, insgesamt werden 2,5 ml hyperbares Carbostesin 0,5 % verwendet und der Patient anschließend kopftief gelagert. Die Ausbreitung der sensorischen Blockade ist seitengleich und hat nach wenigen Minuten die thorakalen Segmente erreicht (Th10). Aufgrund eines privaten Telefonats, das der Facharzt über sein Kliniktelefon führt, ist dieser einige Zeit abgelenkt und versäumt es, die Lagerung wieder zu normalisieren. Erst eine beginnende Unruhe des Patienten, der Mühe bei der Atmung angibt, erinnert ihn an diesen Umstand, und der Patient wird mit leicht erhobenem Oberkörper gelagert. Eine Überprüfung der sensorischen Blockade mittels Chlorethyl-Spray ergibt eine Ausbreitung bis in Höhe Th5. Der Patient ist über die Veränderung seiner Spontanatmung beunruhigt und äußert den Eindruck, dass er nicht mehr genügend Kraft habe, um durchatmen zu können. Die pulsoxymetrisch gemessene Sättigung liegt bei gleichzeitiger Zufuhr von 4 Liter Sauerstoff über eine Nasensonde bei 98 %, die Atemfrequenz bei ungefähr 16/min. Der Facharzt deutet die subjektive Wahrnehmung des Patienten als Ausdruck einer veränderten Propriozeption aus der Interkostalmuskulatur und versucht, diesen Sachverhalt dem Patienten mit einfach verständlichen Worten zu erklären, um ihm seine Erstickungsängste zu nehmen.

Die Pflegekraft, der die Entwicklung der letzten Minuten nicht ganz geheuer ist, verständigt unterdessen auf eigene Initiative hin den diensthabenden Oberarzt. Sie schildert ihm die momentane Situation in recht plastischen Worten und bittet ihn, sich doch den Patienten umgehend anzusehen. Als der Oberarzt den Operationssaal betritt, ist der Facharzt überrascht (er hatte ja nicht um Unterstützung gebeten) und verärgert (er sieht seine fachliche Kompetenz in Zweifel gezogen). Er teilt dem Oberarzt kurz angebunden und in schroffem Ton mit, dass alles gut sei und dessen Hilfe nicht benötigt wird. Nun sieht sich wiederum dieser in seiner Kompetenz und Autorität vom Facharzt infrage gestellt und will durch eine fachliche Anweisung klarstellen, dass die letzte Entscheidungsbefugnis bei ihm liegt und er davon jederzeit Gebrauch machen kann. Es entwickelt sich ein zunehmend hitziger Wortwechsel, bei dem der Facharzt androht, umgehend den Saal zu verlassen, wenn ihm auf derart eklatante Weise die Entscheidungsbefugnis für seinen Patienten genommen wird. Dies wiederum will der Oberarzt nicht riskieren und verlässt sichtlich verärgert den Saal, nicht jedoch ohne vorher noch darauf hinzuweisen, dass dieser Vorfall disziplinarische Konsequenzen nach sich ziehen wird. Der Konflikt wird in Gegenwart des Patienten ausgetragen, der dadurch miterleben muss, wie sich seine behandelnden Ärzte anschreien und wie nach Weggang des Oberarztes auch noch die Pflegekraft in scharfem Ton für ihr eigenmächtiges Vorgehen zurechtgewiesen wird. Als der Facharzt kurz für einige Augenblicke den Saal verlässt, versucht die Pflegekraft, den Patienten etwas zu beschwichtigen. Für die verbleibende Zeit des Eingriffs wagt der Patient es nicht mehr, seine Beschwerden zu thematisieren und da sich die Sättigung weiterhin bei 98 % hält, spricht ihn auch der Facharzt, der gedanklich noch ganz in dem Konflikt weilt, nicht mehr darauf an. Nach ereignisloser Operation wird der Patient in den Aufwachraum verlegt, die sensorische Blockade ist mittlerweile auf Th8 gesunken. Weder der Facharzt noch der Oberarzt suchen den Patienten nochmals auf, um sich für ihr Verhalten zu entschuldigen oder mit ihm über diesen Vorfall zu sprechen.

71.2 Konsequenzen für den Patienten

Hilflos und mit dem Gefühl der Atemnot muss der Patient miterleben, wie sich in seiner unmittelbaren Nähe ein heftiger Konflikt entlädt, dessen unmittelbarer Gegenstand er selbst und seine von ihm geäußerten Beschwerden sind. Die Kombination aus dem als vital bedrohlich empfundenen Erstickungsgefühle mit dem Eindruck, dass sich die für ihn verantwortlichen Ärzte um ihren eigenen Konflikt, nicht aber um seine Beschwerden kümmern, ruft im Patienten ein extremes Gefühl der Hilflosigkeit und des Ausgeliefertseins hervor. Noch Monate nach dem Erlebnis gab der Patient auf Befragung hin an, dass er diesen Vorfall als einen der furchtbarsten Momente in seinem Leben erlebt hätte. Auch hätte er es nicht verstanden, dass von keinem der Verantwortlichen ein Gespräch mit ihm gesucht worden sei.

71.3 Interpretation aus Sicht des Anästhesisten

Der vorliegende Fall schildert den Konflikt zwischen einem Facharzt und einem Oberarzt, der in Anwesenheit eines wachen Patienten ausgetragen wird: Ein Oberarzt wird ohne Auftrag von oder Rücksprache mit dem Facharzt von den Pflegekräften zu einer offensichtlich als kritisch eingeschätzten Situation hinzugerufen. Dieser ist weder mit dem Erscheinen des Oberarztes noch mit dessen Vorschlägen einverstanden, sodass es im Laufe des Gesprächs „kracht".

Da eine Grundüberzeugung der Konfliktforschung darin besteht, dass es nie „plötzlich kracht" (und es somit auch keinen Konflikt aus heiterem Himmel gibt), ist zu vermuten, dass der Konflikt auf dem Boden eines bereits länger gestörten Verhältnisses entstanden ist und mit Botschaften im Zusammenhang steht, die der Facharzt aus der nicht beauftragten Hinzuziehung des Oberarztes durch die Pflege „heraushört"; Botschaften, die möglicherweise mit seiner vermeintlichen (In-)Kompetenz und Persönlichkeit zu tun haben und bei denen es schwer fällt, das eigene Gesicht zu wahren. Wenn es „plötzlich kracht", so liegt dies in der Regel daran, dass Menschen auf das reagieren, was

sie fühlen und nicht auf das, was real um sie herum geschieht. Dies zu bedenken hilft, sich davor zu bewahren, in die Falle des „rein Sachlichen" zu tappen (es ging doch um die Sicherheit des Patienten). Bei Konflikten geht es in der Regel schon lange nicht mehr um „das Sachliche", sondern um eine „versteckte Agenda", die beide Parteien verfolgen und die die Auseinandersetzung prägen (z.B. sich nicht alles gefallen lassen, Recht behalten wollen etc.).

Für Konflikte gilt ganz grundsätzlich:

- Jeder Konflikt ist ein Unikat, weil kein Mensch wie der andere und keine Situation wie die andere ist. Konfliktlösung hat deshalb viel mit Augenmaß und Gefühl, mit Erfahrung und Kunst zu tun und ist kein mechanischer Prozess.
- Konflikte kann man am besten regeln, wenn sie noch nicht zu groß geworden sind. Sind diese bereits chronifiziert, ist in der Regel eine Investition an Zeit, Nerven und Unbequemlichkeit nötig, um zu einer dauerhaften und tragfähigen Lösung zu kommen. Es gibt keine Patentrezepte. Nur wenn man keine dauerhafte oder tragfähige Lösung anstrebt, belässt man alles beim Alten.
- Eine grundsätzliche Weichenstellung für den Dienstherrn besteht darin, zu entscheiden, ob man beide Konfliktparteien weiterhin miteinander arbeiten lassen will oder ob man sich in einer Radikallösung zu einer Änderung des Anstellungsverhältnisses entscheidet.
- Für die Lösung von Konflikten zwischen Mitarbeitern gilt: Haben Konflikte eine Auswirkung auf die Produktivität oder Sicherheit, so ist es Aufgabe der Führungskraft, deren Lösung anzustreben. 5 verschiedenen Strategien sind hierbei denkbar, die in Abhängigkeit von der Berücksichtigung der eigenen Bedürfnisse und der Bedürfnisse des Konfliktgegners wie folgt benannt werden können:
  - *Vermeidung* (Verlierer/Verlierer): Konflikte werden „ausgesessen", in der Hoffnung, dass sich spontan und ohne eigenes Zutun eine Lösung findet. In Teams oder Arbeitsgruppen, die eng miteinander kooperieren müssen, um organisationale Ziele zu erreichen, ist diese Vorgehensweise kontraproduktiv und kann sowohl die Arbeitsatmosphäre als auch die Effizienz erheblich beeinträchtigen. In der Anästhesiologie, in der Mitarbeiter als Einzelkämpfer tätig werden können, besteht eine Strategie häufig darin, den Konflikt nicht zu klären, sondern die Konfliktparteien lediglich

„auf Abstand zu halten". Der Preis den man dafür zahlt, besteht darin, dass

- der Konflikt weiter bestehen bleibt und bei nächster Gelegenheit wieder an die Oberfläche tritt,
- Tatenlosigkeit ein hervorragender Konfliktdünger ist und sich die Konfliktarena erweitert (dadurch, dass im Laufe der Zeit andere Mitarbeiter Stellung für eine der beiden Konfliktparteien beziehen).

○ *Nachgeben* (Verlierer/Gewinner): Gibt jemand nach, trägt er auch nach. Um des „lieben Friedens Willen" wird ein einseitiger „Waffenstillstand" erklärt, der jedoch nicht auf einer Lösung, sondern auf Vermeidung beruht.

○ *Durchsetzen* (Gewinner/Verlierer): „Gewinnt" einer der Konfliktpartner per Dekret des Chefs den Konflikt, so ist dieser gewonnene Konflikt kein gelöster Konflikt, da es einen Gewinner und einen Verlierer gibt. Um einen Konflikt zu lösen, müssen beide Partner „Gewinner" sein („Win-win-Situation"), dazu müssen sie als erwachsene Menschen miteinander zu einer Lösung finden.

○ *Kooperieren* (Gewinner/Gewinner): Der Idealfall einer Konfliktlösung besteht darin, dass beide Konfliktparteien ihren Konflikt konstruktiv lösen und dann die sachlich beste Lösung anstreben.

○ *Kompromiss suchen* (Gewinner-Verlierer/Gewinner-Verlierer): Beide Parteien sind bereit, von ihrem initialen Vorhaben Abstriche zu machen. Beide profitieren aber davon, dass der Konflikt gelöst ist.

Welche Instrumente und Möglichkeiten stehen nun einem Vorgesetzten zur Verfügung, dem vom Streit seiner Mitarbeiter berichtet wird und der konstruktiv eingreifen will? Die Führungstheorie geht davon aus, dass eine Führungskraft sowohl das Recht als auch die Verpflichtung hat, eine Konfliktbewältigung bei Mitarbeitern zu initiieren. Initiieren bedeutet dabei eben genau das: Nicht stellvertretend lösen, sondern dafür sorgen, dass die Betroffenen zu einer Lösung finden.

Da Kooperation und Kompromissfindung die beiden erstrebenswerten Ziele sind, Konfliktparteien sich aber erfahrungsgemäß bei länger bestehenden Konflikten nicht freiwillig an einen Tisch setzen, benötigen sie sowohl einen wirksamen Anreiz, diesen Schritt zu tun, als auch professionelle Begleitung.

- Welche Steuerungsinstrumente der Führungskraft im konkreten Fall zur Verfügung stehen, um die Konfliktparteien zu verpflichten, kann aus der Distanz nicht beurteilt werden.
- Professionelle Begleitung sieht im organisatorischen Setting in der Regel so aus, dass ein externer Konfliktberater (z. B. professioneller Moderator) eingeschaltet wird, der die Parteien bei der Klärung des Problems und der Planung des Vorgehens unterstützt. Dieser Mediator begleitet den Prozess und ist keine inhaltlich involvierte Person. Er sorgt dafür, dass die Konfliktparteien konstruktiv miteinander eine Lösung entwickeln können, wobei er sich aber inhaltlich zurückhält. In einem Mediationsgespräch geht es nicht darum, herauszufinden, welche Seite im Recht ist. Dies sollte den Beteiligten von Anfang an deutlich gemacht werden. Vielmehr geht es darum, aus diesen Gedanken „Gewinner/Verlierer" herauszutreten und eine Lösung zu finden, die aus der Sicht aller Beteiligten richtig und gerecht sein muss. Selbst gefundene Lösungen sind daher die wirkungsvollsten und nachhaltigsten.

Der gerade vorgeschlagene Weg ist aufgrund der damit verbundenen Mühe in der Medizin sicher kein häufig beschrittener; in der Regel wird eine Variante der 1. Strategie („Vermeidung") gewählt, gelegentlich verbunden mit persönlichen Ermahnungen oder Appellen. Die Vorteile einer professionellen Konfliktklärung liegen trotz der damit verbundenen Mühe auf der Hand:

- Der Arbeitgeber behält 2 hochqualifizierte Mitarbeiter.
- Teamarbeit wird nicht durch ständig neu ausbrechende Konflikte belastet.
- Arbeitnehmer erhalten das Signal: Jeder Mitarbeiter wird wertgeschätzt und in einem fairen und gerechten Prozess darin unterstützt, die für ihn wesentlichen kritischen Punkte artikulieren und sichtbar machen zu dürfen. Lösungen werden nicht unmündigen Menschen „übergestülpt", sondern es wird mündigen Erwachsenen zugetraut, diese gemeinsam selbst finden zu können.

Unabhängig von der Frage nach Lösungsansätzen für den chronisch schwelenden Beziehungskonflikt ist die Tatsache zu werten, dass es versäumt (oder bewusst nicht angestrebt) wurde, mit dem Patienten über den Vorfall zu reden und sich für das eigene Verhalten zu entschuldigen. Allgemein menschliche Umgangsformen und ein Respekt für die Persönlichkeit des Patienten hätten so ein Verhalten jedoch geboten.

> **Take Home Message**
>
> - Konflikte entstehen in der Regel nicht „aus heiterem Himmel", sondern haben eine längere Vorgeschichte.
>
> - Gewonnene Konflikte sind keine gelösten Konflikte, und wenn ein Mitarbeiter nachgibt, trägt er auch nach.
>
> - Im Konfliktfall sollte immer eine „win-win"-Situation für beide Konfliktparteien als Lösung angestrebt werden. Diese Lösung sollten die Konfliktgegner als erwachsene und mündige Menschen selbst miteinander finden.

71.4 Literatur

Jiranek H, Edmüller A. Konfliktmanagement. Konflikte vorbeugen, sie erkennen und lösen. Planegg: Haufe; 2007

Klein S. Wenn die anderen das Problem sind. Konfliktmanagement, Konfliktcoaching, Konfliktmediation. Offenbach: Gabal; 2006

72 Inkomplette Spinalanästhesie bei unauffälliger Punktion

Berthold Bein

72.1 Klinischer Fall

Ein 48-jähriger Patient hat sich eine beidseitige Fraktur des oberen Sprunggelenks zugezogen. Das rechte obere Sprunggelenk ist bereits vor einer Woche osteosynthetisch versorgt worden. Jetzt soll das linke Sprunggelenk versorgt werden. Ein Assistent im 1. Ausbildungsjahr soll die Narkose zusammen mit dem zuständigen Bereichsoberarzt durchführen. Auf dem Narkoseprotokoll ist dokumentiert, dass eine Spinalanästhesie geplant ist. Der Patient hat keine bekannten Vor- bzw. Begleiterkrankungen und wurde vom prämedizierenden Anästhesisten als ASA-Klasse 1 eingestuft. Auf dem Narkoseprotokoll ist unter „noch zu erledigen" handschriftlich „altes Narkoseprotokoll besorgen" vermerkt. Dies hat zum Zeitpunkt der Prämedikationsvisite offenbar nicht vorgelegen. Es ist auch jetzt beim Durchblättern der Patientenakte nicht aufzufinden. Der Operateur wartet bereits gewaschen im Saal. Auf Nachfrage gibt der Patient an, die letzte Anästhesie in Spinalanästhesie sei ohne Zwischenfälle verlaufen, er sei mit der Narkose sehr zufrieden gewesen. Der Oberarzt entscheidet, jetzt auch ohne Vorliegen des alten Narkoseprotokolls mit der Spinalanästhesie zu beginnen. Der Weiterbildungsassistent führt lege artis eine Punktion in Höhe des Zwischenwirbelraumes L4/L5 durch. Der Liquor in der Tropfkammer der Spinalnadel ist klar. Entsprechend dem Körpergewicht des Patienten werden 3 ml Bupivacain 0,5 % isobar injiziert. Der Patient berichtet ein Wärmegefühl in beiden Beinen. Der Patient wird daraufhin vom Oberarzt zur OP freigegeben, gelagert und in den OP-Saal gefahren.

Beim Abwaschen mit Desinfektionslösung berichtet der Patient über eine Kälte- und Berührungsempfindung im OP-Bereich. Der Oberarzt beruhigt den Patienten, dies sei ganz normal, er würde aber keine Schmerzen verspüren. Bei Hautschnitt klagt der Patient jedoch über eine deutliche Schmerz-

wahrnehmung im OP-Gebiet. Der Oberarzt nimmt jetzt noch mal die Patientenakte zur Hand und findet schließlich doch noch das alte Narkoseprotokoll. Dort ist vermerkt, dass die Wirkung der Spinalanästhesie unzureichend gewesen sei und eine Larynxmaske eingelegt werden musste. Daraufhin entscheidet der Oberarzt, jetzt eine Allgemeinanästhesie mit Larynxmaske durchzuführen. Es gelingt zunächst problemlos, eine Larynxmaske einzulegen. Zur Aufrechterhaltung der Narkose wird Desfluran per inhalationem verwendet, weil unmittelbar keine vorbereitete Propofol-Perfusorspritze zur Verfügung steht. Relativ bald tritt eine relevante inspiratorische Leckage auf. Bei erneutem Durchsehen des alten Narkoseprotokolls findet sich auf der letzten Seite des Protokolls der Eintrag „Beatmung mit Larynxmaske insuffizient, daraufhin problemlose Intubation mit einem ID 8,5 mm Endotrachealtubus". Auf Befragen gibt der Operateur an, noch ca. 20 Minuten für den Eingriff zu benötigen. Daraufhin beschließt der Oberarzt, die Larynxmaske in situ zu belassen. Es wird in den manuellen Beatmungsmodus gewechselt und außerdem die Narkose durch Erhöhung der Desfluran-Konzentration auf 2 MAC vertieft. Kurz danach hustet und würgt der Patient und regurgitiert weißlich-bräunliches Sekret in den Tubus der Larynxmaske. Daraufhin Entschluss zur notfallmäßigen Intubation. Diese gelingt problemlos. Größere Sekretmengen im Pharynx sind nicht sichtbar. Die Untersuchung des Sekrets im Tubus der Larynxmaske mittels Lackmus-Papier ergibt einen pH-Wert von ca. 4. Die pulsoxymetrisch gemessene Sauerstoffsättigung (SpO_2) beträgt bei einer FiO_2 von 0,4 98 %. Nach problemloser Extubation wird der Patient in den Aufwachraum verbracht und dort für 2 Stunden beobachtet. Da auch im Aufwachraum die SpO_2 durchgehend über 98 % beträgt, wird der Patient auf die Normalstation verlegt und kann nach weiteren 2 Tagen die Klinik verlassen. Weitere Komplikationen im Verlauf des stationären Aufenthalts treten nicht auf.

72.2 Konsequenzen für den Patienten

Der Patient hat zwar keinen bleibenden Schaden davongetragen, aber er wurde unnötigerweise den Risiken der Spinalanästhesie, der Allgemeinanästhesie mittels Larynxmaske und der Intubationsnarkose ausgesetzt. Immerhin kam es zu einer Regurgitation in den Tubus der Larynxmaske. Glücklicherweise hat der Patient offenbar aber kein saures Magensekret aspiriert.

72.3 Interpretation aus Sicht des Anästhesisten

Die Prämedikationsvisite stellt einen wesentlichen Teil der perioperativen anästhesiologischen Versorgung dar. Insbesondere dient sie dazu, wesentliche Informationen aus der Anamnese des Patienten zu erfassen und auf dem Narkoseprotokoll zu dokumentieren. Da häufig der prämedizierende und der die Narkose durchführende Anästhesist nicht identisch sind, stellt das Narkoseprotokoll die einzige formalisierte Informationsübermittlung dar. Im vorliegenden Fall waren jedoch die relevanten Informationen dort nicht dokumentiert worden, weil das Narkoseprotokoll des vorherigen Eingriffs offenbar nicht verfügbar war (oder nicht hartnäckig genug danach gesucht wurde) und der Patient selbst keine Erinnerung an die fehlgeschlagene Spinalanästhesie hatte. Allerdings war auf dem Narkoseprotokoll vermerkt, dass das Protokoll der Vornarkose beschafft werden sollte und dies war auch geschehen. Allerdings wurde erst nach fehlgeschlagener Spinalanästhesie nach dem Protokoll gesucht und die Informationen dann auch nicht unmittelbar vollständig ausgewertet. Der Entschluss des zuständigen Oberarztes, die insuffiziente Beatmung mit Larynxmaske in Anbetracht der überschaubaren verbleibenden OP-Zeit „auszusitzen", ist zwar nachvollziehbar, aber dennoch falsch. Einerseits ist die Angabe des Operateurs unverbindlich und kann von der realen OP-Zeit erheblich abweichen, andererseits ist bei dokumentiert insuffizienter Beatmung mittels Larynxmaske auch ein Zeitraum von 20 Minuten zu lang, da es bei einer insuffizienten Beatmung zu einer Hyperkapnie kommt, die mit entsprechenden Veränderungen des Säure-Basen-Haushalts einhergeht. Der Oberarzt hat zwar ver-

sucht, die Leckage zu vermindern (und eine Maßnahme bei Verwendung einer Larynxmaske ist die Vertiefung der Narkose), er musste aber davon ausgehen, dass dies auch bei der vorherigen Narkose erfolglos probiert worden war. Außerdem war die brüske Erhöhung der inspiratorischen Desfluran-Konzentration in diesem Fall kontraproduktiv, da Desfluran insbesondere bei schneller Erhöhung der inspiratorischen Konzentration zu einer Irritation der Atemwege mit Husten führen kann. Insofern hätte bei bekannt schwieriger Beatmung mittels Larynxmaske das dafür am besten geeignete Medikament (Propofol) verwendet werden müssen.

72.4 Weiterführende Gedanken

Eine Narkose in der Vorgeschichte ist von großer Bedeutung für eine nachfolgend geplante Anästhesie. Daher ist es von großer Wichtigkeit, die entsprechenden Anästhesieprotokolle einzusehen, weil sie Informationen zu allen relevanten Gesichtspunkten wie Atemwegsmanagement, Beatmung und Hämodynamik bzw. zu den entsprechenden Komplikationen enthalten. Dies sollte im Zeitalter der elektronischen Patientenakte eine Selbstverständlichkeit sein.

> ### Take Home Message
>
> Eine Narkose in der Vorgeschichte ist eine wichtige Informationsquelle für eine neu anstehende Anästhesie. Bei einem Wechsel des Verfahrens muss jedes Mal neu überlegt werden, welche Maßnahmen und Medikamente für das gewählte Verfahren optimal sind. Ein „Aussitzen" nicht adäquater Maßnahmen verbietet sich, da es in der Regel mit pathophysiologischen Konsequenzen für den Patienten einhergeht.

73 Unzureichende Analgesie bei Epiduralanästhesie zur Sectio caesarea

Henning Ohnesorge

73.1 Klinischer Fall

Bei einer 35-jährigen Erstgebärenden (Größe 165 cm, Gewicht 95 kg) wird die Indikation zu einer sekundären Sectio caesarea bei Geburtsstillstand gestellt. Im Rahmen der Eröffnungsperiode hatte die Patientin bereits über starke Wehenschmerzen geklagt. Durch die Geburtshelfer war die Gabe von 20 mg N-Butylscopolamin (Buscopan) und 100 mg Meptazinol (Meptid) erfolgt, ohne dass eine zufriedenstellende Schmerzlinderung eingesetzt hatte und bei einer Muttermundweite von 3 cm wird auf Wunsch der Patientin eine Epiduralanalgesie initiiert. Die Anlage des Epiduralkatheters erfolgt auf Höhe L2/L3. Die Punktion des Epiduralraumes erfolgt problemlos in der Widerstandsverlustmethode. 15 Minuten nach Injektion von 20 mg Ropivacain über den EDK gibt die Patientin eine Linderung der Wehenschmerzen von initial NRS10 auf NRS5 mit einer links betonten Wirkung an. Angaben zu einer Kältehypästhesie kann die Patientin nicht machen. Die Kreislaufparameter nach der Applikation der Initialdosis sind stabil. Die weitere Analgesie erfolgt mittels einer PCA-Pumpe mit einem Bolus von 3 µg Sufentanil in 5 ml Ropivacain 0,175 % mit einem Sperrintervall von 15 Minuten ohne Basalrate. In den folgenden 5 Stunden erfolgt eine nahezu vollständige Eröffnung des Muttermundes bis auf einen Saum. In der folgenden Stunde folgt kein weiterer Geburtsfortschritt, sodass bei Geburtsstillstand und zunehmenden variablen Dezelerationen der kindlichen Herzfrequenz die Indikation zu einer sekundären Sectio caesarea gestellt wird. Bei Ankunft des Anästhesieteams beklagt die Patientin erneut starke rechts betonte Wehenschmerzen, laut Aussage der betreuenden Hebamme bestand während der Eröffnungsphase eine mäßige jedoch zufriedenstellende Analgesie. Über die PCA-Pumpe waren 9 Boli bei insgesamt 27 Anforderungen appliziert worden. Nach Transport der Patientin in den Sectio-OP und Etablierung des Routinemonitorings wird der Epiduralkatheter (EDK) mit 105 mg Ropivacain (14 ml Naropin 7,5 mg/ml) aufgespritzt. Die Patientin wird in Steinschnittposition in einer 15°-Linksseitenlage gelagert. Das Monitoring zeigt stabile Kreislaufverhältnisse mit einer Herzfrequenz zwischen 90 und 110/min und einen arteriellen Blutdruck von 105/60 bis 120/80 mmHg. Im Rahmen der weiteren CTG-Kontrolle zeigt sich eine Verschlechterung der kindlichen Herzfrequenz, sodass die Geburtshelfer auf eine rasche Entbindung drängen. Nach Hautdesinfektion und sterilen Abdecken des OP-Gebiets erfolgt die Testung der suffizienten Analgesie durch Kneifen mit einer chirurgischen Pinzette im OP-Gebiet. Die Patientin gibt auf diesen Reiz keine spitzen Schmerzen, aber ein erträgliches Druckgefühl an. In Anwesenheit des Kindsvaters erfolgt der Hautschnitt 15 Minuten nach Aufspritzen des EDK. Zunächst gibt die Patientin ein unangenehmeres Druckgefühl vor allem rechtsseitig an. Bei Eröffnung des Peritoneums beklagt die Patientin starke Schmerzen im rechten Unterbauch, die auch von einer zunehmenden motorischen Unruhe begleitet werden. Begleitet wird diese Reaktion von einer zunehmenden Tachykardie bis 140/min und einem Blutdruckanstieg auf 160/90 mmHg. Die Operation wird unterbrochen und weitere 37,5 mg Ropivacain (5 ml Naropin 7,5 mg/ml) über den EDK appliziert. Nach 3-minütiger Unterbrechung der OP drängen die Geburtshelfer auf eine Fortsetzung der OP, da aufgrund der vorangegangenen Verschlechterung der kindlichen Herzfrequenz eine rasche Entbindung notwendig sei. Zusätzlich erfolgt die Gabe von 10 µg Sufentanil und 2 mg Midazolam i. v. ohne wesentlichen Einfluss auf die Schmerzangaben der Patientin. Der Kindsvater äußert zunehmendes Unverständnis für die Situation und fordert, sofort die Schmerzen seiner Partnerin zu behandeln. In Rücksprache mit dem geburtshilflichen Team erfolgt die Entscheidung, die Sectio in Allgemeinanästhesie fortzuführen. Der Kindsvater folgt der Aufforderung, den OP-Saal zu verlassen, nur sehr widerwillig. Nach Einleitung der Allgemeinanästhesie kann der Eingriff problemlos fortgeführt und beendet werden. 2 Minuten nach Einleitung der Allgemeinanästhesie wird ein Neugeborenes mit einem Nabelschnur-pH von 7,15 und einem Apgar-Score von 6/9/10 entbunden.

73.2 Konsequenzen für den Patienten

Die Patientin hatte für den gesamten OP-Verlauf eine Amnesie. Die Verzögerung der Schnittentbindung kann zu einer Verschlechterung des kindlichen Nabelschnur-pH und des ersten Apgar-Scores beigetragen haben, bei rascher Erholung ist jedoch nicht von einer Schädigung des Neugeborenen auszugehen. Der zunächst aufgebrachte Kindsvater konnte durch ein klärendes Gespräch unter Beteiligung der Anästhesie und Geburtshilfe beruhigt werden.

73.3 Interpretation aus Sicht des Anästhesisten

Der vorliegende Fall verdeutlicht eine besondere Problematik der Anästhesie bei Sectio caesarea mit unterschiedlichen Interessensschwerpunkten der beteiligten Fachdisziplinen, die durch die Anwesenheit von Angehörigen im OP-Saal kompliziert werden kann.

Bei liegendem Epiduralkatheter ist die Epiduralanästhesie das Verfahren der Wahl für eine sekundäre Sectio caesarea. Üblicherweise ist bei einer (einfachen, nicht eiligen) sekundären Sectio das Zeitfenster zwischen Indikationsstellung und dem angestrebten Entbindungszeitpunkt ausreichend, um eine suffiziente Analgesie durch Aufspritzen eines liegenden EDK zu erzielen. Voraussetzung ist eine korrekte Lage des EDK, wobei eine leicht einseitig betonte Wirkung üblicherweise durch die Dosis des Lokalanästhetikums und ggf. durch einen Opioid-Zusatz ausgeglichen werden kann. In diesem Fall war die Tageshöchstdosis von Sufentanil durch die PCA bereits nahezu ausgeschöpft, sodass die Entscheidung, auf eine zusätzliche epidurale Opioid-Gabe zu verzichten, als richtig bewertet werden kann. Auch die Dosis und das Volumen des verwendeten Lokalanästhetikums ist als angemessen zu bezeichnen. Die Änderung der Indikation zu einer dringlichen Sectio caesarea veränderte allerdings das angestrebte Zeitfenster bis zur Entbindung, sodass die unzureichende Analgesie sowohl durch eine einseitig betonte Wirkung des EDK als auch durch den Zeitdruck zu begründen ist. Bei unzureichender Ausbreitung der Epiduralanästhesie kann eine suffiziente Analgesie zum Hautschnitt vorliegen, ohne dass eine Ausschaltung des Schmerzempfindens für das Peritoneum vorliegt. Bei einer dringlichen Indikation zur Entbindung sollte dann – nach Absprache mit den Geburtshelfern – rasch und konsequent ein Umsteigen des Anästhesieverfahrens erfolgen. Auch wenn das mütterliche und kindliche Risiko bei einer Allgemeinanästhesie im Vergleich zu einem rückenmarksnahen Anästhesieverfahren erhöht ist, ist dieses Risiko im Vergleich zu einer Analgosedierung zur Supplementierung einer unzureichenden Regionalanästhesie bei einer schwangeren Patientin erheblich geringer.

Rasche und klare Entscheidungen und konsequentes Handeln wird auch von Patienten und anwesenden Angehörigen eher als Zeichen von Kompetenz wahrgenommen und führt seltener zu Konflikten, als der Versuch, „sich durchzuhangeln".

73.4 Weiterführende Gedanken

Klare Richtlinien zum Verhalten bei einer inkompletten Regionalanästhesie in der Geburtshilfe fehlen. Einige Anästhesisten bevorzugen aufgrund der geringeren Ausfallrate daher auch bei liegendem Epiduralkatheter eine Spinalanästhesie als Verfahren der Wahl zur Sectio caesarea. Grundsätzlich ist das Risiko einer erneuten Punktion gegenüber einer möglichen insuffizienten Analgesie gegeneinander abzuwägen und muss eine Einzelfallentscheidung bleiben.

> **Take Home Message**
>
> Eine unzureichende Analgesie im Rahmen eines rückenmarksnahen Anästhesieverfahren zu einer dringlichen Sectio caesarea erfordert rasche Entscheidungen und konsequentes Handeln, um eine Gefährdung der Patientin und des ungeborenen Kindes sowie Konflikte mit anwesenden Angehörigen zu vermeiden.

74 Hyposensibilität am lateralen Oberschenkel nach geburtshilflicher Epiduralanästhesie

Henning Ohnesorge

74.1 Klinischer Fall

Innerhalb des Bereitschaftsdienstes erfolgt die Anforderung einer Epiduralanalgesie bei einer 25-jährigen adipösen Erstgebärenden (Größe 170 cm, Gewicht 125 kg) bei starken Schmerzen während der Eröffnungsphase. Die Patientin hat zum Zeitpunkt der Anforderung eine Muttermundweite von 2 cm mit regelmäßigen Wehen und einer Schmerzintensität von NRS 10 (0 = kein Schmerz; 10 = max. vorstellbarer Schmerz). Zur Analgesie hatte die Patientin vom geburtshilflichen Team bereits 100 mg Meptazinol (Meptid) und 20 mg N-Butylscopolamin (Buscopan) erhalten. In der Vorgeschichte war ein Bandscheibenvorfall in der unteren Lendenwirbelsäule bekannt, ohne dass eine genaue Höhenzuordnung möglich war, der konservativ behandelt worden sei. In der Schwangerschaft habe die Patientin unter starken Rückenschmerzen gelitten.

Laut Narkoseprotokoll erfolgt die Anlage des Epiduralkatheters auf Höhe L2/L3 gemäß Standard ohne weitere Kommentare. Nach Aufspritzen des EDK mit 20 mg Ropivacain (10 ml Naropin 2 mg/ml) wird eine Linderung der Geburtsschmerzen auf NRS5 bei seitengleicher Wirkung dokumentiert. Die weitere Analgesie erfolgt mittels einer PCA (Bolus 4,5 ml Ropivacin 0,175% + 3 µg Sufentanil, Sperrintervall 15 Minuten). Nach protrahiertem Geburtsverlauf erfolgt 10 Stunden nach Anlage des EDK die operative vaginale Entbindung (Vakuumextraktion) eines lebensfrischen Neugeborenen. Über die PCA-Pumpe sind insgesamt 33 Anforderungen erfasst und 10 Boli appliziert worden.

Der EDK wird 4 Stunden postpartal entfernt, die Patientin gibt hohe Unzufriedenheit mit dem Analgesieverfahren (1–2/10) an und klagt, unter Rückenschmerzen zu leiden. Weiterhin berichtet die Patientin von schmerzhaften Gefühlsstörungen im linken Oberschenkel, die sie auf eine Nervenschädigung während der EDK-Anlage zurückführt. Während der aus Sicht der Patientin lang andauernden und schwierigen EDK-Anlage seien mehrfach einschießende Schmerzen aufgetreten. Insgesamt ist die Haltung der Patientin gegenüber der Anästhesie vorwurfsvoll.

Die Beschwerden werden vom Anästhesisten zunächst bagatellisiert. Bei der Inspektion der Punktionsregion fallen jedoch mehrfache Einstichstellen und ein ca. 3 cm messendes druckschmerzhaftes Hämatom auf. Die paravertebrale Muskulatur der LWS ist mit multiplen Myogelosen verhärtet, bei Palpation lassen sich die typischen Rückenschmerzen auslösen. Im klinischen Untersuchungsbefund besteht eine diskrete Hypästhesie am lateralen Oberschenkel links ohne Beeinträchtigung der Motorik und des Reflexstatus. Auf Nachfrage berichtete die Patientin, dass die Qualität der Rückenschmerzsymptomatik im Vergleich zu den Schmerzen in der Schwangerschaft unverändert sei, die Intensität jedoch höher (NRS 5–7).

Es wird ein neurologisches Konsil veranlasst, in dem der vorbeschriebene Untersuchungsbefund bestätigt wird. Hinweise auf eine radikuläre Schmerzsymptomatik liegen nicht vor und es wird die klinische Verdachtsdiagnose einer Meralgia paraesthetica links gestellt. Die Patientin wird vom neurologischen Konsiliar über die gute Prognose dieser Beschwerden und den fehlenden Zusammenhang mit der EDA aufgeklärt. Im weiteren Verlauf erfolgen tägliche Visiten durch den betreuenden Anästhesisten, die Beschwerden am Oberschenkel sind rasch rückläufig. Auch die Intensität der Rückenschmerzen lässt nach und die Patientin kann am 4. postpartalen Tag ohne neurologisches Defizit mit mäßigen Rückenschmerzen (NRS 3) entlassen werden.

74.2 Konsequenzen für den Patienten

Weitere Vorwürfe gegenüber der Anästhesie wurden nicht geäußert, der Arzt-Patienten-Kontakt vor Entlassung war freundlich zugewandt und die Patientin bedankte sich – auch beim betreuenden Anästhesisten – für die gute Behandlung.

74.3 Interpretation aus Sicht des Anästhesisten

Der vorliegende Fall verdeutlicht die Wichtigkeit einer adäquaten Dokumentation auch jenseits der formal juristischen Aspekte. Sofern ein schriftlich formulierter Standard im Sinne einer SOP (standard operating procedure) vorliegt, kann eine unproblematische Durchführung z. B. einer Regionalanästhesie als „gemäß Standard" dokumentiert werden, wobei Einzelheiten, wie z. B. die Punktionstiefe, individuell beschrieben werden müssen. Eine SOP entbindet bei schwierigen Punktionsbedingungen den durchführenden Anästhesisten jedoch nicht von seiner Pflicht, Einzelheiten der Punktion und mögliche Komplikationen detailliert zu dokumentieren. Hierzu gehören im Falle einer EDK-Anlage insbesondere Mehrfachpunktionen, blutige Punktionen, Auslösen von Parästhesien oder der Verdacht auf eine Duraperforation. Dies ist nicht nur juristisch unabdingbar, sondern erleichtert auch den weiterbetreuenden Kollegen die weitere Behandlung. In diesem Fall führte die unzureichende Dokumentation im Narkoseprotokoll zu erheblichen Kommunikationsproblemen, da der Anästhesist bei Entfernung des EDK von einer unkomplizierten Anlage ausgegangen war und die Beschwerden der Patientin bagatellisierte. Auch dies mag zu der zunächst sehr vorwurfsvollen Haltung der Patientin gegenüber der gesamten Anästhesieabteilung geführt haben.

Grundsätzlich ist jedoch eine bagatellisierende Haltung gegenüber einer Beschwerden äußernden Patientin niemals angebracht und kann zu Fehldiagnosen führen. Vielmehr sollten Beschwerden, die ein Patient äußert oder auf ein Behandlungsverfahren zurückführt, zunächst durch eine gründliche klinische Untersuchung objektiviert und ggf. eine weitere Diagnostik eingeleitet werden. Ein offensiver Umgang auch mit vermeintlichen Komplikationen einer Behandlung kann Konflikte im Arzt-Patienten-Verhältnis vermeiden helfen.

74.4 Weiterführende Gedanken

Auch wenn kaum validierte Zahlen vorliegen, besteht im Allgemeinen der klinische Eindruck, dass eine Meralgia paraesthetica in der Schwangerschaft und insbesondere postpartal gehäuft auftritt. Diese Häufung wird einerseits durch eine Ödembildung und andererseits durch eine mechanische Belastung durch den graviden Uterus und den Geburtsvorgang erklärt. Die Prognose der schwangerschaftsassoziierten Meralgie ist daher gut, therapeutische Interventionen sind nur selten notwendig.

> **Take Home Message**
>
> Eine adäquate Dokumentation ist nicht nur aus medikolegalen Aspekten von Bedeutung.

75 Akzidentelle Spinalanästhesie nach initialer Duraperforation bei geburtshilflicher Epiduralanästhesie

Henning Ohnesorge

75.1 Klinischer Fall

Bei protrahiertem Geburtsverlauf erfolgt die Anforderung zur Anlage eines Epiduralkatheters zur Analgesie bei stark schmerzhaften Wehen und Erschöpfung der Patientin. Bei unauffälliger Vorgeschichte und einer leeren Gerinnungsanamnese erfolgt die Punktion bei der schlanken (Größe 175 cm, Gewicht 75 kg) und kooperativen Patienten im Sitzen in Höhe L3/L4 in der Widerstandsverlustmethode. In einer Punktionstiefe von 3,5 cm besteht ein als typisch beschriebener Widerstandsverlust, nach Diskonnektion der Spitze tritt eine bernsteinfarbende Flüssigkeit aus der Tuohy-Kanüle aus. Unter dem Verdacht auf eine Duraperforation wird die Punktionskanüle entfernt und eine erneute Punktion auf Höhe L2/L3 durchgeführt. Auch in diesem Segment wird der Epiduralraum in einer Tiefe von 3,5 cm identifiziert, ein Hinweis auf eine erneute Duraperforation besteht nicht. Die Platzierung des Epiduralkatheters (multiple orifice) erfolgt problemlos ca. 3 cm tief in den Epiduralraum, nach sorgfältig durchgeführten Aspirationstest erfolgt die Injektion von 12,5 mg Bupivacain isobar (2,5 ml Carbostesin 0,5 %). 15 Minuten nach Gabe der Testdosis bestehen stabile Kreislaufverhältnisse und eine unauffällige Neurologie mit einer diskreten Kältehypästhesie im Dermatom L1 links. Daraufhin erfolgt die Injektion von 16 mg Ropivacain (8 ml Naropin 2 mg/ml) plus 10 μg Sufentanil (2 ml Sufenta mite). 10 Minuten später gibt die Patientin zunehmende motorische Einschränkungen beider Beine an, die weitere 5 Minuten später dem klinischen Bild einer kompletten Spinalanästhesie mit einem Niveau von Th8 entsprechen. Unter Volumensubstitution von 500 ml HAES bestehen jederzeit stabile Kreislaufverhältnisse. Die Spinalanästhesie hält ca. 4 Stunden lang an, danach erfolgt die Rückkehr aller motorischen und sensorischen Qualitäten. Während dieses Zeitraums er-

folgt eine kontinuierliche CTG-Kontrolle mit der Dokumentation unauffälliger kindlicher Herztöne und einer mäßigen Wehentätigkeit. Weitere 3 Stunden später wird die Indikation zu einer sekundären Sectio caesarea bei zunehmender Wehenschwäche und einem eingeengten CTG gestellt. Die Sectio erfolgt in unauffälliger Allgemeinanästhesie, es wird ein gesundes, lebensfrisches Neugeborenes entwickelt (Apgar 8/9/10).

75.2 Konsequenzen für den Patienten

Postoperativ entwickelte die Patientin das typische Bild eines Liquorverlustsyndroms mit lageabhängigen Kopfschmerzen („postpunktioneller Kopfschmerz") und einer leichten Hörminderung. Diese Beschwerden sistierten unter konservativer Therapie nach 4 Tagen.

75.3 Interpretation aus Sicht des Anästhesisten

Akzidentelle Duraperforationen bei Anlage eines Epiduralkatheters gehören zu den verfahrenstypischen Komplikationen. Mit einer Inzidenz von 0,5–6 % tritt diese Komplikation im Rahmen geburtshilflicher EDK-Anlagen aufgrund der Lockerung der Bandstrukturen häufiger auf als in einem Normalkollektiv. In ca. 33 % der Fälle bleibt die Duraperforation der Punktion unbemerkt und fällt erst postpartal durch ein Liquorverlustsyndrom auf (van de Velde et al. 2008). Nach bemerkter Durapunktion ist es ein übliches Vorgehen, in einem benachbarten Segment einen neuen Punktionsversuch durchzuführen. Da auch bei korrekter Positionierung des Katheters ein präformiertes Duraloch besteht, ist dieses Verfahren mit dem Risiko einer verstärkten Wirkung der epidural applizierten Medikamentenmenge assoziiert. Auch partielle Katheterfehllagen sind insbesondere bei Verwendung von Mehrlochkathetern beschrieben. Durch die Verwendung einer Testdosis kann in beiden Fällen eine verstärkte Wirkung der über den Epiduralkatheter applizierten Medikamentenmenge nicht ausgeschlossen werden. Vielmehr sollte jede Gabe über den Epiduralkatheter als Testdosis verstanden werden und die einzelnen Bolusgaben die Menge einer Testdosis nicht überschreiten (Gogarten et al. 2009). Auch kann bei einer nur partiellen intrathekalen Wirkung der fehlende Effekt einer Testdosis zu einer falschen Sicherheit führen. Nach erfolgter Duraperforation und Neuanlage eines EDK sollten daher auch nach negativer Testdosis die Bolusgaben fraktioniert erfolgen, von der Verwendung patientenkontrollierter epiduraler Analgesieverfahren wird abgeraten. Nach unkomplizierter Anlage eines EDK kann auf die Gabe einer Testdosis sogar vollständig verzichtet werden, da sie mit einer erhöhten Inzidenz von motorischen Blockaden assoziiert ist (Gogarten et al. 2009).

75.4 Weiterführende Gedanken

Alternativ kann nach erfolgter Durapunktion bei EDK-Anlage auch ein Katheter intrathekal platziert werden. Dieses Vorgehen ist allerdings mit dem Risiko einer Verwechslung des intrathekalen Katheters mit einem korrekt platzierten Epiduralkatheter verbunden. Einige Autoren empfehlen jedoch dieses Vorgehen, da es Hinweise gibt, dass es zu einer geringeren Inzidenz von postpunktionellen Kopfschmerzen beitragen kann.

> **Take Home Message**
>
> Die Gabe einer Testdosis zum Ausschluss einer intrathekalen Lage kann vor allen Dingen nach erfolgter Duraperforation und Katheterneuanlage irreführend sein. Die Gabe von epiduralen Medikamenten sollte daher auch nach negativer Testdosis fraktioniert erfolgen und die Menge einer Testdosis nicht überschreiten. Nach unkomplizierter EDK-Anlage kann auf eine Testdosis verzichtet werden.

75.5 Literatur

van de Velde M et al. Ten years of experience with accidental dural puncture and post-dural puncture headache in a tertiary obstetric anaesthesia department. International Journal of Obstetric Anesthesia 2008; 17: 329–335

Gogarten W et al. Durchführung von Analgesie- und Anästhesieverfahrenin der Geburtshilfe. Anesth Intensivmed 2009; 50: 502–507

Medizintechnik

76 Kritischer Sättigungsabfall bei einem Oxylog-Kombistecker

Patrick Meybohm

76.1 Klinischer Fall

Ein 54-jähriger adipöser Patient wird aufgrund eines bösartigen Ösophagus-Tumors im Rahmen eines 2-Höhlen-Eingriffs einer thorakalen Ösophagusresektion mit Magenhochzug unterzogen. Als Vorerkrankungen sind ein arterieller Hypertonus, eine Hypercholesterinämie, ein NSTEMI-Infarkt vor 5 Jahren sowie ein Nikotinabusus (20 py) bekannt. Intraoperativ kommt es wiederholt zu wenige Minuten andauernden Blutdruckabfällen auf systolische Werte von ca. 70 mmHg. Der Patient erhält insgesamt 4,5 Liter kristalloide Infusionslösung und 4 Erythrozytenkonzentrate. Eine Prüfung der zentralvenösen Sättigung ergibt nach 5 Stunden OP-Dauer 68% und kurz vor OP-Ende 72%. Postoperativ wird der Patient kreislaufinstabil mit kontinuierlicher Gabe von Noradrenalin von 8 µg/min und noch hypotherm in den späten Nachmittagsstunden auf die Intensivstation übernommen. Aufgrund der niedrigen Körpertemperatur von 34,9 °C und der instabilen Kreislaufsituation wird die Analgosedierung und die kontrollierte Beatmung fortgeführt. Im weiteren Verlauf der Nacht erhält der Patient weitere 3 Liter kristalloide Infusionslösung bei unveränderter Vasopressorgabe. Ein erweitertes hämodynamisches Monitoring zur Bestimmung des Herz-Zeit-Minuten-Volumens wird nicht etabliert, eine zentralvenöse Blutgasanalyse zeigt eine Sättigung von 63%, die nicht weiter hinterfragt wird. Am nächsten Morgen fällt im 12-Kanal-EKG eine relevante ST-Streckenhebung in den Ableitungen II, III und aVF auf, sodass bei positivem Troponin T und dem Verdacht auf ein akutes Koronarsyndrom vom hinzugezogenen Kardiologen die Indikation zur sofortigen Koronarangiografie gestellt wird.

Der kritisch kranke beatmete Patient wird arztbegleitet mit einem Rettungswagen zum Nachbargebäude in das Herz-Katheter-Labor transportiert. Die Transportbeatmung erfolgt mit einem Dräger Oxylog und einem FiO_2 von 0,65. Einige Minuten später, nachdem der Patient auf den Herz-Katheter-Tisch umgelagert und der Oxylog an den Wandanschluss im Katheterlabor angeschlossen wurde, kommt es zu einem raschen O_2-Sättigungsabfall auf Werte unter 60%. Auskultatorisch lässt sich ein regelrechtes und seitengleiches Atemgeräusch feststellen. Es gibt keinen Hinweis auf eine akzidentelle Extubation, eine Atemwegsobstruktion oder Fehlfunktion des Beatmungsgeräts. Der verantwortliche Anästhesist entschließt sich daraufhin, notfallmäßig manuell mittels Ambu-Beutel den Patient zu beatmen. Nach Anschluss einer externen Sauerstoffzufuhr an den Ambu-Beutel führt dieses Vorgehen innerhalb von 3 Minuten zur suffizienten Oxygenierung und Anstieg der peripheren Sauerstoffsättigung auf > 90%. Beim nachfolgenden Check der Gasversorgungsanschlüsse des Dräger Oxylogs fällt auf, dass die Sauerstoffleitung des Oxylogs in den Air-Anschluss eingesteckt ist.

Nach erfolgreicher Katheterintervention stabilisiert sich der Patient im weiteren Verlauf hämodynamisch. Die respiratorische Insuffizienz bessert sich ebenfalls rasch, sodass der Patient 24 Stunden später bei unauffälliger Neurologie problemlos extubiert werden kann.

76.2 Konsequenzen für den Patienten

Kardiale Langzeitfolgen liegen nicht vor. Die 3-minütige Hypoxiephase hatte für den Patienten keine klinischen Konsequenzen gehabt.

76.3 Interpretation aus Sicht des Anästhesisten

Im Hinblick auf den plötzlichen kritischen O_2-Sättigungsabfall wurde adäquat reagiert und wahrscheinlichere Ursachen für ein akutes Beatmungsproblem ausgeschlossen. Nachdem auf den ersten Blick eine Ursache nicht gefunden wurde, erfolgte rechtzeitig das Wechseln des Beatmungsgeräts (Oxylog auf manuellen Ambu-Beutel mit externer Sauerstoffzufuhr), um die Oxgenierung des Patienten wieder sicherzustellen, um in Ruhe die Situation weiter beurteilen und den Fehler suchen zu können. Erst dann fiel auf, dass die Sauerstoffzuleitung an der Wand im Air-Anschluss (FiO_2 von 0,21) und nicht im Sauerstoff-Anschluss (FiO_2 von 1,0) steckte.

Das fehlende erweiterte hämodynamische Monitoring in der initialen postoperativen Phase führt zu einer verzögerten Diagnostik der eingeschränkten Herzfunktion mit potenziell inadäquater Katecholamintherapie. Wenn postoperativ eine Hypovolämie ausgeschlossen werden kann, sollte bei anhaltend kreislaufinstabilen Verhältnissen zeitnah ein erweitertes hämodynamisches Monitoring zur Messung des Herz-Zeit-Volumens oder eine diagnostische Echokardiografie erfolgen. Mittels transthorakaler (transösophagealer) Echokardiografie kann relativ einfach minimal-invasiv die globale Herzfunktion bestimmt und andere akute Pathologien (z.B. Perikarderguss, Rechtsherzversagen, Klappeninsuffizienz) ausgeschlossen werden. Im vorliegenden Fall hätte der akute Myokardinfarkt durchaus bereits vorzeitiger als akute Pumpfunktionsstörung diagnostiziert werden können, sodass die anschließende kardiologische Diagnostik und eine differenziertere Katecholamintherapie, z.B. mit positiv inotropen Substanzen, frühzeitiger hätte erfolgen können.

Im Hinblick auf das akute Beatmungsproblem war der Stecker an der Oxylog-Zuleitung ursächlich, der als Kombistecker ausgeführt ist und sowohl in den Sauerstoff- als auch in den Air-Wandanschluss passt. Bei Ankunft im Herz-Katheterlabor wurde das Beatmungsgerät versehentlich an den Air-Anschluss angeschlossen, sodass der kritisch kranke Patient mit vorliegender respiratorischer Insuffizienz lediglich kurzzeitig mit 21% Sauerstoff beatmet wurde.

Der Kombistecker an der Gaszuleitung zum Beatmungsgerät stellte eine (bis dahin unbekannte) Verwechslungsgefahr dar.

76.4 Weiterführende Gedanken

Gemäß der Medizinprodukte-Betreiberverordnung (MPBetreibV) § 2 Abs. 2 müssen die Anwender von Medizinprodukten folgende Voraussetzungen erfüllen, damit sie ein Medizinprodukt verwenden dürfen.

Die Anwender müssen:
- die theoretischen Grundlagen zur Anwendung des Medizinprodukts beherrschen,
- die Funktionsweise und Bedienung des Gerätes kennen,
- den ordnungsgemäßen Zustand des Gerätes kennen,
- die vorgeschriebene Funktionsprüfung kennen und sie vor jeder Anwendung des Medizinprodukts durchführen,
- wissen, wann und wie das Gerät individuell beim Patienten anzuwenden ist.

Um die genannten Voraussetzungen zu erfüllen, muss das Personal in die Anwendung des Medizinprodukts korrekt eingewiesen werden.

Da ein Wechsel des Kombisteckers zur Aufhebung der Zulassung des Oxylog-Gerätes führen würde, ist eine genaue Einweisung in das Medizinprodukt (Oxylog) inklusive der sicherheitstechnisch relevanten Details notwendig. Weiterhin sollte der Steckanschluss mit einem deutlich lesbaren Hinweisschild versehen werden, damit er nur an den Sauerstoff-Wandanschluss angebracht wird.

> **Take Home Message**
>
> Die Anwendung eines Medizinprodukts setzt eine detaillierte Einweisung voraus. Zusätzliche Hinweisschilder zu sicherheitsrelevanten Aspekten haben das Potenzial, Anwendungsfehler zu verringern und dadurch die Patientensicherheit zu erhöhen.

77 Steigender Beatmungsdruck während Operation im Hals-Nasen-Ohren-Bereich

Axel Fudickar, Patrick Meybohm

77.1 Klinischer Fall

Bei einem 55-jährigen Patienten (Gewicht 110 kg, Größe 176 cm) soll eine Nasennebenhöhlen-Operation wegen Polypen in Allgemeinanästhesie durchgeführt werden. Bekannte Vorerkrankungen sind asymptomatisches Asthma bronchiale und ein mit Metoprolol behandelter arterieller Hypertonus. Zusätzlich liegen Allergien gegen Frühblüher vor. Im Prämedikationsgespräch wurde dem Patient empfohlen, seine Dauermedikation beizubehalten und Ranitidin (300 mg per os zur Nacht) und Midazolam (7,5 mg per os auf Abruf) verordnet. Die Narkoseeinleitung erfolgt nach Präoxygenierung durch Infusion von Propofol (2 mg/kg), gefolgt von einer Inhalationsanästhesie mit endexspiratorisch 1,8 % Sevofluran und Remifentanil (0,3 µg/kg/min). Nach Eintritt von Bewusstseinsverlust und Atemstillstand wird versucht, die Maskenbeatmung durchzuführen. Dies gelingt nur mit Hilfe eines Guedel-Tubus. Nach Muskelrelaxation mit Rocuronium (50 mg intravenös) erfolgt die endotracheale Intubation. Die Beatmung erfolgt druckkontrolliert mit einem Spitzendruck von 23 cmH$_2$0 und einer Atemfrequenz von 15/min. Das Atemzugvolumen beträgt 530 ml, die endexspiratorische CO$_2$-Konzentration 35 mmHg. Die Operation verläuft über 95 Minuten ohne Zwischenfall.

Wenig später fällt das Atemzugvolumen kontinuierlich auf 120 ml, die endexspiratorische CO$_2$-Konzentration steigt auf 50 mmHg. Nach Umstellen auf manuelle Beatmung wird ein Atemzugvolumen von 450 ml nur mit einem Spitzendruck von 35 cmH$_2$0 erreicht. Unter der Annahme erhöhter Muskelspannung wird der Patient mit 10 mg Rocuronium nachrelaxiert. In den nächsten 2 Minuten wird trotz eines Beatmungsdrucks von 50 cmH$_2$O kein messbares Atemzugvolumen erreicht und die Sauerstoffsättigung fällt kontinuierlich auf 80 %. Unter Annahme unzureichender Relaxantiendosis werden weitere 10 mg Rocuronium injiziert. Die Sauerstoffsättigung fällt trotz Erhöhung der inspiratorischen Sauerstoffkonzentration auf 1,0 über die nächsten 1,5 Minuten weiter auf 70 %. Der zuständige anästhesiologische Oberarzt wird informiert. Kurz vor seinem Eintreffen fällt einer Famulantin auf, dass der Beatmungsschlauch zwischen Operationstisch und Narkosegerät eingeklemmt ist. Ihr Einwand wird erst nach 2-maligem Wiederholen ernst genommen. Die Einklemmung wird behoben, die Beatmung ist wieder möglich, allerdings wird weiterhin ein erhöhter Beatmungsdruck von 35 cmH$_2$0 für ein Atemzugvolumen von 450 ml benötigt. Die Operateure bemerken, dass der Patient sich bewegt und gegen die Beatmungsmaschine atmet. Dem Anästhesisten fällt auf, dass die endexspiratorische Sevofluran-Konzentration auf 0,8 % abgefallen ist. Nach Vertiefung der Narkose ist das Problem behoben und der Patient lässt sich wieder problemlos mit den vor dem Zwischenfall eingestellten Beatmungsparametern beatmen. Die Operation wird komplikationslos beendet und der Patient trägt keine Folgeschäden davon.

77.2 Konsequenzen für den Patienten

Der Patient war aufgrund der Atemwegsobstruktion über einige Minuten einer Hypoxämie ausgesetzt, die bei längerem Bestehen zu Gewebsazidose und neurologischen Schäden hätte führen können, in diesem Fall aber rechtzeitig behoben werden konnte. In der Folge bestand ein Narkosemangel und der Patient bewegte sich. Die Bewegung hätte zu einer schweren Verletzung in Operations- und Nachbargebieten (Frontalhirn und Arteria carotis) führen können. Außerdem bestand das Risiko einer unerwünschten Wachheit in Narkose (Awareness), die im weiteren Verlauf zu Posttraumatischer Belastungsstörung (PTSD) führen kann.

77.3 Interpretation aus Sicht des Anästhesisten

Auslösend für die Hypoventilation mit folgender Hypoxämie war die Obstruktion des Atemwegs durch Einklemmen des Beatmungsschlauchs. Möglicherweise kam es dazu durch unbemerktes Verstellen der Tischposition durch den Anästhesisten oder Einklemmen durch Anlehnen eines Operateurs an den Schlauch und sukzessives Einklemmen in eine Lücke zwischen Operationstisch und Narkosegerät. Die Ursache fiel primär nicht auf, weil der Anästhesist seine intuitive Verdachtsdiagnose „mangelnde Muskelrelaxation" verfolgte und nicht systematisch nach weiteren Ursachen suchte. Das Problem wurde zufällig von einer Famulantin erkannt, deren Einwand nicht sofort ernst genommen wurde. Nach Beheben des Problems entstand ein tatsächlicher Narkosemangel aufgrund vorübergehender Minderversorgung mit Sevofluran, da die Atemgaszufuhr unterbrochen war. Diese wurde erst durch die Bewegung des Patienten erkannt, weil das Problem nicht bedacht wurde und prophylaktisch vorübergehendes Erhöhen der Sevofluran-Zufuhr verhindert wurde.

Es handelt sich primär um einen Fall von menschlichem Versagen mit zufälligem Fehler, nämlich Unachtsamkeit beim Verstellen des Operationstischs mit mangelnder Kommunikation der Verstellung mit dem Anästhesisten, unbemerktes Einklemmen des Schlauchs durch Anlehnen oder Verschieben des Narkosegeräts gegen den Tisch.

Dazu kommt ein systematischer Fehler, da keine systematische Ursachensuche bei Auftreten des erhöhten Beatmungsdrucks durchgeführt wurde. Dazu kommt außerdem das Festhalten an der Verdachtsdiagnose, obwohl die Therapie keinen Erfolg zeigt. Zusätzlich ist die primäre Therapie falsch, da eine alleinige Muskelrelaxation ohne Narkosevertiefung das Risiko einer Awareness erhöht. Der Fehler wurde zufällig von einer nicht in den Prozess eingebundenen Person entdeckt und zunächst nicht ernst genommen. Falsches Hierarchiedenken führte hier zu zusätzlicher Gefährdung, da richtige Erkenntnisse nicht sofort ernst genommen, überprüft und umgesetzt wurden.

77.4 Weiterführende Gedanken

Erhöhter Beatmungsdruck ist ein relativ häufiger und potenziell gefährlicher Zwischenfall. Da zwischen dem Ort des Gasaustauschs (Alveolen) und der Atemgasquelle ein langer Weg mit vielen Obstruktionsmöglichkeiten liegt, muss dieser Weg in diesem Fall systematisch abgesucht werden, auch wenn er unter den OP-Abdeckungstüchern verläuft. Dazu gehört auch der Ausschluss einer Atemwegsobstruktion durch Bronchospasmus durch Auskultation. Ersatz systematischen Vorgehens durch erfahrungsbasiertes intuitives Vorgehen ist ein Fehler auch erfahrenerer Anästhesisten, insbesondere bei relativ häufig auftretenden Ereignissen. Ein erfahrungsbasiertes falsches Vorgehen ohne definitiven Nachweis der Ursache (hier Muskelrelaxation unter Annahme von Narkosetiefemangel) kann in vielen Fällen das Problem vordergründig beheben (hier unter Inkaufnahme eines erhöhten Awareness-Risikos), führt in Einzelfällen jedoch zu gefährlicher Verzögerung der Ursachensuche. Das Beharren auf der eigenen Verdachtsdiagnose aus Unvermögen, Fehleinschätzungen einzuräumen, und Ausklammern von Einwänden anderer, hierarchisch nachgeordneter Mitarbeiter, führt zu gefährlichen Situationen, da hier sachliches Argumentieren durch hierarchisches Denken ersetzt wird und wichtige Informationen nicht rechtzeitig in den Entscheidungsprozess einfließen.

> ### Take Home Message
> Systematische Ursachensuche darf durch Behandlung von intuitiven Verdachtsdiagnosen nicht verzögert werden. Hierarchische Strukturen dürfen sachliche Einwände nicht verhindern. Vordergründig einfach behebbare Ursachen führen häufig im gemeinsamen Auftreten mit mehreren anderen Fehlerquellen zu schweren Komplikationen.

77.5 Literatur

Grube C et al. Man at Risk. Aktuelle Strategien zum Risikomanagement in der Anästhesie. Anaesthesist 2002; 51: 239–247

78 Defibrillator ohne Elektrodenverbindungskabel

Patrick Meybohm

78.1 Klinischer Fall

Bei einem 67-jährigen beatmeten und kreislaufinstabilen Patienten von der Intensivstation wird in der Computertomografie die Diagnose einer poststenotischen Pneumonie bei ausgedehntem metastasierten Bronchialkarzinom gestellt. Der Patient ist im septischen Schock. Da sich der Patient unter einer kalkulierten Antibiotikatherapie innerhalb von 2 Tagen weiter verschlechtert hat, wird an einem Samstagvormittag im Bereitschaftsdienst von den Chirurgen die Notfallindikation zur Pneumonektomie rechts gestellt. Nach ausführlicher interdisziplinärer Diskussion des extrem hohen Operations- und Narkoserisikos wird der Patient dann doch in den OP-Bereich transportiert. Inzwischen ist der Patient mit 100 % Sauerstoff beatmet und benötigt Noradrenalin in einer Dosis von 100 µg/min.

Mit seitengetrennter Ventilation erfolgt in Linksseitenlage die Operation. Intraoperativ ergibt sich zusätzlich der Befund einer eitrigen Perikarditis und eines entzündlichen Perikardergusses. Da der Patient weiter hämodynamisch instabil ist und zunehmend auch maligne ventrikuläre Herzrhythmusstörungen präsentiert, wird prophylaktisch der Notfallwagen in den OP-Saal gebracht und jeweils von ventral und dorsal eine Defibrillator-Klebeelektrode angebracht. Zusätzlich wird ein Echokardiografiegerät in den OP-Saal geholt. Aufgrund der räumlich engen Verhältnisse werden die Defibrillator-Klebeelektroden allerdings noch nicht mit dem Defibrillator verbunden. Eine Stunde später entwickelt der Patient aus einer Salve heraus plötzlich eine pulslose Kammertachykardie. Der anwesende Anästhesist strebt nun eine elektrische Kardioversion an, muss allerdings feststellen, dass das Verbindungskabel zwischen den Klebeelektroden und dem Defibrillator weder außen am Notfallwagen noch in den Fächern zu finden ist. Der Operateur erhält vom Anästhesisten die Anweisung zur manuellen intrathorakalen Herz-Druck-

Massage. Eine Anästhesiepflegekraft rennt auf die benachbarte Intensivstation und bringt ein Ersatz-Verbindungskabel herbei. Mit einer Verzögerung von knapp 2 Minuten gelingt dann nach 2-maliger direkter Energieabgabe von jeweils 150 Joule die Konversion in einen Sinusrhythmus. Die Operation wird fortgesetzt. Beim Absetzen der kompletten Lunge und der Klemmung der rechten A. pulmonalis zeigt sich klinisch und in der transösophagealen Echokardiografie trotz maximaler Therapie ein akutes Rechtsherzversagen sowie eine Bradyarrhythmie mit einem konsekutiven Herz-Kreislauf-Stillstand. Der Operateur beginnt erneut mit der intrathorakalen Herz-Druck-Massage. In Anbetracht der schlechten Gesamtsituation werden die Wiederbelebungsmaßnahmen nach 5 Minuten eingestellt.

78.2 Konsequenzen für den Patienten

Das fehlende Verbindungskabel konnte erst mit einer Latenz von knapp 2 Minuten ersetzt werden, sodass der indizierte Therapieschritt, die Defibrillation, zeitlich verzögert erfolgte. Das Versterben des Patienten auf dem OP-Tisch steht höchstwahrscheinlich nicht in einem Zusammenhang mit der verzögerten Defibrillation. Vielmehr sind in diesem Fall der äußerst kritische Patientenzustand und die ungünstige Gesamtsituation des Patienten von entscheidender Bedeutung.

78.3 Interpretation aus Sicht des Anästhesisten

Im vorliegenden Fall wurde eine sofortige Lösungsstrategie entwickelt, die durch eine Doppelbesetzung auf Seiten der Anästhesiepflegekräfte schnell umzusetzen war. Die leichte Verzögerung der elektrischen Therapie ist in Anbetracht der Gesamtsituation höchstwahrscheinlich nicht relevant für das Outcome gewesen. In einer anderen Situation hätte aber eine fehlende Doppelbesetzung und ein weiter entferntes Ersatzkabel erhebliche Konsequenzen für den Patienten haben können. Ein Defibrillator im OP-Bereich sollte mit einem ersten Satz Elektroden und einem Verbindungskabel ausgestattet sein. Das flexible Lösen und Trennen der einzelnen Komponenten führt bei fehlender Checkliste und unregelmäßigen Kontrollen zu einem erhöhten Sicherheitsrisiko für den Patienten.

Ein weiterer wichtiger Aspekt im aktuellen Fall ist die immer wieder vorkommende „unkritische" Indikationsstellung von Seiten der chirurgischen Kollegen bei eigentlich fehlender Heilungschance und maximal erhöhtem perioperativen Risiko für Komplikationen bzw. Tod. Aufgrund der bis zum präoperativen Zeitpunkt eh schon äußerst kritischen Situation auf der Intensivstation erhielt der Patient keine weiteren Voruntersuchungen. Damit war präoperativ allerdings unklar, ob bereits eine chronische Rechtsherzbelastung, ein pulmonaler Hypertonus und ein Metastasierungsmuster vorlagen, die eine einseitige komplette Pneumonektomie verbieten würden. Die Indikation zum operativen Eingriff bei diesen Hochrisikopatienten sollte in der Regel disziplinübergreifend und nach kritischer Bewertung aller Vorbefunde und der Gesamtsituation erfolgen. Insbesondere bei äußerst kritisch kranken Patienten sollte bei einem Ungleichgewicht zwischen dem erhöhten Risiko für kardiovaskuläre Komplikationen oder intraoperativer Tod auf der einen Seite sowie dem fraglichen Nutzen auf der anderen Seite der operative Eingriff verschoben bzw. durch alternative Therapiestrategien (konservativer oder palliativer Therapieansatz) ergänzt werden.

Take Home Message

Ein Defibrillator sollte mit einem ersten Satz Klebeelektroden und einem Verbindungskabel ausgestattet sein, sodass in jeder Situation ein schneller und direkter Einsatz beim Patienten möglich ist. Dies gilt umso mehr im operativen Bereich, bei dem primär die Klebeelektroden genutzt werden sollten, da die flexiblen manuellen Paddels für die primäre Defibrillation aufgrund der OP-Abdeckung und Sterilität als Alternative nicht nutzbar sind. Das flexible Lösen und Trennen der einzelnen Komponenten bei Klebeelektroden führt bei fehlender Checkliste und unregelmäßigen Kontrollen zu einem erhöhten (unnötigen) Sicherheitsrisiko.

79 Anstieg des Bispektral-Index bei Diskonnektion

Patrick Meybohm

79.1 Klinischer Fall

In der Klinik für Hals-, Nasen- und Ohrenheilkunde soll bei einer 44-jährigen Patientin in totalintravenöser Anästhesie mittels Lasertechnik ein gutartiger Tumor im Kehlkopfbereich operiert werden. Der Infusionsarm wird standardmäßig zur Vermeidung von Lagerungsschäden nicht direkt zugänglich gelagert. Nach einem ca. 1-stündigen unauffälligen Narkoseverlauf kommt es zu einer zunächst unerklärlichen Erhöhung des Bispektralen Index (BIS) ohne parallele klinische Wachreaktion. Zusätzliche Propofolboli über den genutzten i. v. Zugang haben keinen Einfluss auf die BIS-Erhöhung. Erst durch weitere Propofolgaben über eine „Sicherheits-Viggo" am Fußrücken lässt sich eine Reduktion der BIS-Werte in einen Bereich von 50 – 60 erzielen. Da nun der Verdacht auf eine nicht mehr sichere intravenöse Anästhetikagabe vorliegt, werden nun neue Infusions- und Perfusorleitungen in der Folge an die Fußrücken-Viggo angeschlossen. Nach Beendigung der OP und Rücklagerung wird festgestellt, dass es zu einer Diskonnektion zwischen der Propofol-Leitung und der Arm-Viggo gekommen war. Ein ca. 15 × 10 cm großer nasser Fleck, bestehend aus Propofol-Infusionslösung und einer relativ geringen Blutmenge, ist auf der Patientendecke zu sehen.

Intraoperativ wurden keine weiteren Anzeichen einer unzureichenden Narkosetiefe registriert. Eine postoperative Visite des Patienten am Folgetag ergab ebenso keine Hinweise auf eine intraoperative Wachheitsphase.

79.2 Konsequenzen für den Patienten

Durch die routinemäßige Anwendung eines Neuromonitorings wurde frühzeitig der Verdacht auf eine potenziell unzureichende Narkosetiefe gestellt. Als Ursache wurde zeitnah der Verdacht auf eine Dislokation der Infusionsleitungen gestellt, sodass ein alternativer i. v. Zugang gewählt wurde und ein intraoperatives Erwachen mit anhaltender Erinnerung glücklicherweise dem Patienten erspart blieb.

79.3 Interpretation aus Sicht des Anästhesisten

Im vorliegendem Fall wird von einer verspätet aufgetretenen Diskonnektion einer Propofol-Leitung vom venösen Zugang berichtet. 3 positive Aspekte – sowohl medizinisch als auch humanfaktoriell – fallen unmittelbar auf:

- Die routinemäßige Anwendung eines Neuromonitorings, z. B. Bispektral-Index-Monitoring, Narcotrend-Monitoring o. a., lieferte frühzeitig den Verdacht auf eine unzureichende Narkosetiefe trotz einer normal-(hoch-)dosierten kontinuierlichen Gabe von Propofol und Remifentanil. Insofern bestand schnell der Verdacht auf Diskonnektion einer Infusions- oder Perfusorleitung, sodass deren unerwartet und verspätet auftretende Komplikationen so frühzeitig detektiert werden konnte, dass es zu keiner intraoperativen Wachheit und zu keinem Aufwachverhalten mit Erinnerung kam.
- Zudem stellt das standardmäßige Anlegen einer „Sicherheits-Viggo" am Fußrücken, mit der eine Alternative zum unzugänglich gelagerten Infusionsarm zur Verfügung steht, einen relevanten Sicherheitsaspekt dar. Im geschilderten Fall zahlt sich diese Routine aus: Probatorisch wird die Anästhesie über den alternativen Zugang

weitergeführt, um ex juvantibus feststellen zu können, dass der BIS wieder absinkt und der bis dahin angestiegene BIS somit auf eine Komplikation des versteckt verlaufenden Infusionsarms zurück zu führen ist.

- Positiv anzumerken ist darüber hinaus, dass der zuständige Anästhesist keinen Fixierungsfehler begeht, bei dem er aufgrund der bisherigen ereignislosen Narkosedauer a priori ausschließt, dass etwas mit dem bisher problemlos funktionierenden Zugang nicht mehr in Ordnung sein könnte. Die bisherige Erfahrung verbunden mit zu erwartender „Unruhe", die eine Überprüfung der Viggo respektive ein Wechsel des Zugangs für das OP-Geschehen mit sich bringen würde, hätte den Anästhesisten auch dazu bringen können, zu denken, dass „nicht sein kann, was nicht sein darf", und das Problem mit einem Monitoringfehler zu erklären. Stattdessen werden auch scheinbar gefestigte Tatsachen hinterfragt; mit entsprechend erfolgreichem Ergebnis.

Die geschilderte Komplikation der Diskonnektion von Bestandteilen der Infusionsleitung ist keine Seltenheit. Ursächlich werden häufig ein ungenügendes Zusammenschrauben der Infusionsleitung berichtet. Zudem werden auch eingeschraubte Fixierungspflaster ursächlich in Zusammenhang gebracht.

Regelhaft tritt dabei die doppelte Komplikation – der ungenügenden sistierenden Narkosemittelzufuhr und ein Blutverlust über die frei fließende Verweilkanüle – auf.

Sind bei einem Patienten Abwehrreaktionen im Sinne von unwillkürlichen Extremitätenbewegungen zu beobachten, darf dies nicht als „hoher Narkosemittelbedarf" fehlgedeutet werden, sondern es muss vielmehr unmittelbar eine umfassende und exakte Kontrolle aller Komponenten der Infusion bzw. des Venenzugangs erfolgen.

In Abhängigkeit vom untersuchten Patientenkollektiv und der Art des operativen Eingriffs schwankt die Inzidenz intraoperativer Awareness zwischen 0,01 – 1 % aller narkotisierten Patienten. Ein erhöhtes Risiko für Awareness haben typischerweise Patienten mit einer Sectio, nach Trauma oder im herzchirurgischen Bereich.

Take Home Message

Falls der Infusionsarm nicht kontinuierlich frei zugänglich ist, sollte vor dem Abdecken eine nochmalige Verbindungskontrolle zwischen Viggo und Infusionsleitung erfolgen. Eine unerklärliche BIS-Erhöhung sollte immer bis zum Beweis eines technischen Problems ernst genommen und die Narkosezufuhr auf Probleme abgeklärt werden. Bei vermuteter Diskonnektion der Infusion bzw. der Propofol-Leitung muss immer auch an einen möglichen größeren Blutverlust gedacht und die Situation zeitnah überprüft werden.

79.4 Weiterführende Gedanken

Als Konsequenz aus dem geschilderten Fall lässt sich für den Alltag auch schließen, dass sowohl Pflegekraft als auch behandelnder Anästhesist die Festigkeit der Schraubverbindungen manuell überprüfen sollten. Dies würde dem Prinzip des „cross-monitoring" entsprechen, in dem Teammitglieder sich gegenseitig bei der Durchführung ihrer Aufgaben unterstützen: Sollte eine der beiden Personen die Überprüfung vergessen haben, gibt es immer noch eine 2. Person, die diese durchführt.

80 Beatmung mit Lachgas und ohne Oxygen Ratio Control

Michael St.Pierre

80.1 Klinischer Fall

Ein 2-jähriger, für sein Alter relativ adipöser Junge war zu einer ambulanten urologischen Operation einbestellt worden. Im Rahmen der Prämedikation war der Junge als ASA 1 eingestuft worden und die Familienanamnese hatte sich im Hinblick auf anästhesierelevante Erkrankungen als leer herausgestellt. Ursprünglich für einen anderen Tag vorgesehen, hatten die Eltern um eine Vorverlegung gebeten, um eine schon länger geplante Urlaubsreise antreten zu können. In Folge dieser OP-Planänderung hatte sich ein stattliches Tagespensum angesammelt und die beteiligten Fachdisziplinen waren bemüht, alle Operationen in der zur Verfügung stehenden Zeit abzuarbeiten. Als erster Punkt des Tages vorgesehen, konnte die Narkoseeinleitung jedoch nur mit Verspätung beginnen, da das Narkosegerät beim morgendlichen Funktionstest eine Störungsmeldung abgegeben hatte und somit nicht funktionsfähig war. In aller Eile wurde daher ein Ersatzgerät bereitgestellt, dessen Baureihe bereits mehrere Jahrzehnte alt war und das eigentlich nur im äußersten Notfall zum Einsatz kam. Das Narkosegerät wurde an die Wandversorgung angeschlossen und ein manueller Dichtigkeitstest mit zufriedenstellendem Ergebnis durchgeführt. Mit gut 30-minütiger Verspätung wurde dann mit der Einleitung begonnen. Das Kind war durch die rektale Prämedikation mit Midazolam mittlerweile sehr schläfrig geworden, sodass sich der Anästhesist angesichts der zu erwartenden Schwierigkeiten bei der Venenpunktion zu einer Einleitung per inhalationem entschied. Im Hause war es üblich, diese Einleitung mit einem Gemisch aus Sauerstoff und Lachgas (0,5 : 0,5) mit Sevofluran durchzuführen. Das Kind ließ sich problemlos beatmen und die Venenpunktion gelang auf Anhieb. Über den liegenden Zugang wurden Propofol und Remifentanil als Perfusor gestartet und zur Relaxierung Norcuron gegeben. Die nasale Intubation gestaltete sich ebenfalls problemlos, die Stimmlippen konnten visualisiert und der Tubus sicher endotracheal platziert werden. Der Anästhesist griff zum Rotameter der Frischgasversorgung und beendete die Lachgaszufuhr. Während Arzt und Pflegekraft noch mit der Fixierung des Tubus beschäftigt waren, fing die Sättigung an zu fallen, und das Kind verfärbte sich livide. Der Anästhesist stellte das Beatmungsgerät auf manuell um und auskultierte die Lungen. Über beiden Lungenflügeln war ein unauffälliges Strömungsgeräusch zu hören. Die Sättigung war mittlerweile auf nicht mehr messbare Werte gefallen und das Kind wurde bradykard. Noch bevor die Pflegekraft auf Anweisung hin Atropin geben konnte, war das Kind asystol geworden. Umgehend wurde mit der Herz-Druck-Massage begonnen. Erneut kontrollierte der Anästhesist sein Beatmungsgerät und den eingestellten Frischgas-Flow. Mit Erschrecken entdeckte er, dass er versehentlich die Sauerstoffzufuhr beendet und stattdessen 100 % N_2O eingestellt hatte. Nachdem die Lachgaszufuhr beendet und der Sauerstofffluss maximiert worden war, dauerte es weniger als 2 Minuten, bis wieder eine spontane Herzaktion des Kindes eintrat. Erst nachdem sich das Kind stabilisiert hatte, fiel dem Anästhesisten auf, dass er zwar die Kapnografieleitung konnektiert hatte, die inspiratorische Sauerstoffmessung jedoch über ein separat angebrachtes Oxycom hätte gemessen werden sollen. Der Funktionsschalter war zwar auf „I" gestellt worden, in der Eile des Gerätewechsels war ihm jedoch nicht aufgefallen, dass die Anzeige sich nicht veränderte, da sich die Batterien aufgrund der langen Lagerzeit entladen hatten. Somit war weder eine Messung der inspiratorischen Sauerstoffkonzentration erfolgt, noch hatte das Oxycom Alarm geben können. In der Aufarbeitung des schweren Zwischenfalls stellte sich zudem heraus, dass das Gerät aufgrund seines Alters nicht mit einer Oxygen Ratio Control (ORC) ausgestattet war. Das Gerät wurde vom Geräteverantwortlichen der Klinik umgehend aus dem Verkehr gezogen.

80.2 Konsequenzen für den Patienten

Das Kind trug keine Folgeschäden aus der kurzzeitigen Reanimation davon.

80.3 Interpretation aus Sicht des Anästhesisten

Bei dem geschilderten Ereignis handelt es sich um einen schweren Zwischenfall, bei dem ein hypoxisches Gasgemisch zur Asystolie eines Kleinkindes führt. Nur aufgrund der sofortigen Detektion und Korrektur der auslösenden Ursache kann der kleine Patient erfolgreich reanimiert werden. Bei genauerem Hinsehen lassen sich eine Reihe an fehlerbegünstigenden Bedingungen und ein auslösendes Moment identifizieren:

- Als unmittelbar auslösendes Ereignis („scharfes Ende") kann ein Augenblick der Unaufmerksamkeit identifiziert werden: Nach erfolgreicher Intubation beendet der Anästhesist versehentlich die Sauerstoffzufuhr und beatmet das Kind mit 100 % Lachgas.
- Als fehlerbegünstigende Umstände („stumpfes Ende") sind sowohl organisatorische als auch medizintechnische Faktoren zu nennen:
  - Das dichte OP-Programm und die ungeplante Verspätung aufgrund des Geräteausfalls führen zu Zeitdruck und infolgedessen zu einer nur unvollständigen Geräteüberprüfung.
  - Gleich 2 „Abwehrbarrieren" sind nicht in Kraft, sodass die unbeabsichtigte Zufuhr eines hypoxischen Gasgemischs möglich ist.

Um die potenziell letale Komplikation eines hypoxischen Inspirationsgases zu vermindern, sind moderne Narkosegeräte mit 2 Schutzmodulen ausgestattet:

- Oxygen Ratio Control (ORC)
- inspiratorische O_2-Messung

Seit Anfang der 1990er Jahre werden neue Narkosegeräte mit einer Oxygen Ratio Control (ORC) ausgestattet, die im Lachgas-Schenkel der Gasdosiereinheit integriert ist. Ein versehentliches Abdrehen des O_2-Frischgases und die alleinige Zufuhr von Lachgas werden dadurch verhindert, dass Sauerstoff und Lachgas jeweils auf 2 miteinander verbundene Membranen drücken. Wird der Durchfluss durch das O_2-Ventil reduziert, so erhöht sich der Lachgasdruck in der ORC-Ventilkammer und schließt das Ventil entsprechend. Geräte, die davor in Betrieb genommen wurden, besitzen diesen Sicherheitsmechanismus nicht und können auch nicht nachträglich umgerüstet werden. Sie sind somit besonders für eine Fehlbedienung durch den Betreiber prädestiniert. Noch vor 10 Jahren ergab eine Umfrage in England, dass fast ein Drittel der verwendeten Narkosegeräte nicht mit dieser Sicherheitseinrichtung ausgestattet waren. Viele dieser Geräte fanden sich an selten genutzten Arbeitsplätzen oder waren für Notfälle vorbehalten. Gerade in Kombination mit einem unbekannten Arbeitsumfeld oder der Aufregung eines Notfalls kann sich das Fehlen eines Fehldosierungsschutzes als besonders nachteilig erweisen.

Da sich die ORC jedoch lediglich an den Druckverhältnissen innerhalb der jeweiligen Gasleitungen orientiert, bietet es zwar Schutz gegen eine Fehlbedienung, jedoch keine Gewähr dafür, dass auch die richtigen Gase diesen Druck aufbauen (z. B. wenn die Gasversorgung zum Anästhesiegerät vertauscht wird und die N_2O-Zufuhr an den O_2-Ansatz und umgekehrt angeschlossen wurde). Deswegen ist zunächst durch die DIN 13 252 und später durch die Europäische Norm 740 (EN 740) zwingend vorgeschrieben worden, dass bei Anästhesiegeräten eine inspiratorische Sauerstoffmessung durchgeführt werden muss.

Ganz offensichtlich war auch diese 2. Abwehrbarriere nicht intakt, da der Anästhesist erst aufgrund der physiologischen Reaktionen des Patienten (Hypoxie und konsekutive Asystolie) auf die Zufuhr eines hypoxischen Gasgemischs aufmerksam gemacht wurde und nicht wesentlich früher durch den Alarm der inspiratorischen Sauerstoffmessung. Da das Gerät zum Zeitpunkt der Narkoseeinleitung nicht mit einer funktionsfähigen inspiratorischen Sauerstoffmessung ausgerüstet war (es stellte sich ja heraus, dass die Batterien erschöpft waren), so würde im Schadensfall der Jurist vermutlich schlussfolgern, dass der Betreiber grob fahrlässig gehandelt hat, weil er dieses Gerät dennoch zur Durchführung einer Allgemeinanästhesie verwendet hat.

Take Home Message

- Geräte ohne ORC sollten grundsätzlich nicht mit Lachgas betrieben werden, da eine wesentliche Abwehrbarriere gegen eine Fehlbedienung nicht intakt ist.

- Die Europäische Norm (EN) 740 schreibt zwingend vor, dass bei Anästhesiegeräten eine inspiratorische Sauerstoffmessung durchgeführt werden muss.

80.4 Literatur

Deutsche Gesellschaft für Anästhesiologie und Intensivmedizin e.V., Berufsverband Deutscher Anästhesisten. Ausstattung des anästhesiologischen Arbeitsplatzes. Fortschreibung der Richtlinien der Deutschen Gesellschaft für Anästhesiologie und Intensivmedizin und des Berufsverbandes Deutscher Anästhesisten. Anästh Intensivmed 1995; 36: 250–254

Pollock CG. Anaesthetic machines and anti-hypoxia devices. When is an anti-hypoxia device not an anti-hypoxia device? BMJ 2002; 19: 169–170

Saunders DI, Meek T. Almost 30% of anaesthetic machines in UK do not have anti-hypoxia device. BMJ 2001; 15: 232; 629

81 Patient erwacht unbeobachtet während Parallelnarkose

Michael St.Pierre, Paul Frank, Elmar Biermann

81.1 Klinischer Fall

Zur Mittagszeit während eines dicht gepackten OP-Programms einer orthopädischen Klinik betreut ein Anästhesist einen Patienten mit einer Wirbelsäulen-OP, während im Einleitungsraum der Patient für die nächste Operation eingeschleust wird. Um den OP-Ablauf zu beschleunigen, bietet der als Mittagsablöse hinzugekommene Arzt an, dem Patienten einen Schmerzkatheter für die postoperative Schmerztherapie anzulegen und im Anschluss die Intubationsnarkose einzuleiten. Dieses Angebot wird ärztlicherseits dankbar angenommen und es wird mit der zuständigen Pflegekraft abgesprochen, dass diese bei der Einleitung assistiert, bis sie im OP zur Ausleitung gebraucht wird. Sowohl die Anlage des Schmerzkatheters als auch die Einleitung gestalten sich problemlos, sodass der ärztliche Tagdienst in die Mittagspause geschickt werden kann und die Ablöse die Betreuung beider Patienten übernimmt. Kurze Zeit danach ist die Operation im Saal zu Ende und Arzt und Pflegekraft beginnen mit der Narkoseausleitung. Zu dem anästhesierten Patienten im Einleitungsraum bestehen sowohl Blickkontakt als auch akustische Kontrolle von EKG und Sättigung.

Bei der Umlagerung des operierten Patienten von der Bauch- in die Rückenlagerung fällt eine ungewöhnlich starke ödematöse Schwellung der Gesichtspartie auf. Offensichtlich war die Lagerung des Kopfs nicht ausreichend gründlich durchgeführt worden. Der Anästhesist befürchtet nun, dass es auch enoral zur Schwellung gekommen sein könnte und überlegt mit der Pflegekraft gemeinsam die zur Verfügung stehenden Optionen der Extubation. Erschwerend kommt hinzu, dass der Patient gewichtsbezogen relativ hochdosiert Sufentanil über Perfusor erhalten hat und nun zwar hustet und unruhig wird, nicht aber ausreichend spontan atmet, um mit ausreichender Sicherheit extubiert werden zu können. Die Konzen-tration auf die Problematik der Spontanatmung und möglicherweise drohenden Verlegung der Atemwege nehmen die Aufmerksamkeit von Arzt und Pflege so sehr in Anspruch, dass der Patient im Einleitungsraum kurzzeitig in Vergessenheit gerät.

Plötzlich werden alarmierende Rufe einer Anästhesiepflegekraft aus dem Einleitungsraum vernommen. Zufällig selbst auf dem Weg in die Mittagspause hat diese beim Vorbeigehen aus den Augenwinkeln gesehen, wie der zuvor intubierte Patient sich bewegt und mit den Händen in Richtung Tubus greift. Während sie den zunehmend unruhigen Patient mit ihrem Eigengewicht auf dem OP-Tisch zu halten versucht, eilen Arzt und Pflegekraft aus dem Operationssaal zur Hilfe. Erst jetzt fällt auf, dass der Patient nach der Anlage des Schmerzkatheters nicht wieder fixiert wurde, sodass er die ganze Zeit ungesichert auf dem OP-Tisch lag. Durch Umschalten der Beatmung auf den Spontanatmungsmodus und gleichzeitige Vertiefung der Narkose gelingt es innerhalb kurzer Zeit, die Situation zu beherrschen. Bei der Kontrolle der Vitalparameter fällt des Weiteren auf, dass neben der Fixierung des Patienten auch die Einstellung der NIBP-Intervallmessung vergessen worden ist: während der gesamten Anästhesiezeit ist somit keine Blutdruckmessung erfolgt. Nachdem kontrolliert wurde, dass der Patient adäquat fixiert ist und ausreichend Anästhesie erhält, kann der Patient im OP extubiert und vom betreuenden Arzt in den Aufwachraum verbracht werden, während die Pflegekraft bei dem Patienten im Einleitungsraum verbleibt. Am folgenden Tag besucht der Anästhesist den Patienten im Rahmen der postoperativen Visite und stellt zu seiner Erleichterung fest, dass dieser keinerlei bewusste Erinnerung an den Vorfall im Einleitungsraum hat.

81.2 Interpretation aus Sicht des Anästhesisten

Im vorliegenden Fall wird ein kritischer Zwischenfall im Rahmen der parallelen Durchführung von 2 Narkosen geschildert: Ein Patient erwacht, und nur durch Zufall wird verhindert, dass sich der nicht fixierte Patient extubiert und Schaden nimmt. Die geschilderte ärztliche und pflegerische Besetzung in einer Auslösesituation und die unerwartet schwierige Ausleitung setzen die Rahmenbedingungen für diese Komplikation. Aus den zur Verfügung stehenden Informationen lässt sich nicht sicher entnehmen, ob es zum Zeitpunkt des Auftretens von Schwierigkeiten bei der Extubation möglich gewesen wäre, eine weitere Person (Pflegekraft, Arzt) mit der Überwachung des anästhesierten Patienten zu beauftragen. Sobald sich der Arzt bewusst war, dass er seine Aufmerksamkeit nicht mehr auf 2 Patienten verteilen kann, wäre diese Maßnahme ein folgerichtiger Schritt gewesen.

Bei der Beurteilung des Geschehens ist jedoch zu bedenken, dass aufgrund des Wissens um das „Katastrophenpotenzial" der Ereignisse diese von einem vorinformierten Betrachter als vorhersehbarer, einfacher und vermeidbarer eingeschätzt werden, als sie in Wirklichkeit für den Betreffenden waren. Es ist davon auszugehen, dass die Parallelsituation „eingeleiteter Patient und auszuleitender Patient werden von einem Anästhesisten betreut" in der meldenden Klinik eine gängige Verfahrensweise darstellt, um Arbeitsabläufe ökonomisch zu optimieren. Wenngleich unsere Fachgesellschaft in der Münsteraner Erklärung (2011) nochmals zweifelsfrei festgelegt hat, dass der Zwang zu einer sparsamen Wirtschaftsführung und zur prozessorientierten Betrachtung der Behandlungsabläufe nicht so weit gehen darf, dass das OP-Programm routinemäßig geplante Parallelnarkosen vorsieht, so gilt eben auch nach wie vor die Entschließung des BDA (1989) zu „Zulässigkeit und Grenzen der Parallelverfahren in der Anästhesiologie", die genügend Raum gibt für eine verantwortungsvolle, der Patientenversorgung im Einzelfall gerecht werdende Gestaltung prozessorientierter Behandlungsabläufe, auch wenn sie routinemäßige Parallelnarkosen nicht zulässt.

Als konkrete Änderungsmaßnahme kann somit nicht der völlige Verzicht auf die bis dato praktizierte Vorgehensweise der meldenden Klinik gefordert werden, sondern es sollte überlegt werden, wie in dem bisherigen Rahmen die beim Vorfall beteiligten kritischen Einzelfaktoren eliminiert werden könnten. Auch wenn es im medizinischen Kontext ungewöhnlich und möglicherweise überflüssig erscheint, so ist die Verwendung einer Checkliste selbst für diese wenigen Punkte durchaus als relevantes und hilfreiches Mittel anzusehen, die Aufrechterhaltung der Anästhesie und das Monitoring regelhaft zu gewährleisten. Vorstellbar wäre eine laminierte Checkliste am Narkosearbeitsplatz, anhand derer der Arzt/die Pflegekraft die folgenden Punkte nochmals explizit kontrollieren:

- Erhält der Patient adäquat Narkosemedikamente; wie hoch ist die endexspiratorische Konzentration an volatilen Anästhetika bzw. die Laufrate des i.v.-Hypnotikums?
- Ist der Patient adäquat fixiert?
- Ist das Monitoring adäquat eingestellt? Werden in regelmäßigen Intervallen Vitalparameter erhoben (hier: NIBP) und sind die relevanten Alarme scharfgestellt?

Erst nach erfolgter Abarbeitung der Checkliste wird der Patient „verlassen" und sich einer anderen Aufgabe zugewandt.

Darüber hinaus könnte der Vorfall die einzelnen Mitarbeiter dazu anregen, bei Schwierigkeiten frühzeitig die Überwachung des anderen, unbeobachteten Patienten an eine andere Person zu delegieren.

81.3 Interpretation aus Sicht des Juristen

Glück gehabt. Nach einem Urteil des Kammergerichts Berlin (Urteil vom 22.08.1983, AHRS3010/18) haftet der Krankenhausträger wegen eines Organisationsverschuldens auf Schadenersatz, wenn nach einer Vollnarkose in der kritischen Aufwachphase nicht eine lückenlose Überwachung des Patienten – Sichtkontakt mindestens alle 2 Minuten – gewährleistet ist. In dem vom Kammergericht zu beurteilenden Sachverhalt ging es um eine Patientin, die nach einer diagnostischen Maßnahme unter Neuroleptanalgesie in einen Nebenraum geschoben wurde, während der Anästhesist im Untersuchungsraum, ca. 4 Meter von der Patientin entfernt, unter Assistenz einer Anästhesiepflegekraft die nächste Narkose vorbereitete. In den folgenden Minuten bestand teilweise kein Sichtkontakt zwischen Anästhesist und Patientin. Während der Intubation des Patienten war der Anästhesist für ca. 2 Minuten fest an seinen Arbeitsplatz gebunden und konnte die Patientin weder sehen noch ansprechen. Einige Minuten später wird die Patientin im Nebenraum ohne tastbaren Puls und ohne Atmung aufgefunden. Die Reanimation ist zwar erfolgreich, doch hat die Patientin bleibende Schäden davongetragen. Auch wenn es im beurteilten Fall um die Phase nach dem Eingriff ging, sind die Ausführungen des Kammergerichts auf die Überwachung des Patienten nach der Einleitung im Einleitungsraum erst recht anwendbar.

Das Kammergericht führt aus:

„Die Organisation der Arbeitsabläufe und Vorsorgemaßnahmen im Krankenhaus … war … unzureichend. Der Krankenhausträger schuldet – wie auch jeder Arzt – dem Patienten die nach den gegebenen Möglichkeiten sicherste Form der Behandlung, ihn trifft die durch seine Ärzte zu erfüllende Verpflichtung, sich in der kritischen Zeit um den Zustand des operierten Patienten zu kümmern und diesen wirksam unter Kontrolle zu halten."

Das Kammergericht stellt fest, dass das Krankenhaus seinen Überwachungsaufgaben nicht gerecht geworden ist, denn:

„… in der Zwischenzeit hielten sich in den Untersuchungsräumen nur die Anästhesistin und die Narkoseschwester auf, die nach Ausleitung der ersten Narkose mit der Narkose beim nächsten Patienten begannen, von da ab an also für zwei Patienten zu sorgen hatten. … In diesem Zeitraum von normalerweise etwa eineinhalb bis zwei Minuten waren die Narkoseärztin und -schwester voll mit der Intubation des neuen Patienten beschäftigt, sie hatten, wie sich aus der Aussage der Narkoseärztin ergibt, … teilweise keinen Sichtkontakt zur ersten Patientin und jedenfalls keine Zeit und Gelegenheit, sich um sie zu kümmern; die Narkoseärztin war in dieser Zeit an ihren Arbeitsplatz beim nächsten Patienten gebunden, sie hätte der Klägerin [Patientin; Anm. d. Verf.] selbst dann nicht helfen können, wenn der aufgetretene Zwischenfall bemerkt worden wäre. Eine

ständige Überwachung der Klägerin [Patientin; Anm. d. Verf.] war da ja schon vom Arbeitsablauf her nicht gewährleistet. … Die somit nicht ausreichend organisierte Überwachung gereicht der Beklagten [Krankenhaus; Anm. d. Verf.] auch zum Verschulden. Die Notwendigkeit einer möglichst ununterbrochenen Überwachung war der Beklagten offensichtlich bekannt … die Überwachungslücke war bei Anwendung der erforderlichen Sorgfalt nicht zu übersehen."

Hätte die Patientin im beschriebenen Fall Schäden erlitten, hätten die Beteiligten mit zivil- und strafrechtlichen Konsequenzen rechnen müssen.

Take Home Message

Die Münsteraner Erklärung legt zweifelsfrei fest, dass ein OP-Programm nicht routinemäßig geplante Parallelnarkosen vorsehen darf, selbst wenn ökonomische und prozessorientierte Argumente dies wünschenswert erscheinen lassen. Die Entschließung des BDA zu „Zulässigkeit und Grenzen der Parallelverfahren in der Anästhesiologie" gibt jedoch der einzelnen Klinik genügend Freiheit für eine verantwortungsvolle, der Patientenversorgung im Einzelfall gerecht werdende Gestaltung prozessorientierter Behandlungsabläufe.

81.4 Literatur

Berufsverband Deutscher Anästhesisten, Deutsche Gesellschaft für Anästhesiologie und Intensivmedizin e.V. Münsteraner Erklärung. Gemeinsame Stellungnahme des BDA und der DGAI zur Parallelnarkose. EEVL; 2011

Berufsverband Deutscher Anästhesisten. Zulässigkeit und Grenzen der Parallelverfahren in der Anästhesiologie. Entschließung des Berufsverbandes Deutscher Anästhesisten. Anästh Intensivmed 1989; 30: 56–57

Caplan RA et al. Effect of outcome on physician judgments of appropriateness of care. JAMA 1991; 265: 15: 1957–1960

Fischhoff B. Hindsight does not equal foresight: the effect of outcome knowledge on judgement under uncertainty. J Exp Psychol 1975; 1: 289–299

82 Rhythmusstörung bei Not-Rethorakotomie durch Katecholaminüberdosierung

Michael St.Pierre, Alexander Hunsicker

82.1 Klinischer Fall

Im Bereitschaftsdienst informieren die Kardiochirurgen den diensthabenden Anästhesisten über die Notwendigkeit, bei einem Patienten einer internistischen Intensivstation mit Perikardtamponade unverzüglich eine Rethorakotomie durchzuführen. Der Patient war vor wenigen Tagen operiert worden und nach initial unauffälligem Verlauf von der operativen Intensivstation auf die medizinische Intensivstation weiterverlegt worden. Im Laufe der vergangenen Stunden habe er sich plötzlich verschlechtert und sei reanimationspflichtig geworden. Ein transthorakales Echokardiogramm habe den dringenden Hinweis auf eine akute Komprimierung des rechtsventrikulären Einflusstrakts geliefert, sodass bei Verdacht auf Perikardtamponade die Indikation zur dringlichen Operation gestellt wurde. Im Moment sei ein Kreislauf etabliert und der Patient würde gerade von den internistischen Kollegen in den OP begleitet. Der Anästhesist übernimmt den Patienten am OP-Vorplatz und erhält vom kardiochirurgischen Oberarzt, der den Patienten begleitet, eine knappe Übergabe. Im Rahmen dieser Übergabe wird erwähnt, dass der Patient seit der Reanimation eine Dosis von 1 mg/h Suprarenin über Perfusor zur Kreislaufunterstützung benötige. Aufgrund der kritischen Hämodynamik werden die Perfusoren der Intensivstation, mit deren Modell der Anästhesist vertraut ist, mit in den OP gegeben. Im OP angekommen, wird der Patient zeitgleich sowohl anästhesiologisch als auch kardiochirurgisch für den Eingriff vorbereitet. Während die OP-Pflege den Patienten lagert und bereits beginnt, den Thorax abzustreichen, wird das notwendige kardiovaskuläre Monitoring etabliert. Bei der Durchsicht der aktuellen Medikamente fällt dem Anästhesisten eine scheinbare Diskrepanz zwischen der übergebenen Suprarenin-Laufrate und der Einstellung an der Spritzenpumpe auf. Auf dem LCD-Displays des Perfusors ist eine „1" zu lesen, was bei der auf der Spritze angegebenen Ver-

dünnung von „Suprarenin 0,1 mg/ml" einer Dosis von 0,1 mg/h entsprechen würde. Dieser Widerspruch wird dem Kardiochirurgen kommuniziert, der die anfängliche Information bestätigt, dass der Patient im Augenblick auf eine stündliche Katecholaminunterstützung von 1 mg angewiesen sei. Er bittet daher, zu überprüfen, ob die Verdünnung in der Perfusorspritze mit dem Aufdruck übereinstimmt. Anstatt umständlich auf der Intensivstation nachzufragen, entschließt man sich daher, eine neue Spritze mit der Verdünnung 0,1 mg/ml aufzuziehen. Fast zeitgleich wird der Patient perikardiotomiert und das Hämatom entlastet. Unmittelbar nach der Entlastung stabilisiert sich der Patient und entwickelt überschießend hypertensive Blutdruckwerte, sodass die Laufrate des Katecholaminperfusors halbiert werden kann. Kurze Zeit später treten hämodynamisch wirksame Kammertachykardien auf. Nach mehrfach erfolgloser Kardioversion wird eine antiarrhythmische Therapie eingeleitet, jedoch ohne Erfolg: die Rhythmusstörungen persistieren. Aufgrund der arrhythmiebedingt instabilen Kreislauflage wird die Laufrate des Katecholamins weiter gesteigert. Während Anästhesist und Kardiochirurg gemeinsam überlegen, welche Ursachen für diese plötzliche kardiale Instabilität noch infrage kommen könnten, gibt der Perfusor mit Suprarenin Voralarm und weist darauf hin, dass die Spritze gleich leer sei. Die Verwunderung des Anästhesisten, wie eine vor ca. 20 Minuten frisch aufgezogene Spritze bereits wieder leer sein könne, führt zur erneuten Kontrolle der Laufrate. Nun fällt auf, dass im Display der Spritzenpumpe unterhalb der großen Zahl für die Laufrate klein und unauffällig „mg/h" steht. Dies war bei den ersten Kontrollen nicht aufgefallen. Somit manifestiert sich die Erkenntnis, dass der Patient derzeit aufgrund der eingestellten Zahl „5" nicht die intendierte Dosis von 0,5 mg/h, sondern stattdessen 5 mg/h erhält. Obwohl Perfusoren des gleichen Bautyps auf der eigenen Intensivstation eingesetzt werden, war dem Anwender bis zu diesem Zeitpunkt nicht bewusst gewesen, dass auch eine Eingabe der gewünschten stündlichen Dosis möglich war und der Perfusor offenbar die resultierende Laufrate in ml/h zwar berechnet und infundiert, nicht jedoch aber die entsprechende Laufrate im Display anzeigt. Daneben war ihm ebenfalls nicht bewusst gewesen, dass die Intensivstationen am Haus verschiedene Philosophien im Hinblick auf die Programmierung ihrer Perfusoren verfolgen und es daher an der Schnittstelle zum OP zu Unklarheiten und Missverständnissen kommen kann. Die Laufrate von Suprarenin wird nun von der überhöhten Dosierung auf die eigentlich erwünschte Dosierung 0,5 mg/h reduziert. In unmittelbarer Folge sistieren die Arrhythmien, die Hämodynamik stabilisiert sich und die Operation kann ohne weitere Zwischenfälle beendet werden.

82.2 Konsequenzen für den Patienten

Der Patient konnte in der Folge schnell sowohl von den Katecholaminen als auch der Beatmung entwöhnt werden. Es traten keine weiteren arrhythmischen Ereignisse oder sonstige Organkomplikationen ein.

82.3 Interpretation aus Sicht des Anästhesisten

Die geschilderte akzidentelle Überdosierung von Suprarenin illustriert sehr anschaulich den Beitrag der Human Factors zur Entstehung eines Zwischenfalls. Bei den Human Factors handelt es sich jedoch nicht um den fehlbaren „Faktor Mensch", sondern um das Zusammenspiel eines fehlbaren Menschen mit seiner technischen und sozialen Umwelt, die aufgrund der vorgebenden Rahmenbedingungen und technischen Spezifikationen diesen geradezu „nötigt", bestimmte Fehlhandlungen zu begehen:

- Von *technischer Seite* aus ist sicherlich die Ergonomie des Perfusors zu bemängeln, der softwareseitig mehrere Betriebsmodi erlaubt (z.B. die Dosiskalkulation in µg/kg/min oder mg/h), diese jedoch nicht eindeutig auf dem Display zu erkennen gibt. Somit hat der Anwender das Problem der „Modus-Awareness", d.h. er muss wissen, in welchem Betriebsmodus sich das Gerät befindet, um adäquate Einstellungen vorneh-

men zu können. Eine Verbesserung des Displays herstellerseitig, die eine deutlichere und sofortige Identifikation des akutellen Betriebsmodus erlaubt, würde zu einer Erhöhung der Patientensicherheit beitragen.
- Der Beitrag, den die *soziale Umwelt* zur Zwischenfallsentstehung leistet, liegt in den klinikspezifischen, aber eben unterschiedlichen Bedienphilosophien bei der Programmierung von Perfusoren. Diese werden aufgrund ihrer Alltäglichkeit als gegeben vorausgesetzt und daher nicht notwendigerweise kommuniziert. Wenn – wie bei der hier beschriebenen Notoperation – eine Übergabe abteilungs- oder gar klinikübergreifend stattfindet, ist der Hinweis auf deren Programmierung wichtig und hätte bei dem Patienten die Komplikation abgewendet. Somit scheint die Lektion darin zu bestehen, auch scheinbar selbstverständliche Fakten bei einer klinikübergreifenden Patientenübergabe zu erwähnen, da nicht davon ausgegangen werden kann, dass eigene Gewohnheiten auch von anderen Abteilungen geteilt werden.
- Auf Seiten des betroffenen *Anästhesisten* hat letztlich ein länger anhaltender Fixierungsfehler zu der kardialen Dekompensation beigetragen. Der Fixierungsfehler lag in der Annahme, dass die durch den Anästhesisten wahrgenommene Inkongruenz zwischen übergebener (1 mg/h) und vermeintlich festgestellter (0,1 mg/h) Infusionsrate des Adrenalins durch das neu und korrekt aufgezogene Adrenalin in der Verdünnung 0,1 mg/ml korrigiert sei. Beim Auftreten von Arrhythmien und konsekutiver hämodynamischer Instabilität wurde primär eine elektrische Therapie der Rhythmusstörungen durchgeführt, zur Kreislaufunterstützung die Adrenalin-Dosis erhöht. Der Anästhesist war sich zu diesem Zeitpunkt nicht bewusst, dass er mit der Erhöhung der Laufrate dem Patienten inadäquat hohe und damit arrhythmogene Suprarenin-Dosen verabreichte. Erst der unerwartet frühzeitige Perfusoralarm machte den Anästhesisten auf die hohe Laufrate aufmerksam, was zur Problemlösung führte.

Die Prinzipien des Crisis Resource Management (CRM) versuchen, diese so menschliche wie für die Fehlersuche fatale Eigenschaft bewusst anzugehen. Ein wesentlicher Baustein für ein erfolgreiches Zwischenfallsmanagement liegt in einem adäquaten Situationsbewusstsein („situation awareness"), also in der Fähigkeit, die Bedeutung und Relevanz von Situationsmerkmalen richtig einzuschätzen und anhand dessen künftige Entwicklungen prognostizieren zu können. Um dieses Situationsbewusstsein zu erwerben und aufrechtzuerhalten wird vorgeschlagen, die eigene Aufmerksamkeit bewusst zu lenken, immer wieder und regelmäßig Re-Evaluationen der Situation vorzunehmen und sich immer wieder selbstkritisch dahingehend zu überprüfen, ob es nicht Argumente gibt, die gegen die augenblickliche Deutung sprechen. Daneben ist es vor allem auch die Teamarbeit, also die konstruktive Kritik von Kollegen und Pflegekräften, die über den sog. „second man effect" Fixierungsfehler verhindern können. Zum einen kann über das Prinzip „4 Augen sehen mehr als 2" evtl. ein aktiver Fehler oder ein noch unbeachteter Umstand entdeckt werden, zum anderen fallen einem in die Situation noch nicht involvierten Akteur häufig Dinge auf, die für ihn vielleicht augenfällig sind, dem in den Fall Verstrickten jedoch noch gar nicht aufgefallen waren.

Take Home Message

- Hersteller von Spritzenpumpen sollten bei der Darstellung von Förderraten auf eine eindeutige und gut lesbare Anzeige achten.

- Zur Übergabe eines Patienten sollte neben der aktuell verabreichten Medikamentendosis auch Konzentration und Laufrate erwähnt werden.

- Das Vermeiden von Fixierungsfehlern in Stresssituationen ist eine schwierige Aufgabe, die durch das bewusste Re-Evaluieren einer Situation, ein aktives, systematisches Überprüfen aller möglichen Problemquellen und das Nutzen des Second-man-Effekts erleichtert werden kann.

83 Hypoxie während Narkose, Gasversorgungsproblem

Wolfgang Heinrichs

83.1 Klinischer Fall

Während einer längeren Operation in Minimal-flow-Anästhesie kommt es zum Abfall der Sauerstoffsättigung von 99 % auf 93 %. Der Blick auf die inspiratorische Sauerstoffkonzentration ergibt, dass diese auf 20 % abgefallen ist. Sofort wird der Sauerstofffluss erhöht und die inspiratorische Sauerstoffkonzentration erreicht 25 %, fällt danach wieder Richtung 21 %.

In den anderen Sälen des Zentral-OPs normale Verhältnisse. Die Druckanzeigen für Sauerstoff und Druckluft zeigen übereinstimmend einen Druck von 5 bzw. 5,5 bar an. Das gleiche gilt für die Anzeige der Gasversorgung auf dem Flur.

Der Anästhesist beginnt eine manuelle Beatmung mit Beatmungsbeutel, in den Sauerstoff vom externen Sauerstoffauslass eingeleitet wird. Die Sättigung des Patienten steigt unmittelbar wieder auf 99 % an. Er veranlasst, dass ein Reservegerät in den OP gebracht und von der Schwester überprüft wird. Danach wird der Patient an dieses Gerät angeschlossen und die OP kann ohne weitere Probleme zu Ende geführt werden.

83.2 Konsequenzen für den Patienten

Keine; das Personal hat umsichtig und klug reagiert.

83.3 Interpretation aus Sicht des Anästhesisten

Die Ursache des Problems war ein defekter Narkosegasmischer. Eine Membran in diesem Mischer war gebrochen, dadurch gab es ein kommunizierendes System zwischen Druckluft und Sauerstoff. Da im Haus der Druck im Druckluftsystem etwas höher (0,5 bar) als der Sauerstoffdruck war, konnte über den defekten Mischer im Narkosegerät nur noch Druckluft in das Kreisteil einfließen.

Für diesen Fall muss man den Anästhesisten loben: Es handelte sich um einen äußerst seltenen und unwahrscheinlichen Fehler, den der Anästhesist umsichtig und zielstrebig erkannt und durch Austausch des Narkosegeräts behoben hat.

> **Take Home Message**
>
> Immer auch an seltene Fehler denken, z. B. an ein Geräteversagen.

84 Monitorausfall bei Sectio caesarea – Anästhesiepflegekraft verlässt den Saal

Wolfgang Heinrichs

84.1 Klinischer Fall

Im Bereitschaftsdienst werden Anästhesist und Pflegekraft in den Kreißsaal-OP zu einer eiligen Sectio caesarea gerufen. Der Kreißsaal-OP befindet sich im geburtshilflichen Bereich und liegt etwas abseits vom Zentral-OP des Hauses. Bei Eintreffen des Anästhesieteams liegt die Patientin bereits auf dem OP-Tisch. Die Patientin weist eine grüne Venenverweilkanüle und eine EKG-Ableitung auf. Aus kindlicher Indikation wird so schnell wie möglich eine sofortige Allgemeinanästhesie eingeleitet, die problemlos gelingt. Die Operateure beginnen unmittelbar nach Blocken und Lagekontrolle des Tubus mit der Sectio.

Zu diesem Zeitpunkt wird der Patientenmonitor dunkel und fällt komplett aus. Die Pflegekraft überprüft den Monitor, versucht eine andere Steckdose – ohne Erfolg. Das Narkosegerät funktioniert normal weiter. Der Anästhesist ist mit der Patientin beschäftigt, beatmet manuell und plant gerade, einen 2. großlumigen Zugang zu legen. Bevor er eingreifen kann, verlässt die Pflegekraft den Saal mit den Worten, einen neuen Monitor zu besorgen, und ist weg! Nun wird das Kind entwickelt, welches asphyktisch zur Welt kommt und unmittelbar reanimiert werden muss. Der Pädiater ist aufgrund der Zeitdramatik noch nicht zur Stelle. So ergibt sich die Situation, dass der Anästhesist allein im Saal ist, kein technisches Monitoring hat und verzweifelt gebeten wird, die Reanimation des Kindes zusammen mit der Hebamme einzuleiten.

Der Anästhesist weist die Hebamme an, mit dem Kind und der (fahrbaren) Reanimationseinheit zum Kopfbereich der Patientin zu kommen. In dieser Zeit stellt er die Beatmung der Patientin auf maschinell um und versucht so, die Hände freizubekommen. Zum Glück trifft nun auch der Pädiater ein, der die Reanimation des Kindes übernimmt.

Da sich wie erwähnt der Kreißsaal-Bereich in der Klinik etwas abseits befindet, benötigt die Pflegekraft knapp 10 Minuten, bevor sie mit einem Ersatzmonitor eintrifft.

84.2 Konsequenzen für den Patienten

Für die Mutter keine. Das Kind weist einen schweren peripartalen hypoxischen Hirnschaden auf. Ursächlich lag eine komplette vorzeitige Plazentalösung vor.

84.3 Interpretation aus Sicht des Anästhesisten

Es handelt sich um eine albtraumartige Situation: Der Anästhesist hat plötzlich 2 Patienten zu versorgen und ist dazu allein, weil seine Pflegekraft (in guter Absicht, aber zum völlig ungeeigneten Zeitpunkt) den Saal verlassen hat. Was sollte der Anästhesist in dieser Situation tun? Die Antwort scheint einfach: Im Zweifel hat die Versorgung der Mutter die höchste Priorität. Die Versorgung des Kindes muss der Pädiater, ersatzweise der Geburtshelfer, in dieser Phase vornehmen. Wenn da nicht der psychische Druck wäre, etwas für das offensichtlich reanimationspflichtige Kind zu tun!

Der Anästhesist reagiert besonnen: Er bleibt bei der Mutter und sichert dort die Anästhesie. Er ist bereit, der Hebamme zu helfen, die mit der transportablen Einheit zu ihm kommen soll. Dazu kommt es nicht mehr, weil der Pädiater rechtzeitig eintrifft.

Wie zu erfahren war, gab es in diesem Haus keine klaren Absprachen über die Arbeitsaufteilung im Kreißsaal in einer solchen Situation. Dies wäre dringend nachzuholen. Nicht auszudenken, wenn der Mutter aufgrund einer solchen Situation ein Schaden entstanden wäre.

Unverständlich ist die Reaktion der Pflegekraft. Sie verlässt in einer absolut kritischen Situation nicht nur den OP, sondern sogar den OP-Bereich. Hier liegt eindeutig ein erheblicher Kommunikationsmangel vor, denn das Verlassen des Saales wäre auf jeden Fall mit dem Anästhesisten zu besprechen gewesen. Auch ist das persönliche Verständnis für die momentane klinische Situation nicht gut, dies sollte in einer ausführlichen Nachbesprechung abgeklärt werden.

84.4 Literatur

Deutsche Gesellschaft für Anästhesiologie und Intensivmedizin e.V., Berufsverband Deutscher Anästhesisten. Entschließungen, Empfehlungen und Vereinbarungen. Erstversorgung von Neugeborenen. Ebelsbach: Aktiv Druck; 2011: 57

Deutsche Gesellschaft für Anästhesiologie und Intensivmedizin e.V., Berufsverband Deutscher Anästhesisten. Entschließungen, Empfehlungen und Vereinbarungen. Durchführung von Analgesie- und Anästhesieverfahren in der Geburtshilfe. Ebelsbach: Aktiv Druck; 2011: 183

85 Mangelnde Präoxygenierung aufgrund fehlender Geräteaktivierung

Berthold Bein

85.1 Klinischer Fall

Ein 68-jähriger Patient mit akuten Angina-pectoris-Beschwerden wird im Katheterlabor angiografiert. Dabei kommt es zu einer Dissektion des linken Hauptstammes. Notfallmäßig wird der Patient in den herzchirurgischen Operationssaal verlegt. Bei Ankunft ist der Patient mit einer peripheren Venenverweilkanüle und einer arteriellen Kanüle versorgt; über eine Gesichtsmaske wird dem Patienten Sauerstoff insuffliert, die SpO_2 beträgt 93 %. Nach Entfernung der Gesichtsmaske wird dem Patienten zur Präoxygenierung eine Sauerstoffmaske vorgehalten. Der Sauerstoff-Flow wird am manuellen Rotameter mit 9 l/min angestellt. Nach Narkoseeinleitung erfolgt ein extrem schneller Abfall der SpO_2-Sättigung, und auch nach problemloser Maskenbeatmung kommt es nicht zu einem Anstieg der SpO_2 > 90 %. Dies wird zunächst als stark verlängerte Kreislaufzeit des Patienten interpretiert. Bei schwieriger Laryngoskopie gelingt die Intubation nicht sofort. Es treten vermehrt polytope Extrasystolen im EKG auf, die SpO_2 beträgt zu diesem Zeitpunkt ca. 50 %. Schließlich gelingt es, den Tubus zu platzieren. Als jetzt auf maschinelle Beatmung umgestellt werden soll, fällt auf, dass das Narkosegerät die ganze Zeit über ausgeschaltet war und effektiv kein Sauerstoff aus der Maske kam. Als dies bemerkt wird, wird der Patient mit einem Ambu-Beutel mit Demand-Ventil beatmet und die SpO_2 steigt nach 1,5 Minuten wieder auf ausreichende Werte (SpO_2 > 90 %).

85.2 Konsequenzen für den Patienten

Für ca. 5 Minuten fiel die pulsoxymetrisch gemessene Sättigung auf unter 90 % (tiefster Wert 50 %). Da der Patient bereits bei Ankunft hämodynamisch instabil war und ST-Streckenveränderungen zeigte, kann die konkrete Bedeutung dieses Zwischenfalls für das Outcome des Patienten schwer abgeschätzt werden. In Anbetracht des reduzierten Allgemeinzustands des Patienten kann ein nachteiliger Einfluss jedoch nicht sicher ausgeschlossen werden.

85.3 Interpretation aus Sicht des Anästhesisten

Formal hat der betreuende Anästhesist gegen §2, Abs. 4 der MPBetreibV verstoßen, in der es heißt:

„Der Anwender hat sich vor der Anwendung eines Medizinproduktes von der Funktionsfähigkeit und dem ordnungsgemäßen Zustand des Medizinproduktes zu überzeugen und die Gebrauchsanweisung sowie die sonstigen beigefügten sicherheitsbezogenen Informationen und Instandhaltungshinweise zu beachten."

Normalerweise wird das Narkosegerät von der zuständigen Pflegekraft eingeschaltet und überprüft. Der Anästhesist hat es aber versäumt, durch eine konkrete Nachfrage sicherzustellen, dass dies tatsächlich geschehen war. Außerdem war er mit dem betreffenden Narkosegerät offenbar nicht ausreichend vertraut, um selbst zu entdecken, dass sich das Gerät noch nicht in betriebsbereitem Zustand befand. Dies hätte durch Abfragen einer geeigneten Checkliste, z.B. der WHO-Checkliste (▶ Abb. 23.1), verhindert werden können. Dadurch wäre vielleicht auch aufgefallen, dass bei dem betreffenden Patienten mit Intubationsschwierigkeiten gerechnet werden musste, und entsprechendes Equipment hätte zeitgerecht herbeigeschafft werden können. Schließlich wurden die Intubationsbemühungen zu spät abgebrochen. Eine SpO_2 von 50 % ist nicht akzeptabel. Spätestens bei einer SpO_2 < 80 % sollte im Sinne des Algorithmus für den schwierigen Atemweg eine alternative Oxygenierungsmethode gewählt werden.

85.4 Weiterführende Gedanken

In einem großen Klinikum existieren in der Regel eine Vielzahl von Medizinprodukten, wie Beatmungsgeräten, Perfusoren usw. Außerdem werden meist unterschiedliche Typen eines bestimmten Medizinprodukts vorgehalten, z.B. unterschiedliche Narkosegeräte. Dies erfordert ein ständiges Training an den vorhandenen Geräten für neu in der Klinik beschäftigte Mitarbeiter sowie eine flächendeckende Einweisung in neu beschaffte Medizinprodukte für alle Mitarbeiter. Rechtsgrundlage dafür ist die Medizinprodukte-Betreiberverordnung (MPBetreibV). Nach dieser Verordnung dürfen Medizinprodukte nur nach den Vorschriften der Verordnung, den allgemein anerkannten Regeln der Technik und den Arbeitsschutz- und Unfallverhütungsvorschriften betrieben werden. Außerdem dürfen Medizinprodukte, die unter diese Verordnung fallen, nur von Personen angewendet werden, die eine entsprechende Ausbildung, Kenntnis und Erfahrung besitzen. Insofern muss in jeder Klinik ein Verantwortlicher benannt werden, der über die Einhaltung der MPBetreibV wacht und regelmäßige Mitarbeitereinweisungen organisiert. Außerdem obliegt ihm das Führen und Aktualisieren der Medizinproduktebücher.

> **Take Home Message**
>
> Gerade in einer Notfallsituation muss auf das Vorgehen nach Checkliste geachtet werden. Nur so lässt sich vermeiden, dass es im Rahmen der angespannten und hektischen Situation zu Fehlern kommt. In diesem Zusammenhang sei wieder auf die WHO-Checkliste verwiesen (▶ Abb. 23.1), die auch Verfügbarkeit und Überprüfung des benötigten Equipments abfragt.

86 Fragliche Awareness nach unbemerkter Infusionsdiskonnektion während neurochirurgischer OP

Jan Höcker

86.1 Klinischer Fall

Bei einem 75-jährigen Patienten mit einem chronisch-subduralen Hämatom-Rezidiv soll eine osteoplastische Kraniotomie durchgeführt werden. Der Patient wird bereits seit 5 Tagen auf der Intensivstation überwacht und ist wach, jedoch sei eine globale Aphasie vorhanden. Verbale Aufforderungen können nicht befolgt werden. Über einen periphervenösen Zugang am linken Unterarm werden Insulin (bei insulinpflichtigem Diabetes mellitus Typ II) und kristalloide Lösung appliziert. Der Patient ist kreislaufstabil und atmet spontan mit zufriedenstellendem Gasaustausch. Eine enterale Ernährung über eine liegende Magensonde ist seit ca. 6 Stunden pausiert. Zusätzlich ist eine intraarterielle Blutdruckmessung implementiert. Ein zentralvenöser Katheter ist nicht vorhanden.

Nach Übernahme durch den Anästhesisten wird der Patient in den OP verbracht, wo im OP-Vorraum die Einleitung der Allgemeinanästhesie erfolgt. Der Anästhesist entschließt sich zu einer modifizierten RSI mit Rocuronium und einer Narkoseeinleitung und -aufrechterhaltung mit Propofol und Remifentanil. Die Medikamente werden problemlos über den liegenden i.v. Zugang verabreicht. Entsprechend dem üblichen Vorgehen wird nach der Intubation ein zusätzlicher peripherer Venenweg am Fuß gelegt. Hierfür wird in den Anti-Thrombose-Strumpf des Patienten auf dem Fußrücken ein Loch geschnitten und die laufende Infusion sowie die i.v. Anästhetika an diesen Venenweg angeschlossen. Ziel ist ein intraoperativ unbehinderter Zugang zum Venenweg des Patienten. Während der sich anschließenden Lagerung des Kopfes durch den Operateur und dem Einspannen in die Mayfield-Klemme sind aufgrund von Abwehrreaktionen des Patienten mehrfache zusätzliche Anästhetika-Boli erforderlich. Eine Kontrolle des Venenzugangs am Fuß zeigt keinen Hinweis auf eine paravasale Lage oder offensichtliche Diskonnektion. Insgesamt imponiert ein hoher Narkosemittelbedarf.

Nach Abschluss der Lagerung erfolgt das Verbringen in den OP, wobei dem Anästhesisten eine Leckage am 3-Wege-Hahn des Venenzugangs im Bereich des Fußrückens auffällt. Gleichzeitig zeigt sich der Stützstrumpf am linken Fuß deutlich durchnässt, sodass von einer größeren Flüssigkeitsmenge ausgegangen werden muss. Nach Beseitigung der Leckage durch „Festdrehen" des 3-Wege-Hahnes und Trocknung des Fußes werden „prophylaktisch" 5 mg Midazolam appliziert. Der weitere OP- und Narkoseverlauf gestaltet sich problemlos. Postoperativ verläuft eine Nachbefragung des Patienten zur Klärung einer möglichen Awareness aufgrund der mangelnden Kommunikationsfähigkeit frustran.

86.2 Konsequenzen für den Patienten

Durch die zunächst unbemerkte, nicht vollständige Diskonnektion des Venenzugangs ist es zu einer verminderten Anästhetikazufuhr mit Abflachung der Narkosetiefe gekommen. Ob in dieser Phase tatsächlich eine intraoperative Wachheit bzw. Awareness aufgetreten ist, ließ sich im Nachhinein – bei entsprechend eingeschränkter Kommunikationsfähigkeit des Patienten – nicht sicher klären.

86.3 Interpretation aus Sicht des Anästhesisten

Beim „Umstöpseln" der (langsam) laufenden Infusion und der i.v.-Anästhetikazufuhr ist es, bei nicht ausreichend festem Anziehen der Verbindung, zu einer partiellen Diskonnektion mit Leckage gekommen. Die austretende weißliche Flüssigkeit (Propofol-Remifentanil-Infusionsgemisch) wurde vom vorhandenen (weißen) Anti-Thrombose-Strumpf des Patienten so gut aufgesogen, dass bei oberflächlicher Kontrolle zunächst kein Leck und auch keine Verfärbung sichtbar waren. Die aufgrund des Anästhetikamangels zutage getretenen Abwehrreaktionen des Patienten (unwillkürliche Bewegungen der Extremitäten) wurden als hoher Narkosemittelbedarf fehlgedeutet, ohne dass unmittelbar eine umfassende und exakte Kontrolle aller Komponenten der Infusion bzw. des Venenzugangs erfolgte. Hierdurch ist eine mögliche Awareness nicht sicher auszuschließen. Die Gabe von Midazolam zur Erzielung einer angestrebten retrograden Amnesie bietet hier nur ein begrenztes therapeutisches Potenzial, hat in der dargestellten Situation allerdings auch kaum Nebenwirkungen zur Folge.

86.4 Weiterführende Gedanken

Die Inzidenz intraoperativer Awareness wird in der aktuellen Literatur in Abhängigkeit vom untersuchten Patientenkollektiv und der Art der untersuchten Eingriffe mit 0,1 – 1 % der Patienten angeben. Welche Verfahren am besten geeignet sind, um Awareness zu verhindern, ist umstritten. In der Praxis konkurrieren EEG-basierte Neuromonitoringverfahren (z.B. Bispektral-Index) mit Protokollen der Überwachung der endexspiratorischen Anästhetikakonzentration. Im Falle einer totalintravenösen Anästhesie ergeben sich diesbezüglich besondere Schwierigkeiten.

> ### Take Home Message
> Vor der Implementierung u.U. sinnvoller zusätzlicher Überwachungsmaßnahmen (z.B. dem BIS-Monitoring) sollte – insbesondere bei Hinweisen auf eine zu geringe Narkosetiefe wie unwillkürlichen Abwehrreaktionen – eine strukturierte und standardisierte Kontrolle möglicher Ursachen und damit einer möglichen Awareness erfolgen (Motto: „basics first!").

87 Fehlfunktion des Exspirationsventils am Beatmungsschlauch

Jan Höcker

87.1 Klinischer Fall

Nach einer komplikationslos verlaufenen Aortenklappenersatz-OP wegen einer Aortenklappenstenose bei einem 75-jährigen Patienten soll dieser aus dem OP intubiert und beatmet auf die kardiochirurgische Intensivstation verlegt werden. Für diese kurzen innerklinischen Transporte auf dem OP-Tisch wird standardmäßig eine fahrbare Transportmonitor-Beatmungs-Einheit verwendet. Das Monitoring mit einem Datex-Ohmeda S5-Monitor umfasst die kontinuierliche arterielle Blutdruckmessung, die Pulsoxymetrie und das EKG. Als Beatmungsgerät wird ein Oxylog 3000 mit 2 Liter O_2-Flasche eingesetzt. Der zuständige Anästhesist überwacht und verantwortet den Transport des Patienten begleitet durch eine Anästhesie- und eine OP-Pflegekraft. Nach dem Abdecken der OP-Tücher erfolgt das Umstecken der Monitorkabel vom OP-Anästhesiemonitor an den Transportmonitor durch die Anästhesieschwester. Der Anästhesist nimmt derweil die Einstellung der Beatmungsparameter am Transportbeatmungsgerät vor (BIPAP-Beatmung mit PEEP von 10 cm H_2O und inspiratorischem Druckniveau von 21 cm H_2O entsprechend einem Tidalvolumen von ca. 550 ml, Beatmungsfrequenz von 12/min, FiO_2 100%) und öffnet die Sauerstoffflasche. Als letzter Schritt wird der Beatmungsschlauch des Oxylog mit dem Tubus konnektiert und die ordnungsgemäße Funktion des Geräts am Patienten durch die inspiratorische Thoraxexkursion überprüft. Hierbei zeigt sich ein erwartetes „Heben" des Thorax, sodass der Anästhesist entscheidet, mit dem Transport zu beginnen. Eine initiale Alarmmeldung des Geräts, das ein zu geringes Atemminutenvolumen moniert, wird quittiert und als noch nicht beendete Äquilibrierungsphase interpretiert.

Noch in der Tür des OP-Saals stoppt der Anästhesist den Transport, da ihm eine fehlende Thoraxexkursion suspekt erscheint. Er diskonnektiert den Beatmungsschlauch vom Patienten, um die Funktion des Beatmungsgeräts nochmals „in vitro" zu prüfen. Hierbei zeigt sich eine scheinbar unbeeinträchtigte Insufflation und Funktion des Geräts. Zwischenzeitlich wurde der OP-Tisch wieder in die Ausgangsposition zurückgefahren und der Patient wieder an das Narkosebeatmungsgerät angeschlossen. Eine nochmalige Konnektion mit dem Oxylog fördert wiederum eine einmalige Thoraxexkursion zutage, ohne dass jedoch eine suffiziente Exspiration erfolgt. Im Rahmen der Fehlersuche fällt schließlich ein fehlerhaft zusammengesetztes Exspirationsventil patientenseitig am Beatmungsschlauch des Oxylog auf, welches die Inspiration, nicht jedoch die Exspiration, zulässt. Der Defekt kann durch korrekten Zusammenbau sofort behoben werden, worauf sich eine unbeeinträchtigte Funktion einstellt.

87.2 Konsequenzen für den Patienten

Der Patient war während der Fehlfunktion des Beatmungsgeräts für ca. 20 Sekunden nicht beatmet. Bei vorausgehender Beatmung mit einer FiO_2 von 1,0 ist es während dieser Zeit nicht zu einem Abfall der pulsoxymetrisch überwachten O_2-Sättigung gekommen. Auch die ebenfalls kontinuierlich überwachte Kreislauffunktion (Blutdruck und Herzfrequenz) zeigte sich unbeeinträchtigt. Daher ist eine Schädigung des Patienten durch die Fehlfunktion praktisch auszuschließen.

87.3 Interpretation aus Sicht des Anästhesisten

Nach der Konnektion des Patienten an den Oxylog 3000 ist unmittelbar eine Funktionskontrolle erfolgt, indem die inspiratorische Exkursion des Thorax inspiziert wurde. Allerdings hat sich diese Kontrolle auf das einmalige „Heben" des Thorax beschränkt und hat nicht die – zumeist schlechter erkennbare – Exspirationsphase mit dem „Senken" des Thorax eingeschlossen. Beim Transport des beatmeten Patienten aus dem OP sind eine Reihe von Parametern zu überwachen, neben den Vitalfunktionen des Patienten auch dessen sichere Lage, die Fixation von Kabeln und Schläuchen, das Mitführen einer Notfallausrüstung etc. Der Anästhesist hat daher in dieser Phase „viel zu tun". Trotzdem muss, auch bei Zeitdruck, eine mehrfache Kontrolle insbesondere der lebenswichtigen Funktionen erfolgen. Im geschilderten Fall wurde die Fehlfunktion beim Herausfahren aus dem OP-Saal bemerkt. Richtigerweise wurde daraufhin entschieden, bei zunächst unklarer Fehlerursache wieder den „sicheren Hafen", die funktionsfähige Beatmungsmöglichkeit des Narkosegeräts, anzusteuern.

Take Home Message

Bei unerwarteten und unklaren (technischen) Funktionsausfällen sollte unmittelbar und vor der Fehlersuche der Einsatz eines Ersatzverfahrens erwogen werden (z. B. Ambu-Beutel, Alternativgerät), um ausreichend Zeit für die ggf. zeitaufwändigere Fehleranalyse zur Verfügung zu haben.

87.4 Weiterführende Gedanken

Der Wechsel eines Beatmungsgeräts während bzw. am Ende der Operation erfordert grundsätzlich besondere Aufmerksamkeit und birgt das Risiko einer Fehlfunktion mit eventueller Gefährdung des Patienten. Hierbei wird von einem „bewiesen" funktionsfähigen System auf ein zwar (in der Regel) vorab getestetes System umgeschaltet, das seine definitive Funktionsfähigkeit am Patienten jedoch noch unter Beweis stellen muss. Daher kommt der initialen Prüfung dieser Funktionsfähigkeit nach dem Anschließen des Patienten eine besondere Bedeutung zu. Diese sollte sofort und primär nach klinischen Kriterien (mehrfache Thoraxexkursionen sichtbar?) erfolgen, erst sekundär nach der Anzeige des Gerätemonitors.

88 Einleitung ohne Assistenz durch Pflegekraft

Berthold Bein, Elmar Biermann

88.1 Klinischer Fall

Bei einem 27-jährigen Patienten ohne Begleiter-krankungen (ASA 1) soll eine Materialentfernung im Bereich des oberen Sprunggelenks auf Wunsch des Patienten in Allgemeinanästhesie (TIVA, La-rynxmaske) durchgeführt werden. Der Eingriff soll in einem dezentralen Operationssaal neben der chirurgischen Ambulanz erfolgen. Ein erfahrener Facharzt für Anästhesiologie wird aus dem Zen-tral-OP dorthin beordert. Bei Ankunft des Anästhe-sisten befindet sich der Patient schon im OP. Eine Pflegekraft der operierenden Klinik hat den Patien-ten bereits an das Monitoring (EKG, nicht invasive Blutdruckmessung, Pulsoxymetrie) angeschlossen; von der peripheren Station hat der Patient eine 16 G-Venenverweilkanüle mitgebracht, über die eine Vollelektrolytlösung infundiert wird. Das chi-rurgische Team befindet sich bereits komplett ge-waschen und steril angezogen im OP. Allerdings ist keine anästhesiologische Pflegekraft vor Ort. Der Operateur begrüßt den Anästhesisten mit den Worten: „Wir warten hier schon eine halbe Stun-de!" Der Anästhesist begrüßt zunächst den Patien-ten und überprüft das Narkoseprotokoll und die korrekte Funktion des Überwachungsmonitors. Um möglichst wenig Zeit zu verlieren, bereitet der Anästhesist eine Spritzenpumpe mit Propofol vor. Ein Opioid hat er aus dem Zentral-OP mitgebracht. Er überprüft die vorhandene Larynxmaske und legt sich die benötigten Medikamente und Medikalpro-dukte griffbereit zurecht. Der Operateur fragt wäh-renddessen mehrfach nach, wann denn die Narkose endlich gestartet werden könne. Auf Nachfrage bei der pflegerischen Teamleitung erhält der Anästhe-sist die Auskunft, eine Pflegekraft sei auf dem Weg und müsste innerhalb der nächsten 5 Minuten ein-treffen. Nach 5 Minuten ist jedoch immer noch kei-ne Pflegekraft vor Ort. Der Operateur kündigt an, er würde sich jetzt wieder unsteril machen und in der Zwischenzeit die Visite auf der Station erledigen. Daraufhin entschließt sich der Anästhesist, die Nar-kose ohne Pflegekraft einzuleiten. Die Narkoseein-leitung gelingt problemlos. Unmittelbar nach Been-digung der Einleitung erscheint die Pflegekraft.

88.2 Konsequenzen für den Patienten

Keine. Die Narkoseeinleitung gelang problemlos.

88.3 Interpretation aus Sicht des Anästhesisten

In diesem Fall konkurrieren ökonomische Aspekte (Vermeidung einer Wartezeit) mit sicherheitsrele-vanten Aspekten (Einleitung einer Anästhesie stets mit Assistenz). Der Anästhesist vor Ort wurde vom Operateur mehrfach unter Druck gesetzt, die Nar-kose einzuleiten. Das gesamte OP-Team befand sich steril gewaschen im OP, eine Situation, die sonst eher selten vorkommt und den Druck auf den Anästhesisten weiter verstärkte. Der Anästhe-sist musste insofern wählen zwischen der Alterna-tive, als Sündenbock für eine längere Wartezeit für ein ganzes OP-Team zu dienen oder eine vermeint-lich „einfache" Narkoseeinleitung ohne Assistenz durchzuführen. Die getroffene Entscheidung war jedoch falsch. Auch bei vermeintlich „einfachen" Narkoseeinleitungen kann es jederzeit zu Kom-plikationen bzw. Zwischenfällen kommen, die die Anwesenheit einer geschulten Assistenzperson un-abdingbar machen. Auch beim Einlegen einer La-rynxmaske kann z. B. der Patient würgen, evtl. so-gar Flüssigkeit regurgitieren und im schlimmsten Fall aspirieren. In allen kritischen Phasen der Anäs-thesie (hierzu zählen insbesondere Ein- und Aus-leitung sowie das Auftreten größerer Blutverluste) darf der Anästhesist nicht allein mit der Versor-gung des Patienten gelassen werden. Zwei Hände reichen selbst bei kleineren Komplikationen nicht aus! Diese Aussage entspricht allen einschlägigen Empfehlungen der großen anästhesiologischen Fachgesellschaften. Das Einleiten ohne Assistenz ist abzulehnen. Um eine Analogie aus der Luftfahrt zu bemühen: Kein Flugkapitän käme auf die Idee, bei Verspätung des Co-Piloten einfach loszufliegen, nur weil die Passagiere über die Verspätung (zu Recht) verärgert sind. In der Luftfahrt genießt der Sicherheitsaspekt immer absoluten Vorrang. Im Prinzip ist das auch jedem Anästhesisten klar. Um auch hier eine Analogie aus der Luftfahrt zu bemühen: So wie das Personal der Fluggesellschaften trainiert wird, mit unzufriedenen und teils aggressiven Kunden umzugehen, sollten auch Mediziner im Umgang mit ungeduldigen Patienten und Kollegen trainiert werden, damit keine folgenschwere Fehlentscheidung getroffen wird, nur weil der betroffene Kollege nicht in der Lage ist, mit dem Druck bzw. der Unzufriedenheit von Kollegen anderer Fachdisziplinen adäquat umzugehen.

Welche Fachkompetenz die Pflegekraft aufweisen muss, hängt vom Umfang der Delegation von Aufgaben an die Pflegekraft ab. In jedem Fall muss die Pflegekraft nach ihren Kenntnissen und Fertigkeiten dem Anästhesisten in Notfallsituationen adäquat zuarbeiten können. Damit dürfte sich der Gedanke erübrigen, dass die instrumentierende OP-Schwester oder der sog. „Springer" regelmäßig als Assistenz des Anästhesisten eingesetzt werden können. Im Prinzip wird ein Gutachter den sog. „Fachpflegestandard" immer als adäquat ansehen.

88.4 Interpretation aus Sicht des Juristen

Nach § 39 Abs. 1 Satz 3 SGB V schuldet der Krankenhausträger dem Patienten

„alle Leistungen, die im Einzelfall nach Art und Schwere der Krankheit für die medizinische Versorgung … notwendig sind, insbesondere ärztliche Behandlung …, Krankenpflege …".

Das geschilderte Vorgehen ist vor diesem Hintergrund und mit Rücksicht auf den von der Rechtsprechung geforderten Facharztstandard bei der Patientenbehandlung, der die Assistenz und Mitwirkung qualifizierten Pflegepersonals bedingt, als kritisch zu werten. Zwar gibt es keine gesetzliche Vorschrift, wonach dem Anästhesisten während des gesamten Anästhesieverfahrens permanent eine pflegerische Assistenz zur Verfügung stehen muss. Unstreitig ist aber zumindest während kritischer Phasen des Anästhesieverfahrens – dazu gehören Ein- und Ausleitung der Narkose ebenso wie die erkennbar schwierige Intubation – eine Assistenz unerlässlich. Nichts anderes gilt bei besonderen Vorkommnissen, etwa allergischen Reaktionen, Blutungen, vital bedrohlichen Funktionsstörungen sowie bei der Bewältigung von Komplikationen, z.B. Aspiration bei Ileuseinleitung. Unerlässlich ist die Assistenz bei der Durchführung von Regionalanästhesien wie auch bei intraoperativ erforderlichen Zusatzmaßnahmen, z.B. der maschinellen Autotransfusion (Landauer u. Weis 2008).

Take Home Message

Eine Anästhesie muss immer mit ausreichend qualifizierter pflegerischer Assistenz- bzw. Fachpflegekraft erfolgen! Im Sinne eines Crisis Ressource Management sollten Mediziner auch im Hinblick auf stressbelastete Interaktion mit Kollegen anderer Fachabteilungen trainiert werden.

88.5 Literatur

Landauer B, Weis E. Qualifizierte pflegerische Assistenz immer notwendig? BDAktuell JUS-Letter 2008; 8(2). Online unter: **www.bda.de/03_2jusletter.htm**

89 Funktionsausfall Pulsoxymeter

Axel Fudickar, Patrick Meybohm

89.1 Klinischer Fall

Bei einem 59-jährigen Patienten mit unklarer Sepsis (Größe 191 cm, Gewicht 90 kg, Hb 10,5 g/dl) und ischämischer gangränöser Schädigung des rechten Fußes bei beinbetonter peripherer arterieller Verschlusskrankheit (pAVK IV) soll eine Amputation des rechten Unterschenkels vorgenommen werden, da im rechten Fuß ein Sepsisherd vermutet wird. Sein Körper zeigt überall Ödeme und seine Haut ist marmoriert, die Rekapillarisierungszeit beträgt 7 Sekunden. Der Situation vorausgegangen war 4 Tage zuvor ein Myokardinfarkt aus stabilem Gesundheitszustand heraus, der zu Kollaps und Reanimationspflichtigkeit führte. Der Patient wurde nicht von Laien reanimiert und musste etwa 50 Minuten vom Rettungsdienst und Notarzt reanimiert werden, bevor der Kreislauf wieder hergestellt werden konnte. Anschließend wurde er auf die Intensivstation verlegt, gekühlt und kontrolliert beatmet. Die Echokardiografie zeigte eine stark eingeschränkte Kontraktilität mit Wandbewegungsstörungen und einer Ejektionsfraktion von ungefähr 30%. Zur Kreislaufstabilisierung waren hochdosierte Katecholamindauerinfusionen nötig. Ein zerebrales Computertomogramm zeigte ischämietypische Veränderungen des zentralen Nervensystems. Die Oxygenierung gestaltete sich schwierig. Trotz hoher Beatmungsdrücke und eines hohen positiven endexspiratorischen Drucks betrug die für einen adäquaten Sauerstoffpartialdruck im Blut nötige inspiratorische Sauerstoffkonzentration 80%. Die schwierige Oxygenierung konnte durch ein Computertomogramm des Thorax auf eine Lungenkontusion zurückgeführt werden, die wahrscheinlich Folge der mechanischen kardiopulmonalen Reanimation war.

Der Patient wurde intubiert und kontrolliert beatmet mit dem Rettungswagen aus einem nahe gelegenen Kreiskrankenhaus zur Operation in die Universitätsklinik gebracht. Der Transport wurde von einem Internisten begleitet, der den Patient jedoch nicht kannte. An der OP-Schleuse erfolgt eine kurze Übergabe der Vitalparameter an den narkoseführenden Assistenten der Anästhesieabteilung. Der Blutdruck sei stabil, die Beatmungssituation unverändert seit Abfahren von der Station. Aufgrund der Sepsis sei der Patient erheblich zentralisiert, die Oxygenierung aufgrund der Lungenkontusion sei schwierig. Die Sedierung erfolge mit Propofol und Sufentanil. Wegen der kalten Hände und Füße sei auch die pulsoxymetrische Messung der arteriellen Sauerstoffsättigung nicht möglich. Genauere Informationen gingen aus dem Arztbrief hervor.

Der übernehmende Assistent fährt den Patienten nach der Übergabe unter Beatmung mit einem Transportbeatmungsgerät in den Operationssaal. Dort schließt er ihn an das Narkosegerät an und hilft der Anästhesieschwester beim Anschließen von Perfusorleitungen und Kabeln. Die Narkose wird von Propofol auf Sevofluran umgestellt, aber Sufentanil zu Analgesie beibehalten. Der PEEP wird auf 8 cmH$_2$O, der Beatmungsdruck auf 24 cmH$_2$O eingestellt. Mehrere Versuche, ein stabiles Pulsoxymetriesignal zu bekommen, schlagen an Fingern, Nase und Ohren fehl. Deswegen lässt der Assistent eine arterielle Blutgasanalyse durchführen. Die Messung ergibt einen Sauerstoffpartialdruck im Blut von 55 mmHg und einen paCO$_2$ von 60 mmHg. 30 Minuten später betritt ein älterer Facharzt den OP, um den Assistenten zum Essen abzulösen. Zu diesem Zeitpunkt ist die Marmorierung der Haut einem rosigen bis livinden Aspekt gewichen, die sternale Rekapillarisierungszeit beträgt 3 Sekunden. Er versucht ebenfalls die Pulsoxymetrie und hat Erfolg an der linken Hand. Die Sauerstoffsättigung beträgt 75%. Darauf versucht der Facharzt ein Rekrutierungsmanöver durch Halten eines PEEP von 40 cmH$_2$O für 15 Sekunden. Innerhalb von 3 PEEP-Manövern steigt die Sauerstoffsättigung auf 100%. Der PEEP des Beatmungsgeräts wird auf 15 cmH$_2$O heraufgesetzt und der Plateaudruck auf 28 cmH$_2$O erhöht. Die FiO$_2$ kann auf 70% reduziert werden, die Sauerstoffsättigung hält sich darunter zwischen 94–98%. Die Operation wird eine Stunde später beendet und der Patient auf die Intensivstation zurückverlegt. Dort stirbt der Patient trotz aller intensivmedizinischer Bemühungen 2 Wochen später an Multiorganversagen im Rahmen der Sepsis.

89.2 Konsequenzen für den Patienten

Der Patient war über einen unbestimmten Zeitraum einer Hypoxie ausgesetzt, deren Konsequenzen für den Patienten vor dem Hintergrund der im CCT gesehenen hypoxischen Reanimationsfolgen nicht beurteilbar waren.

89.3 Interpretation aus Sicht des Anästhesisten

Die Hypoxie ist wahrscheinlich schon während des Transports von der Intensivstation durch den Wechsel des Beatmungsgeräts und der Beatmungsform unbemerkt aufgetreten. Eine Änderung der Beatmungsform führt bei vorgeschädigten Lungen leicht zu Atelektasen, die den Gasaustausch behindern. Die zügige Besserung der Oxygenierung durch Rekrutierung weist darauf hin, dass dieses Problem vorlag. Die Hypoxie wurde während Transport und Übergabe an der Schleuse nicht erkannt, da im Rettungswagen nach Ausfall der Pulsoxymetrie keine Möglichkeit der Blutgasanalyse bestand. Nach Diagnose der Hypoxie wurde die schlechte Lungenfunktion als gegeben hingenommen, da Werte von der Intensivstation aus dem Übergabebericht nicht verfügbar waren und der Patient als pulmonal schlecht übergeben wurde. Die Pulsoxymetrie funktionierte wahrscheinlich im Verlauf deshalb wieder, weil die Narkose mit Sevofluran durch Vasodilatation die periphere Perfusion verbesserte.

Rückblickend hätte der Patient nicht ohne suffiziente Kontrolle der Oxygenierung transportiert werden dürfen, da Oxygenierungsprobleme während des Transports zu erwarten waren. Nach Übernahme im OP wäre ein sofortiges Rekrutierungsmanöver sinnvoll gewesen. Außerdem hätte die Information über die Beatmungs- und Oxygenierungsparameter von der Intensivstation geholfen, die akute Verschlechterung als solche zu erkennen. Ein ausführlicher Übergabebericht oder eine telefonische Kontaktaufnahme wären hilfreich gewesen.

89.4 Weiterführende Gedanken

Die Bedeutung der Pulsoxymetrie wird häufig unterschätzt, insbesondere wenn die Messung technisch schwierig ist. Wenn keine Pulsoxymetrie möglich ist, kann die Messung der Gewebeoxygenierung durch Nahinfrarot-Spektroskopie helfen, die Sauerstoffversorgung abzuschätzen, da ihre Messung pulsunabhängig ist. Ist diese nicht verfügbar, können regelmäßige Blutgasanalysen durchgeführt werden. In jedem Fall müssen wiederholt Maßnahmen zur Optimierung der Oxygenierung durchgeführt werden, falls Zweifel bestehen. In diesem Fall führte die Unvollständigkeit der vorliegenden Informationen zur Fehleinschätzung der Situation. Aufgrund des sehr schlechten Allgemeinzustands des Patienten wurde davon ausgegangen, dass die Hypoxie auch schon auf Intensivstation bestanden habe und nicht mehr beeinflussbar sei, obwohl es sich um ein akut behebbares Problem handelte.

> ### Take Home Message
> Falsche Annahmen sind häufige Fehlerquellen. Solange ein Problem besteht, müssen umfassend Informationen gesammelt werden, bis man zu dem Schluss kommen darf, dass es sich um ein nicht behebbares Problem handelt.

90 Lachgasintoxikation

Axel Fudickar, Patrick Meybohm

90.1 Klinischer Fall

Bei einem gesunden 30-jährigen Patienten soll eine Osteosynthese wegen komplizierter Oberschenkel- und Tibiafraktur nach einem Verkehrsunfall in Vollnarkose durchgeführt werden (Gewicht 110 kg, Größe 182 cm, Hb 14,5 g/dl). Zur Prämedikation erhält der Patient 7,5 mg Midazolam per os auf Abruf in den Operationssaal. Der Patient wird nach Einschleusen im Narkoseeinleitungsraum mit Pulsoxymetrie, EKG und nicht invasiver Blutdruckmessung überwacht. Die Sauerstoffsättigung beträgt 98%, das EKG zeigt einen unauffälligen Sinusrhythmus (Herzfrequenz 62/min), der Blutdruck beträgt 120/80 mmHg. Nach kurzer Präoxygenierung durch 3 Atemzüge reinen Sauerstoffs wird die Narkose durch intravenöse Injektion von 20 mg Etomidate, 100 µg Fentanyl und 2,5 mg Dihydrobenzperidol eingeleitet. Die Maskenbeatmung mit 100% Sauerstoff ist zunächst schwierig und die Sauerstoffsättigung fällt auf 88%, bis eine suffiziente Beatmung mit Hilfe eines Guedel-Tubus möglich ist. Danach wird die Muskelrelaxation durch intravenöse Injektion von 100 mg Succinylcholin durchgeführt. Bei der Laryngoskopie lässt sich nur die hintere Kommissur der Stimmbänder einsehen. Die Intubation ist erschwert, gelingt aber mit Hilfe eines Führungsstabes und BURP (backward upward rightward pressure) problemlos unter Verwendung eines Endotrachealtubus der Größe 8,5. Trotzdem fällt die Sauerstoffsättigung während der Apnoezeit zur Intubation auf 85%. Nach Anschließen der Beatmungsschläuche und Beatmung mit reinem Sauerstoff normalisiert sich die Sauerstoffsättigung jedoch wieder zügig. Während der anschließenden Anlage eines Blasenkatheters wird daher die inspiratorische Sauerstoffkonzentration auf 30% reduziert. Der Blutdruck beträgt nach Anlage des Blasenkatheters 105/55 mmHg, die Herzfrequenz 56/min und die Sauerstoffsättigung 98%. Der Anästhesist entscheidet sich, die Überwachungskabel zu diskonnektieren und den Patient in den etwa 20 Meter entfernten Operationssaal zu schieben. Dort angekommen, wird die Überwachung fortgesetzt und der Patient mit dem Narkosegerät beatmet. Die Drehregler für die Frischgaszufuhr werden auf 1,3 Liter Sauerstoff und 2,7 Liter Lachgas pro Minute eingestellt. Die erste nach dem Transport gemessene Sauerstoffsättigung beträgt 89%. Deshalb wird die Frischgasregelung auf 4 Liter Sauerstoff ohne Lachgaszufuhr umgestellt. Danach fällt die Sauerstoffsättigung innerhalb von 1–2 Minuten auf 70% und der Patient wird zyanotisch. Der Narkosearzt begründet dies mit den vorher schon aufgefallenen geringen intrapulmonalen Reserven bei niedrigem Residualvolumen, mit der fehlenden Präoxygenierung vor dem Transport in den Operationssaal und mit Atelektasenbildung durch die Apnoe während des Transports. Er führt mehrere Rekrutierungsmanöver durch Halten eines positiven endexspiratorischen Drucks von 40 mmHg über 10–15 Sekunden aus. Nach einer weiteren Minute fällt die Sauerstoffsättigung auf 40%, die Zyanose ist extrem ausgeprägt. Gleichzeitig fällt die Herzfrequenz auf 40/min. Der herbeigerufene Oberarzt überprüft infrage kommende Differenzialdiagnosen wie Fehlintubation, Pneumothorax, akutes Lungenversagen, kommt aber zu keiner Diagnose. Auch ein erneuter Rekrutierungsversuch der Lunge bringt keine Verbesserung. Ein zufällig vorbeikommender jüngerer Anästhesiepfleger in der Ausbildung vermutet einen Gerätedefekt und schlägt vor, den Patienten mit Sauerstoff aus dem Wandanschluss mit einem Handbeatmungsbeutel einschließlich Reservoir zu beatmen. Der Vorschlag wird aufgegriffen und unter dieser Maßnahme erholt sich der Patient. Die Sauerstoffsättigung steigt auf 92% und die Herzfrequenz auf 75/min. Erst danach fällt auf, dass während der kritischen Situation niemand die Gasmessungsanzeige registriert hat. Das Narkosegerät wird ausgetauscht und die Überprüfung durch die Abteilung für Medizintechnik angemeldet. Es zeigt sich später, dass der Sauerstoff- und Lachgasanschluss im Gerät vertauscht wurden, und deshalb Lachgas appliziert wurde, wenn der Sauerstoffregler aufgedreht wurde.

90.2 Konsequenzen für den Patienten

Der Patient war einige Minuten einer Hypoxie durch kurzfristige Beatmung mit 100 % Lachgas ausgesetzt, die aber zu keinen im Aufwachraum erkennbaren Folgen führte.

90.3 Interpretation aus Sicht des Anästhesisten

Der wesentliche Fehler lag im Bereich der Medizintechnik in der Verwechslung der Anschlüsse, einem nicht systematischen Flüchtigkeitsfehler. Dadurch entstand ein latenter Fehler, der nach Anschließen des Patienten an den Respirator beinahe zu fatalen Folgen führte. Dennoch sind einige beitragende Faktoren erkennbar, die die Diagnose und Therapie des Problems verzögert haben. Die fehlende ausreichende und bereits zu 2 Sättigungsabfällen führende Präoxygenierung vor dem Transport in den Operationssaal lenkte die Aufmerksamkeit des Anästhesisten auf das geringe Residualvolumen als vermeintliche Ursache der Hypoxie am Narkosegerät im OP-Saal. Dadurch ging einige Zeit für die systematische Ursachensuche verloren. Diese war auch nicht erfolgreich, da die Möglichkeit einer Fehlfunktion der Frischgaszufuhr oder des Beatmungsgeräts nicht in die Überlegungen einbezogen wurde. Die Lösung des Problems wurde nur zufällig durch einen Außenstehenden mit wenig Erfahrung gefunden, der nicht in den Prozess eingebunden war.

90.4 Weiterführende Gedanken

Latente Fehler in komplexen technischen Systemen wie dem Narkosegerät können häufig nur durch Ersatz des vollständigen Systems als Ursache eines Problems ausgeschlossen oder identifiziert werden. Die Vielzahl der Fehlermöglichkeiten und verborgenen Fehlerquellen macht eine differenziertere Fehlersuche in kurzer Zeit unmöglich. Der dem aktuellen Problem zugrunde liegende Fehler wäre durch Blick auf die Gaskonzentrationsanzeige im Kreissystem erkennbar gewesen. Die Fixierung zunächst auf die Behebung der intuitiv naheliegenden Ursachen, nämlich einer Atelektasenbildung und für die Reserven des Patienten zu langen Apnoezeit, verhinderte eine umfassende Kontrolle aller Systemparameter genauso wie die zwar systematische, aber nicht lückenlose Ursachensuche. Die systematische Überprüfung der möglichen Ursachen einer Hypoxie führte nicht zum Ziel, da die Möglichkeit einer fehlerhaften Gaszufuhr aus den Überlegungen ausgeklammert wurde. Nicht selten kann in solchen Situationen – mit Denkfehlern der Fixierung (auf die Atelektase als Ursache) oder Ausklammern (der Gerätefunktion als Ursache) – ein Außenstehender (auch wenn sein Ausbildungsstand dies nicht unbedingt erwarten lässt) durch den unbefangenen Blick auf die Situation die richtige Idee haben und die gefährliche Lage retten.

> ### Take Home Message
> Die Möglichkeit unbekannter technischer Fehlerquellen, die den Horizont individueller Erfahrung und individuellen Wissens überschreiten, muss insbesondere beim Einsatz komplizierter Geräte immer mit in die Differenzialdiagnose einbezogen werden.

91 Analgosedierung eines Kindes ohne Pulsoxymetrie

Michael St.Pierre

91.1 Klinischer Fall

Ein 5-jähriges Kleinkind (Gewicht 26 kg) soll aufgrund eines Tumorverdachts eine Kernspinresonanztomografie (NMR) des Schädels bekommen. Das Kind wird in der Prämedikationsambulanz der Klinik prämediziert und bei unauffälliger Familien- und Eigenanamnese für die am Folgetag geplante Untersuchung freigegeben. Als das Kind am nächsten Morgen in das NMR gebracht wird, stellt sich heraus, dass sich der Vater des Kindes und der zuständige Anästhesist kennen: beide hatten viele Jahre gemeinsam in der gleichen Handballmannschaft gespielt. Das Kind wird rektal prämediziert und nach ausreichender Sedierung problemlos mit Propofol eingeleitet. Bei guter Spontanatmung wird das Kind in das NMR gefahren. Nach der Umlagerung kommt es aufgrund eines technischen Fehlers zu einem Funktionsausfall des Pulsoxymeters. Mehrere Versuche, mittels Wechsel der Sensoren und des Kabels wieder ein Signal zu erhalten, bleiben ohne Erfolg. Der Anästhesist verlangt nach einem Ersatzgerät, welches im NMR jedoch nicht verfügbar ist. Auch ist die Anästhesiologische Klinik nicht im Besitz von weiteren NMR-tauglichen Monitoren. Der Anästhesist entschließt sich, die Analgosedierung ohne SaO_2-Messung unter visueller Kontrolle der Atemexkursionen und mit EKG fortzuführen. Während der Untersuchung verbleibt er im NMR, weil er eine Beurteilung aus dem Beobachtungsraum für unzureichend hält. Mehrmals sieht er sich gezwungen, die Sedierungsrate zu verändern, da er eine beginnende Hypoventilation vermutet. Nach einer 70-minütigen Untersuchung wird das Kind in den Einleitungsraum verbracht und erwacht dort rasch aus der Sedierung.

91.2 Interpretation aus Sicht des Anästhesisten

Die vorliegende Meldung berichtet von einer Analgosedierung eines Kleinkindes im NMR, welche aufgrund eines technischen Defekts und fehlenden Ersatzgeräts ohne Pulsoxymetrie und nur mit EKG und visueller Kontrolle stattfindet. Da diese Vorgehensweise auf den ersten Blick sehr praktikabel erscheint, stellt sich die Frage, ob diese Überwachung als ausreichend einzustufen ist, oder ob der Anästhesist die Sedierung hätte abbrechen müssen. Diese Frage lässt sich mit „Nein" und „Ja" beantworten: Nein, die Überwachung ist als nicht ausreichend einzustufen und ja, der Anästhesist hätte keine Analgosedierung ohne pulsoxymetrische Überwachung durchführen dürfen.

Diese klare Beurteilung ergibt sich aus den beiden Entschließungen der Deutschen Gesellschaft für Anästhesiologie und Intensivmedizin und des Berufsverbandes Deutscher Anästhesisten (2010a; 2010b). Beide lassen keinen Zweifel daran, dass als Minimalmonitoring immer die Pulsoxymetrie eingesetzt werden muss und eine elektive Sedierung ohne Pulsoxymetrie nicht statthaft ist.

Eine Vielzahl an Studien belegt, dass ohne pulsoxymetrische Überwachung das Risiko von Zwischenfällen bei Sedierungen erhöht ist – insbesondere bei Kindern, die aufgrund eingeschränkter kognitiver Strategien angesichts der Enge und des Lärmpegels eines NMR tendenziell höhergradige Sedierungen benötigen.

Wenngleich „Not kein Gebot kennt" und in manchen Situationen (z.B. Notfall auf Station, plötzlicher Funktionsausfall eines Pulsoxymeters bei bereits laufender Sedierung) eine Fortführung der Sedierung ohne Pulsoxymetrie denkbar ist, gilt dies ausdrücklich nicht für eine Elektivsituation wie die geschilderte NMR-Untersuchung. Im Falle eines schwerwiegenden Zwischenfalls hätte die Jurisdiktion dem durchführenden Anästhesisten sehr wahrscheinlich fahrlässiges Verhalten attestiert.

Über den Grund, warum der Anästhesist sich zu dieser Vorgehensweise entscheidet und nicht mangels Pulsoxymeter das Kind aus der Sedierung erweckt hat, kann nur spekuliert werden. Möglicherweise war die Tatsache, dass sich Arzt und Vater persönlich kannten, für diesen Entschluss von ausschlaggebender Bedeutung: er wollte einen Bekannten, dem offensichtlich an einer raschen Diagnosefindung für seinen kleinen Sohn gelegen war, nicht enttäuschen. Dies weist auf eine wesentliche Quelle für Entscheidungen hin, die im Nachhinein als fehlerhaft oder gefährlich eingestuft werden müssen: Die „Psycho-Logik" menschlichen Verhaltens, bei der nicht nur Kognition (der klare Verstand) sondern auch Gefühle (Empathie für die Eltern) und Motivationen (Freunde nicht enttäuschen wollen) die Entscheidungen von Personen beeinflussen. Wann immer man daher bei sich die Tendenz zu unsicheren Handlungen entdeckt (beispielsweise indem man „Bauchgefühle" wie Unbehagen oder Zögern im Zusammenhang mit einer Entscheidung verspürt) sollte man bewusst für einen Moment innehalten und sich fragen: „Warum will ich das jetzt so entscheiden? Welches Motiv könnte dahinter stecken, dass ich im Begriff bin, eine weniger sichere Handlung zu wählen?" Durch dieses „Nachdenken über das eigene Denken" (Metakognition) kann es gelingen, den Einfluss von Emotionen und unbewussten Motivationen auf sicherheitsgefährdende Handlungen zu reduzieren.

> **Take Home Message**
>
> - Eine Analgosedierung darf niemals ohne Pulsoxymetrie durchgeführt werden. Diese ist als Minimalanforderung in den Empfehlungen des Berufsverbands und der Fachgesellschaft festgeschrieben.
>
> - „Always remember: If it's not worth doing safely, it's not worth doing at all!"
>   (David Gaba)

91.3 Literatur

American Society of Anesthesiologists. Task Force on Anesthetic Care formagnetic resonance imaging. Practice advisory on anesthetic care for magnetic resonance imaging. Anesthesiology 2009; 110: 459–479

Coté CJ, Nottermann DA, Karl HW, Weinberg JA, McCloskey M. Adverse sedation events in pediatrics: a critical incidence analysis of contributing factors. Pediatrics 2000; 105: 805–814

Deutsche Gesellschaft für Anästhesiologie und Intensivmedizin e.V., Berufsverband Deutscher Anästhesisten. Entschließung: Analgosedierung für diagnostische und therapeutische Maßnahmen bei Erwachsenen. Anästh Intensivmed 2010a; 51: 598–602

Deutsche Gesellschaft für Anästhesiologie und Intensivmedizin e.V., Berufsverband Deutscher Anästhesisten. Entschließung: Analgosedierung für diagnostische und therapeutische Maßnahmen im Kindesalter. Anästh Intensivmed 2010b; 51: 603–614

Twite MD, Friesen RH. Pediatric sedation outside the operating room: the year in review. Curr Opin Anesthesiol 2005; 18: 442–446

Läsionen

92 Sturz vom Operationstisch

Axel Fudickar, Patrick Meybohm

92.1 Klinischer Fall

Bei einem 64-jährigen Patienten (Gewicht 95 kg, Größe 185 cm) ist ein aortokoronarer Venen-Bypass in Allgemeinanästhesie im kardiochirurgischen Operationssaal unter Verwendung der Herz-Lungen-Maschine geplant. Als Vorerkrankungen liegen eine koronare Herzkrankheit, Hyperlipoproteinämie, arterieller Hypertonus, nicht insulinpflichtiger Diabetes mellitus und chronisch obstruktive Atemwegserkrankung vor. Im Einleitungsraum wird nach Anlegen von EKG, Pulsoxymetrie und einer Kanüle zur invasiven intraarteriellen Blutdruckmessung in der A. radialis links eine Allgemeinanästhesie mit problemloser endotrachealer Intubation mit Propofol und Sufentanil über einen periphervenösen Zugang eingeleitet. Außerdem wird ein 3-lumiger Katheter in die V. jugularis interna gelegt. Nach dem Transport in den Operationssaal wird der Patient an die Beatmungsmaschine angeschlossen und die Narkose als intravenöse Anästhesie über den zentralvenösen Zugang fortgesetzt. Danach verlässt der Anästhesiepfleger den Raum. Der Anästhesist und eine junge OP-Schwester, die als Hospitantin aus einem kleineren Krankenhaus für einige Wochen mitarbeitet, sind allein im Operationssaal und beenden die Lagerung für die Operation. Dabei werden von der Schwester als Vorbereitung für Abwaschen und Desinfektion die Haltegurte für Becken und Beine gelöst. Anschließend verlässt auch die Schwester den Raum. Wenige Sekunden später kippt der Operationstisch zur rechten Seite, der Patient gleitet vom Tisch und stürzt zu Boden. Der Anästhesist kann im Abgleiten noch den Kopf und Tubus sichern, vom Kopfende aus jedoch nicht den Absturz verhindern. Der Patient kommt auf der rechten Seite zu liegen, der rechte Arm ist nach hinten verdreht und hinter dem Rücken eingeklemmt. Der zentralvenöse Katheter und die intraarterielle Kanüle sind im Sturz herausgerissen worden, EKG und Pulsoxymetrie sind diskonnektiert.

Als Erstmaßnahmen erfolgen Hilferuf und nach ABC-Schema Überprüfen der korrekten Tubuslage sowie Beatmung und Palpation des Pulses. Die Anästhesie wird inhalativ durch Sevofluran fortgesetzt. Die hinzugekommenen Hilfskräfte der Anästhesie- und OP-Pflege helfen bei der Befreiung des rechten Armes und Anlage von EKG, nicht invasiver Blutdruckmessung und Pulsoxymetrie. Die Vitalparameter sind stabil und die Narkosetiefe adäquat. Am rechten Arm zeigen sich keine äußeren Verletzungszeichen. Anschließend wird der Patient auf den Operationstisch gelagert und mit Operateur und Anästhesist Abbruch oder Fortsetzung des Eingriffs erwogen. Aus anästhesiologischer Sicht kann der Eingriff fortgesetzt werden, da keine Beeinträchtigung der Vitalparameter und kein Hinweis auf ein Schädel-Hirn-Trauma vorlagen. Auch aus chirurgischer Sicht wird für die Fortsetzung des Eingriffs plädiert. Zentralvenöser Katheter und intraarterielle Kanüle werden neu platziert. Der Eingriff wird komplikationslos und ohne Folgeschäden für den Patienten fortgesetzt.

92.2 Konsequenzen für den Patienten

Der Patient wurde dem Risiko schwerer Verletzung durch den Sturz vom Operationstisch ausgesetzt. Außerdem bestand die Gefahr, dass durch Fortsetzung des Eingriffs Folgeschäden übersehener Verletzungen auftraten. Hier ist insbesondere an eine Blutung im Bereich des rechten Armes mit Gefahr von hämorrhagischem Schock, Hämatombildung mit Gelenkschädigung und Kompartmentsyndrom zu denken. Dieses Risiko war durch die Antikoagulation für die Herz-Lungen-Maschine erhöht. Das Risiko war gegen das Risiko einer erneuten Narkose abzuwägen.

92.3 Interpretation aus Sicht des Anästhesisten

Der Sturz vom Operationstisch wurde dadurch ausgelöst, dass die OP-Schwester im Verlassen des Raums die Fernbedienung für die Tischsteuerung in der Hand hielt und unbemerkt beim Festhalten mit dem Daumen auf die Taste für das Kippen des Tisches nach rechts drückte. Dadurch kippte der Tisch soweit nach rechts, dass der Patient abrutschte. Das Abrutschen war aber nur möglich, weil außerdem die Gurtsicherung des Patienten als Vorbereitung für das Abwaschen und Desinfizieren bereits gelöst war. Da außer dem Anästhesisten niemand im Saal war, konnte der Absturz nicht durch Halten des Patienten verhindert werden.

Es handelt sich primär um einen Fall von menschlichem Versagen in Form eines unbeabsichtigten und nicht systematischen Fehlers (Drücken der Fernbedienung für den Tisch im Herausgehen). Dieser Fehler ist verbunden mit einer personellen Unterbesetzung durch eine hospitierende junge Schwester allein im Operationssaal, die in die Risiken der Bedienung der Tischsteuerung möglicherweise unzureichend eingewiesen war. Hinzu kommt ein kliniküblicher systematischer Fehler, das Lösen der Gurte für das Abwaschen, ohne den der Patient nicht abgestürzt wäre. Der Absturz hätte möglicherweise durch Anwesenheit weiterer Personen im Raum durch Festhalten verhindert werden können. Die Abwesenheit dieser Personen war möglicherweise durch anderweitige Aufgaben und insgesamt durch eine Unterbesetzung aller Operationssäle zu dem Zeitpunkt bedingt. Insofern kommen auch organisatorische Fehler als Komponenten der Unfallverursachung infrage.

92.4 Weiterführende Gedanken

Der Sturz vom Operationstisch ist eine schwere und nicht seltene Komplikation einer Operation. Die Ursache ist primär eine unzureichende Sicherung des Patienten, die auf menschliches Versagen oder technische Mängel zurückzuführen ist. In unserem Fall kommen menschliches Versagen und ein systematischer Fehler bei der technischen Sicherung zusammen. Über die primären Ursachen hinaus zeigt sich aber auch ein Zusammenhang mit organisatorischen Mängeln. Personalmangel erzeugt den Druck, die Überwachung und Sicherung des Patienten durch Anwesenheit zu vernachlässigen, um andere, scheinbar wichtigere Aufgaben zu übernehmen. Psychologisch ist das Phänomen zu beobachten, dass passiv-langweilig empfundene Überwachungsaufgaben trotz eindeutigen Auftrags häufig zugunsten aktiv-interessanter empfundener Tätigkeiten vernachlässigt werden. Ein technisches Problem ist die Möglichkeit, die Tischfernsteuerung durch Drücken nur einer Taste zu bedienen. Fernsteuerungen, bei denen zwei Tasten gleichzeitig gedrückt werden müssen, sind bezüglich des hier aufgetretenen Fehlers sicherer.

Take Home Message

Die Sicherung des Patienten auf dem Operationstisch darf nicht vernachlässigt werden. Stürze vom Operationstisch sind, wie andere Unfälle auch, meist auf das Zusammentreffen mehrerer einzelner Komponenten zurückzuführen, die im Einzelnen folgenlos bleiben, zusammen jedoch Schäden verursachen können.

92.5 Literatur

Rall M et al. Risiken und Gefahren durch Sturz vom OP-Tisch. Anästh Intensivmed 2010; 51: 61–63

93 Infusionsthorax

Michael St.Pierre

93.1 Klinischer Fall

Bei einem 10-jährigen Jungen wurde ein Tumor der hinteren Schädelgrube diagnostiziert. Das Kind ist normalgewichtig, klinisch gesund und soll dem Situs des Tumors entsprechend in sitzender Lage operiert werden. Da der Eingriff mittels Neuronavigation erfolgen wird, ist geplant, das Ausmaß der Tumorresektion noch vor Verschluss des OP-Gebiets mittels NMR zu verifizieren, um bei Resttumor noch in der gleichen Sitzung nachresezieren zu können. Somit ist bereits vor Beginn des Eingriffs klar, dass beim Patienten u. U. mehrfach zwischen der sitzenden Lagerung und der Rückenlage gewechselt werden muss. Der Patient wird als erster Punkt des Tages als TIVA mit Propofol und Sufentanil eingeleitet und nach Standard vorbereitet. Dieser Standard beinhaltet sowohl eine arterielle Kanülierung der Radialarterie zur invasiven Druckmessung und Blutgasanalyse als auch einen zentralvenösen Venenkatheter, der aufgrund der Nähe zum OP-Gebiet und zu erwartenden Problemen bei der Lagerung (Abknicken) nicht in die V. jugularis, sondern in die V. subclavia eingelegt wird. Bei der Wahl des ZVK entscheidet sich der Anästhesist für einen 2-Lumen-Katheter, der eigentlich erst für Erwachsene vorgesehen ist und punktiert relativ weit lateral mit resultierend längerem intrakutanen Verlauf. Im EKG zeigt sich eine eindeutige P-Wellen-Regression und es lässt sich in beiden Schenkeln venöses Blut aspirieren: Im distalen Schenkel problemlos, im proximalen Schenkel zögerlich. Der distale Schenkel wird an eine invasive Druckmessung des ZVD angeschlossen, über den proximalen Schenkel laufen Infusion und Narkosemedikamente.

Die Operation beginnt um 9 Uhr und gestaltet sich problemlos. Einzig ein ungewöhnlich hoher Anästhetika- und Analgetikabedarf erscheinen dem narkoseführenden Anästhesisten auffällig. Die Diurese kommt nur zögerlich in Gang, sodass gegen Mittag die Volumenzufuhr erhöht und Furosemid verabreicht wird. Gegen 14:30 Uhr erfolgt die Ablöse durch den Spätdienst, dem sowohl die Wahl des ZVK in Erwachsenengröße als auch der hohe Narkosemittelverbrauch übergeben werden. Zu diesem Zeitpunkt hat der Patient bereits 2500 ml kristalloide Lösung erhalten. Gegen 16:30 Uhr wird die Operation für eine erste NMR-Kontrolle unterbrochen. Der Patient wird von der sitzenden Position in Rückenlage verbracht und in das offene NMR eingefahren. Während der Lagerungsmaßnahmen gibt das Beatmungsgerät plötzlich Stenosealarm: die Obergrenze von 30 mbar wird überschritten. Der Anästhesist wechselt in den manuellen Beatmungsmodus und stellt eine drastisch reduzierte Compliance der Lunge fest: selbst Spitzendrücke von 50 mbar lassen gerade einmal 100 ml Atemzugvolumen erreichen. Die Sättigung beginnt zu fallen. Die FiO$_2$ wird auf 1,0 erhöht und der Patient wieder aus dem NMR herausgefahren, sodass er in toto zugänglich ist. Eine Auskultation ergibt ein deutlich abgeschwächtes Atemgeräusch auf der linken Seite, auf der auch der ZVK zu liegen kam. Da sich der Patient unter dem momentanen Beatmungsregime (manuell, FiO$_2$ 1,0) bei einer SpO$_2$ von 91 % eingependelt hat und auch der arterielle Druck konstant bleibt, entscheidet sich der Anästhesist gegen die sofortige blinde Thoraxpunktion und lässt stattdessen zur Sicherung seiner Verdachtsdiagnose „Pneumothorax" den Thorax mit Hilfe eines transportablen C-Bogens durchleuchten, der im Nachbarraum aufbewahrt wird. Auf dem Bildschirm lässt sich deutlich sehen, dass zwischen rechter Lunge und Thoraxwand ein breiter Saum besteht – ungewöhnlich erscheint in dem Moment der Aspekt, dass der Lungenflügel in diesem Saum zu flottieren scheint. Die Bitte an die anwesenden Neurochirurgen, dem Patienten eine Thoraxdrainage zu legen, wird von diesen mangels Erfahrung abgelehnt. Ebenso stellt sich heraus, dass weder im neurochirurgischen OP noch auf der angrenzenden Intensivstation Thoraxdrainagen vorrätig sind. Diese müssen folglich erst von der anästhesiologischen Intensivstation herbeigebracht werden. In den etwa 10 Minuten Wartezeit bleibt der Patient weiterhin auf niedrigem Niveau stabil. Als der Anästhesist in der Medioaxillarlinie eine

Thoraxdrainage einlegt, entweicht nicht etwa Luft – vielmehr wird er davon überrascht, dass sich insgesamt fast 3000 ml rosafarbene Flüssigkeit bestehend aus Blut, Propofol und Infusionslösung entleeren.

93.2 Konsequenzen für den Patienten

Nach Anlage der Thoraxdrainage normalisieren sich Beatmung und Oxygenierung. Am ZVK zeigt sich am distalen Schenkel nach wie vor eine unauffällige ZVD-Druckkurve, wohingegen sich am proximalen Schenkel kein Blut aspirieren lässt. Infusion und Medikamente werden an einen peripheren i. v. Zugang konnektiert und der weitere Verlauf der Operation gestaltet sich problemlos.

Der Patient wird nach der Operation auf die neurochirurgische Intensivstation verlegt und kann problemlos extubiert werden.

93.3 Interpretation aus Sicht des Anästhesisten

Der vorliegende Fall beschreibt die akzidentelle extravasale Lage eines ZVK-Lumens, die zu einer respiratorisch relevanten Kompression der rechten Lunge führt. Die klinische Diagnostik des Problems wird dadurch erschwert, dass ein Merkmal der Komplexität (nämlich die *zeitliche Latenz* zwischen Initiierung und Manifestation des Problems) das Geschehen bestimmt: Der Infusionsthorax bleibt so lange klinisch inapparent, als der Patient sich in sitzender Lage befindet und die Flüssigkeit sich dorsobasal ansammeln kann. Da eine ausreichende Menge an Anästhetika den Patienten erreicht, um diesen in Narkose zu halten, wird der Anästhesist nicht schon früher darauf aufmerksam, dass mit seinem zentralen Venenkatheter etwas nicht in Ordnung sein könnte. Durch die Übergabe an einen weiteren Kollegen verliert ein etwaiges „Bauchgefühl" des erstversorgenden Anästhesisten („Etwas ist bei diesem Kind anders als sonst") seine Bedeutung. Erst in dem Moment, in dem die aufrechte Lage aufgehoben und der Patient in Rückenlage verbracht wird, manifestiert sich die intrathorakale Volumenzunahme klinisch. Die Herausforderung

für den Anästhesisten besteht nun darin, die Informationen, die er bei der Patientenübergabe eher beiläufig bekommen hat („Das proximale Lumen ließ sich nicht so gut aspirieren"; „Merkwürdig, dass der Patient dauernd tachykard ist und so viel Narkose benötigt"), mit der neu aufgetretenen klinischen Situation zu verbinden und diese als Hinweis auf die Ursache des Problems zu identifizieren.

Glück im Unglück hatte der kleine Patient nicht auch zuletzt deswegen, weil die Anästhetikamenge immer ausreichend war, um ihn vor einem plötzlichen Aufwachen zu bewahren. Man mag sich nicht ausdenken, was passiert wäre, wenn das Kind angefangen hätte, sich zu bewegen, während der Neurochirurg noch in der hinteren Schädelgrube zugange ist.

Positiv erscheint die Entscheidung des Anästhesisten, bei leidlich stabiler klinischer Situation die Diagnose zu verfestigen, bevor eine invasive chirurgische Maßnahme initiiert wird. Die Tatsache, dass ein transportables Röntgengerät zum Patienten gebracht werden konnte, hat diese Entscheidung erleichtert; ein Transport des Patienten zur Röntgenabteilung wäre sicherlich ein nicht zu vertretendes vitales Risiko gewesen.

Der Fall verdeutlicht geradezu klassisch, wie erst das Zusammenspiel vieler Faktoren, von denen jeder für sich genommen nicht ausreichend gewesen wäre, zu dem geschilderten kritischen Zwischenfall führt. Die initiale Wahl einer nicht altersentsprechenden ZVK-Größe mit weiterem Abstand der Lumina; die laterale Punktionslage mit längerem intrakutanen Verlauf bis der Katheter das Gefäß erreicht und letztlich die notwendige Portion „Pech", dass das Lumen offensichtlich genau am Eintritt in das Gefäß zu liegen kommt: Weit genug im Gefäß, um initial eine teilweise Aspiration von Blut und im weiteren Verlauf eine ausreichende Zufuhr von Medikamenten zu ermöglichen (und damit den Anästhesisten in Sicherheit zu wiegen), doch so weit extravasal, dass klinisch relevante Flüssigkeitsmengen in den Thorax laufen konnten.

Take Home Message

Bei mehrlumigen ZVK müssen sich alle Schenkel venös aspirieren lassen. Ist eine Aspiration nicht möglich, gilt das betreffende Lumen als nicht intravasal und die Lage muss korrigiert werden.

93.4 Literatur

Wildenauer R, Kobbe P, Waydhas C. Bilateraler Infusothorax und Infusomediastinum nach Punktion der V. subclavia rechts. Unfallchirurg 2009; 112: 81–83

Doebel KU, Braun U. Bilateraler Hydrothorax mit Hydromediastinum nach akzidenteller Katheterdislokation. Anaesthesist 1999; 48: 900–903

Naguib M, Farag H, Joshi RN. Bilateral hydrothorax and hydromediastinum after a subclavian line insertion. Can Anaesth Soc J 1985; 4: 412–414

94 Intraarterielle Fehllage einer peripheren Venenverweilkanüle

Michael St.Pierre

94.1 Klinischer Fall

Ein 63-jähriger Patient mit schwerer COPD muss sich einer elektiven Operation unterziehen. Der Patient ist unter dem momentanen Therapieregime pulmonal gut kompensiert und hat in der präoperativen Blutgasanalyse unauffällige Parameter. Zusammen mit der medikamentösen Prämedikation hat er seine morgendliche Medikation eingenommen und wird subjektiv beschwerdefrei in den Einleitungsraum gebracht. Eine Anästhesiepflegekraft in der Weiterbildung nimmt den Patienten in Empfang, stellt die Identität und Nüchternheit des Patienten sicher und schließt diesen an das Standardmonitoring an. Aufgrund einer jahrzehntelangen intermittierenden Behandlung mit Kortikosteroiden hat der Patient mittlerweile ausgeprägte Veränderungen der Kutis und Subkutis („Pergamenthaut") mit einer damit verbundenen erhöhten Mobilität der subkutanen Venen. Ein anwesender PJ-Student übernimmt die Venenpunktion, kann diese jedoch nicht erfolgreich beenden. Ein 2. und 3. Punktionsversuch werden von der Pflegekraft übernommen, die jedoch ebenfalls frustran verlaufen. Da der Patient sichtlich stärkere Schmerzen an den Punktionsstellen hat und darüber hinaus über die mehrfach erfolglosen Punktionsbemühungen ungehalten ist, wird der zuständige Anästhesist hinzugezogen. Dieser beruhigt zunächst den Patienten und legt dann erfolgreich am distalen Unterarm im Bereich des dorsalen Handgelenks eine G20-Venenverweilkanüle. Die anfängliche Erleichterung über die erfolgreiche Punktion wird aber rasch durch den Umstand getrübt, dass die angeschlossene Infusion nicht läuft. Auch ein leichtes Zurückziehen der Kanüle führt nicht zum gewünschten Erfolg. Sowohl eine Inspektion der Einstichstelle als auch eine anschließende Injektion von 20 ml NaCl 0,9 % in die Venenverweilkanüle ergeben keine Besonderheiten: Weder gibt der Patient Schmerzen an, noch ist ein Paravasat zu erkennen. Da der Patient bemerkt, dass sich sowohl Pflegekraft als auch Arzt erneut mit dem Venenzugang beschäftigen, fragt er in etwas ungehaltenem Ton, ob denn etwa schon wieder etwas mit dem Venentropf nicht in Ordnung sei. Da unmittelbar nach der Injektion einige wenige Tropfen in die Tropfkammerfallen und er bei dem wenig kooperativen Patienten keine erneute Punktion vornehmen möchte, erklärt sich der Anästhesist die fehlende Laufrate durch die kleine Größe des Zugangs und ein etwaiges Anliegen der Kanüle an der Gefäßwand und entscheidet sich, die Narkose einzuleiten.

Nach ausreichender Präoxygenierung wird ein Perfusor mit Alfentanil gestartet und ein Bolus von 1,5 mg gegeben. Nach 1 Minute wird Propofol im TCI-Modus mit einer Zielkonzentration von 3,5 µg/ml gestartet. Unmittelbar nach Eintritt des Propofols in das Gefäß schreit der Patient auf: sowohl an der Einstichstelle als auch an der gesamten Hand verspürt er stärkste brennende Schmerzen. Augenblicklich ist auf dem Handrücken eine fleckige weiß-rötliche Verfärbung zu sehen. Der Perfusor mit Propofol wird sofort gestoppt. Bei der Diskonnektion der vermeintlichen Venenverweilkanüle kommt es zu einem stark pulsierenden Blutfluss. Die durchgeführte BGA bestätigt die arterielle Lage der Venenverweilkanüle.

94.2 Konsequenzen für den Patienten

Es werden sofort > 40 ml NaCl 0,9 % über die Kanüle appliziert, zudem 500 IE Heparin in NaCl 0,9 % gelöst. Anschließend wird die arterielle Kanüle entfernt. Der Patient wird nun zum 4. Mal punktiert, und dieses Mal verläuft die Einleitung über eine Handrücken-Venenverweilkanüle am kontralateralen Arm problemlos. Postoperativ verbleibt der Patient über Nacht im Aufwachraum, in dem die Durchblutung der Hand engmaschig überwacht wird. Es ergeben sich im weiteren Verlauf jedoch keine Hinweise auf Durchblutungsstörungen, sodass der Patient ohne Residuen auf die Normalstation entlassen werden kann. Auch hier gestaltet sich der weitere Verlauf unauffällig.

94.3 Interpretation aus Sicht des Anästhesisten

Im vorliegenden Fall führt die Kombination aus einer anatomischen Gefäßvariabilität mit einer humanfaktoriellen Einschränkung der Entscheidungsfindung zu einer intraarteriellen Injektion von Medikamenten. Einzig dem Umstand, dass die verwendeten Medikamente keine schwerwiegenden Komplikationen erzeugen ist die Tatsache zu verdanken, dass der Zwischenfall für den Patienten ohne Folgen bleibt.

Intraarterielle Injektionen stellen eine schwerwiegende perioperative Komplikation dar, zu deren perioperativen Häufigkeit sich auch 70 Jahre nach deren Erstbeschreibung keine verlässlichen Zahlen finden. Abhängig von Lage und appliziertem Medikament kann die Injektion zu akuten Schmerzen gefolgt von Ischämie, Nekrosen, Kompartmentsyndrom bis hin zum Verlust einer ganzen Extremität führen. Als Risikofaktoren sind erschwerte Punktionsverhältnisse (beispielsweise bei Adipositas), präexistente vaskuläre Anomalien oder bereits liegende intraarterielle Kanülen beschrieben worden. Da insbesondere letztgenannte häufig bei intubierten und analgosedierten Patienten vorkommen, die bei versehentlicher Injektion nicht mit Schmerzen antworten können, kann diese Komplikation längere Zeit unbemerkt bleiben. Tückisch am beschriebenen Fall ist der Umstand, dass die periphere Venenverweilkanüle nicht in der Ellenbeuge, bei der sich die A. brachialis in die A. radialis und A. ulnaris aufzweigt (Inzidenz 1–10%), sondern an einer „klassischen" Punktionsstelle am Handrücken gelegt wurde, an der sich die A. radialis in einen hoch abgehenden superfiziellen palmaren Bogen und einen superfiziellen Ramus antebrachii aufteilt (Inzidenz 1%). Als potenzielle Pathomechanismen der intraarteriellen Injektion werden Vasospasmen und direkte Embolien von Fremdmaterial diskutiert. Aufgrund der unzureichenden Datenlage und dem Fehlen von randomisierten Studien sind keine allgemein anerkannten Behandlungsalgorithmen

Tab. 94.1 Vorgehen bei iatrogener intraarterieller Injektion. Aufgrund fehlender Studien und geringer Fallzahlen beruhen alle Empfehlungen auf anekdotischer Evidenz und haben empirischen Charakter (nach Sen et al. 2005).

Allgemeine Maßnahmen
• Katheter in situ belassen (Diagnosesicherung [Druck, BGA, Angiografie] und Therapiemöglichkeit)
• Katheter spülen und Durchgängigkeit gewährleisten (z. B. NaCl 0,9%)
• intravenöse Antikoagulation beginnen: Heparinbolus 5000 IE, gefolgt von Heparinperfusor (Ziel: aPTT 1,5- bis 2-fach erhöht)
• Schmerztherapie: NSAID und Opioide
Spezifische Maßnahmen (fakultativ)
• intraarterielle Injektion von Lokalanästetikum: z. B. Lidocain max. 4 mg/kg/d
• Sympathikolyse der Extremität: z. B. Ganglion-stellatum-Blockade, axillärer Plexus bei oberer Extremität (cave: Antikoagulation!)
• intraarterielle Prostaglandingabe: z. B. Iloprost 2 ng/kg/d kontinuierlich i. a.
• selektive intraarterielle Thrombolyse: z. B. tPA
• in Einzelfällen: chirurgische Thrombektomie

vorhanden. Jede Behandlung sollte die folgenden 5 klinischen Endpunkte berücksichtigen:

1. symptomatische Schmerztherapie
2. Durchbrechung des arteriellen Vasospasmus
3. Aufrechterhaltung des Blutflusses zur distalen Extremität
4. Behandlung der pathophysiologischen Folgeerscheinungen (z. B. Ödem, Kompartmentsyndrom, Infektion, Nekrose, Gangrän)
5. Rehabilitation

▶ Tab. 94.1 gibt eine Übersicht über therapeutische Empfehlungen. Da als Folge einer intraarteriellen Injektion ein Kompartmentsyndrom entstehen kann, ist es wichtig, die klinischen Zeichen zu erkennen und ggf. eine chirurgische Dekompression durchzuführen.

Aus humanfaktorieller Sicht ist der Entscheidungsprozess des Anästhesisten, soweit er von einem Außenstehenden beurteilt werden kann, beachtlich: Obwohl Zweifel an der Validität des i. v. Zugangs bestehen, wird dieser zur Narkoseeinleitung verwendet. Da alles menschliche Handeln sich in

„Psycho-Logik" und nicht in rein rationalen Argumenten gründet, können die multiplen frustranen Punktionsversuche im Anästhesisten die Motivation hervorgerufen haben, dem Patienten eine erneute Punktion und sich selbst den Ärger des Patienten zu ersparen. Vorhandene Informationen („Der i. v. Zugang läuft nicht") werden dann so gedeutet, dass sie die getroffene Entscheidung bestätigen, und widersprüchliche Informationen werden nicht wahrgenommen oder umgedeutet („Das liegt an der Größe des Zugangs").

Take Home Message

- Bei Verdacht auf intraarterielle Fehllage einer Venenverweilkanüle sollte diese durch eine Blutgasanalyse oder eine invasive Druckmessung überprüft werden.

- Um die Injektion in intraarterielle Kanülen zu verhindern, sollten ausschließlich Systeme verwendet werden, die eine Aspiration zur BGA-Bestimmung, nicht jedoch eine Injektion zulassen. Eine Spülung erfolgt ausschließlich über den angeschlossenen Druckbeutel.

- Bei akzidenteller Injektion werden die in ▶ Tab. 94.1 aufgeführten Maßnahmen empfohlen.

94.4 Literatur

Brown MJ, Edstrom LE, Zienowicz RJ. A symptomatic radial artery anomaly and its surgical treatment. J Hand Surg 1999; 24: 178–181

Ipaktchi K, Ipaktchi R, Niederbichler AD, Vogt PM. Unrecognized handischemia after intraarterial drug injection: successful management of a "near miss" event. Patient Safety in Surgery 2008; 2: 32

Macintosh RR, Heyworth PA. Intra-arterial injection of pentothal. Lancet 1943; 2: 571

McCormack LJ, Cauldwell EW, Anson BJ. Brachial and antebrachial arterial patterns: a study of 750 extremities. Surg Gynecol Obstet 1953; 96: 43–54

Sen S, Chini EN, Brown MJ. Complications after unintentional intra-arterial injection of drugs: risks, outcomes, and management strategies. Mayo Clin Proc 2005; 80(6): 783–795

St. Pierre M, Hofinger G, Buerschaper C. Die Psychologie menschlichen Handelns. In: St. Pierre M, Hofinger G, Buerschaper C. Notfallmedizin. Human Factors und Patientensicherheit in der Akutmedizin. Heidelberg: Springer; 2011

Wood SJ, Abrahams PH, Sanudo JR, Ferreira BJ. Bilateral superficial radial artery at the wrist associated with a radial origin of a unilateral median artery [letter]. J Anat 1996; 189(3): 691–693

95 Zahnschaden bei vorgeschädigtem Gebiss und desolatem Zahnstatus

Berthold Bein, Elmar Biermann

95.1 Klinischer Fall

Bei einem 73-jährigen Patienten mit bekannter 3-Gefäß-Erkrankung soll eine aortokoronare Bypass-Operation durchgeführt werden. Bei der Prämedikation fällt auf, dass der Patient ein schadhaftes Gebiss hat. Mehrere Zähne sind offensichtlich kariös geschädigt, beide Frontzähne wackeln. Der Patient wird darauf hingewiesen, dass es bei der Intubation evtl. zu Zahnschäden kommen könnte, insbesondere im Bereich der schadhaften und lockeren Frontzähne. Auf eine explizite Niederschrift im Aufklärungsbogen wird verzichtet, da der zur Verfügung stehende Raum für Freitext bereits für die Dokumentation anderer schwerwiegenderer potenzieller Risiken und Komplikationen aufgebraucht wurde. Auf dem Narkoseprotokoll wird ein entsprechender Warnhinweis gut sichtbar vermerkt. Am OP-Tag gestaltet sich die Narkoseeinleitung zunächst unproblematisch. Nach suffizienter Maskenbeatmung wird der Patient relaxiert. Bei vollkommener muskulärer Entspannung (TOF = 0) wird von der Anästhesistin nun der Laryngoskopspatel in Kenntnis des desolaten Zahnstatus besonders vorsichtig eingeführt. Die Mundöffnung des Patienten ist jedoch eingeschränkt. Beim Versuch, die relativ große Zunge des Patienten zur Seite zu drängen, rutscht der Laryngoskopspatel plötzlich seitlich ab, wodurch es zu einem unkontrollierten Zurückschnellen des Laryngoskopgriffs gegen einen der lockeren Frontzähne kommt. Dieser wird dadurch vollständig luxiert und kann von der Anästhesistin mit minimalem Kraftaufwand aus dem Alevolarkamm herausgezogen und geborgen werden. Der hinzugerufene Oberarzt bestätigt das Vorliegen eines desolaten Zahnstatus und macht einen entsprechenden Vermerk im Narkoseprotokoll. Da es aus der Zahnwunde heraus nur minimal blutet, wird beschlossen, die Operation wie geplant durchzuführen. Der weitere operative Verlauf gestaltet sich komplikationslos. Der Patient wird intubiert und beatmet auf die Intensivstation verlegt. Nach

Extubation am Folgetag bemerkt der Patient das Fehlen des Frontzahns. Auf Nachfrage erklärt der Stationsarzt, der Zahn sei bei der Intubation herausgebrochen worden, was bei den schadhaften Zähnen des Patienten aber kaum zu vermeiden gewesen sei. Nach weiterem unauffälligen postoperativen Verlauf wird der Patient in die Anschlussheilbehandlung entlassen. 6 Wochen später übersendet der Patient eine Rechnung über zahnärztliche Behandlung in Höhe von 4300 € und bittet um Ausgleich der Rechnung durch das Klinikum.

95.2 Konsequenzen für den Patienten

Der Patient erleidet außer dem Verlust des Zahnes keine weiteren Schäden.

95.3 Interpretation aus Sicht des Anästhesisten

Grundsätzlich können ärztliche Maßnahmen immer mit Komplikationen einhergehen. Der Patient muss über typische Komplikationen einer ärztlichen Maßnahme aufgeklärt werden, auch wenn diese nur sehr selten eintritt. Beispielhaft sei hier die explizite Erwähnung der Komplikation „Querschnitt" bei Anlage eines Epiduralkatheters erwähnt. Typische Komplikationen müssen zudem handschriftlich im Narkoseaufklärungsbogen vermerkt werden, auch wenn sie bei der Darstellung der verschiedenen Anästhesietechniken im vorgedruckten Aufklärungsbogen schon erwähnt wurden. Im vorliegenden Fall wurde der Patient zwar im Prämedikationsgespräch auf das erhöhte Risiko für einen Zahnschaden aufgrund seines schadhaften Gebisses hingewiesen, eine handschriftliche Dokumentation unterblieb jedoch. Die Intubation selbst wurde kunstgerecht durchgeführt. Auch bei kunstgerechter Intubation kann es jedoch zur Beschädigung von Zähnen kommen, insbesondere wenn es sich um ein stark vorgeschädigtes Gebiss handelt. Wenn ein Zahnschaden eingetreten ist, muss der Befund von einem Zahnarzt konsiliarisch zeitnah (noch während oder unmittelbar nach der Operation) erhoben und schriftlich dokumentiert werden; die Bestätigung durch den hinzugerufenen anästhesiologischen Oberarzt ist hier nicht ausreichend. Im weiteren Verlauf empfiehlt sich eine persönliche postoperative Visite, bei der dem Patienten die Umstände des eingetretenen Zahnschadens im persönlichen Gespräch erläutert werden können. Außerdem sollte ein kurzes Zusatzprotokoll zum Narkoseprotokoll erstellt werden, in dem der genaue Ablauf der Maßnahme erläutert wird, die zum Eintritt des Schadens geführt hat. Für die meisten Klinikärzte besteht eine Berufshaftpflicht über ihren Arbeitgeber (jedenfalls solange, wie kein grob fahrlässiges oder vorsätzliches Handeln zum Schadenseinritt geführt hat). Insofern muss der eingetretene Schaden auch der Klinikverwaltung gemeldet werden.

95.4 Interpretation aus Sicht des Juristen

Die Rechtsprechung erkennt an, dass ein Zahnschaden anlässlich von In- oder Extubation nicht notwendigerweise auf einen Behandlungsfehler hindeutet, vorausgesetzt, die Voruntersuchungen waren adäquat und die Intubation erfolgte den Regeln des Fachgebiets entsprechend. Die Rechtsprechung hat insbesondere zur Kenntnis genommen, dass es auch dann, wenn aufgrund der Voruntersuchungen nicht mit Intubationsschwierigkeiten gerechnet werden musste, intraoperative Schwierigkeiten nicht auszuschließen sind, die es erforderlich machen, mehr Kraft und/oder eine größere Hebelwirkung auszuüben, um die Intubation erfolgreich durchführen zu können. Dabei ist nicht immer zu vermeiden, dass es zu einer Beschädigung des Zahnschmelzes oder einer Zahnkrone kommt (so OLG Hamburg 1995, AHRS 2320/117). Auch die Situation spielt eine Rolle, in der die Intubation vorgenommen werden musste (notfallmäßige Intubation/schwierige Intubation am Unfallort). Wenn kein Behandlungsfehler vorliegt und der Zahnschaden mithin auch bei Einhaltung der gebotenen Sorgfalt nicht sicher vermieden werden

konnte, dann handelt es sich um ein Eingriffsrisiko, das der Patient trägt, vorausgesetzt, er ist im Rahmen der Aufklärung auf dieses Risiko hingewiesen worden. Die gängigen Aufklärungs- und Anamnesebögen weisen ausdrücklich auf die Gefahr des Zahnschadens hin. Ist der Patient nicht ausreichend aufgeklärt worden, verteidigt sich der Arzt aber damit, der Patient hätte auch bei Aufklärung über das Risiko von Zahnschäden in die Maßnahme eingewilligt, muss nun der Patient plausibel darlegen, dass er bei der Mitteilung des Risikos eines möglichen Zahnschadens in einen Entscheidungskonflikt geraten wäre, ob er den Eingriff hätte durchführen lassen oder nicht. Ist der Patient im Aufklärungsgespräch auf das Risiko von Zahnschäden hingewiesen worden und lässt sich dies belegen, dann ist es unschädlich, wenn das Risiko des Zahnschadens nicht noch einmal handschriftlich im Feld des Freitextes aufgeführt wurde. Die Aufklärung bedarf grundsätzlich keiner Form, auch eine mündliche Aufklärung ist nach derzeitiger Rechtslage wirksam. Die Dokumentation, die Schriftform der Aufklärung, ist nicht Wirksamkeitsvoraussetzung, sie wird (nur) zu Beweiszwecken aber dringend empfohlen.

95.5 Weiterführende Gedanken

Ein stark schadhaftes Gebiss stellt eine Begleiterkrankung des Patienten dar, die durchaus für das Operationsergebnis relevant sein kann. Dies betrifft nicht nur die Gefährdung des Patienten durch einen herausgebrochenen Zahn (Aspiration, Blutung), sondern auch durch das kariöse Gebiss als potenzielle Infektionsquelle. Bei elektiven Eingriffen muss daher immer interdisziplinär abgewogen werden, ob nicht vor der geplanten Operation eine Sanierung des schadhaften Gebisses erfolgen sollte.

> ### Take Home Message
>
> Ein Zahnschaden stellt eine seltene, aber typische Komplikation bei jeder Allgemeinanästhesie (und potenziell auch jeder Regionalanästhesie) dar. Der Patient muss darüber im Prämedikationsgespräch explizit aufgeklärt werden; dort, wo der Zahnstatus ein besonders marodes Bild ergibt und die Gefahr der Zahnschädigung ein besonderes Risiko dieses Patienten darstellt,

sollte dies noch einmal handschriftlich erwähnt werden. Sonst sind Hinweise oder Unterstreichungen im Text ausreichend. Falls ein Zahnschaden eingetreten ist, ist eine sorgfältige Befunddokumentation durch einen zahnärztlichen Konsiliarius notwendig. Ein persönliches Gespräch mit dem Patienten empfiehlt sich; eine Schadensmeldung an die Berufshaftpflichtversicherung muss erfolgen.

96 Patientenverletzung durch umherfliegenden Perfusor im MRT

Berthold Bein

96.1 Klinischer Fall

Bei einem 4-jährigen Jungen soll wegen rezidivierender Krampfanfälle eine MRT-Untersuchung in Allgemeinanästhesie erfolgen. Der Patient wird vom diensthabenden Pädiater ins MRT begleitet. Bei Ankunft des Anästhesisten befindet sich der Patient bereits auf der MRT-Untersuchungsliege, allerdings noch außerhalb der 30-Gauss-Linie. Das Kind ist bei Ankunft im MRT bereits intubiert und wird mit einem Transportrespirator beatmet; die Analgosedierung zum Transport wurde mit Fentanyl und Dormicum via zweier Perfusoren durchgeführt. Die bereits vor dem Anästhesisten vor Ort eingetroffene Anästhesiepflegekraft hat die beiden Perfusorspritzen mit Fentanyl und Dormicum bereits in die MRT-tauglichen Spritzenpumpen eingespannt, die beide fest an einem ebenfalls MRT-tauglichen Narkosewagen angebracht sind. Bei der Übergabe an den Anästhesisten weist der Pädiater darauf hin, dass das Kind ohne vasoaktive Substanzen kreislaufstabil sei und unter der laufenden Analgosedierung die Beatmung auf dem Transport gut toleriert habe. Er bittet den Kollegen darum, am Ende der Untersuchung eine Blutgasanalyse durchzuführen, da das Gerät auf der pädiatrischen Intensivstation derzeit defekt sei und daher die Blutgasanalysen ins Zentrallabor gesendet werden müssten. Der Pädiater demonstriert dem Anästhesisten den liegenden ZVK in der V. jugularis interna rechts. Der Kopf des Patienten mit dem Endotrachealtubus und dem ZVK sind frei zugänglich, Thorax und Unterkörper sind mit einer angewärmten Decke abgedeckt. Zur Überprüfung der beidseitigen Beatmung schlägt der Anästhesist die Decke zurück und auskultiert das Kind. Er entschließt sich außerdem, das Sedierungsregime mit den vom Pädiater gewählten Perfusorlaufraten weiterzuführen. Nach Konnektion des Tubus an das Kreisteil des MRT-tauglichen Anästhesiegeräts gibt er das Kind zur Untersuchung frei. Beim Vorschieben der Untersuchungstrage kommt es plötzlich zu einer ruckartigen Bewegung unter der Patientendecke und eine bis dahin unbemerkte weitere Spritzenpumpe bewegt sich mit hoher Geschwindigkeit in die MRT-Gantry, wo sie schließlich an der Außenhülle aufschlägt. Es gelingt dem anwesenden Personal jedoch mit vereinten Kräften, den Perfusor vom MRT zu lösen und in Sicherheit zu bringen, ohne die Notabschaltung betätigen zu müssen. Bei der anschließenden Untersuchung fallen im Bereich des rechten Oberschenkels des Jungen mehrere Schürfwunden auf, die offenbar von der Befestigungsschraube der Spritzenpumpe stammen.

96.2 Konsequenzen für den Patienten

Bis auf die oberflächlichen Abschürfungen ist der Patient nicht verletzt worden. Die Untersuchung konnte wie geplant stattfinden.

96.3 Interpretation aus Sicht des Anästhesisten

Anästhesien außerhalb der vertrauten Umgebung einer Operationseinheit mit mehreren Sälen, sei es in einem dezentralen Operationssaal oder zu diagnostischen Zwecken in Radiologie und Endoskopie, sind potenziell risikoträchtig. Eine Analyse abgeschlossener Versicherungsfälle der American Society of Anesthesiologists zeigte kürzlich, dass der Anteil von Todesfällen an allen Versicherungsfällen bei dezentral durchgeführten Narkosen höher ist als bei Anästhesien im Operationssaal. Ursächlich dafür könnte sein, dass das eingesetzte Personal mit den Gegebenheiten in der dezentralen Einheit, die meist auch nur gelegentlich betrieben wird, weniger vertraut ist als mit alltäglich genutzten Arbeitsbereichen. Im Bereich des MRT-Scanners kommen noch die besonderen Bedingungen hinzu, die durch das starke Magnetfeld hervorgerufen werden. Eine genaue Kenntnis der Verhaltensmaßregeln und der Einschränkungen bezüglich der unmittelbaren Zugänglichkeit zum Patienten, müssen dem betreuenden Anästhesisten bekannt sein. Im vorliegenden Fall wurde die Patientengefährdung dadurch verursacht, dass bei der Übergabe auf eine sorgfältige Inspektion des Patienten verzichtet wurde. Der zwischen den Beinen des Kindes befindliche Perfusor enthielt eine handelsübliche kristalloide Lösung zum Flüssigkeitsersatz, deren Bedeutung im Vergleich zu anderen Medikamenten, wie vasoaktiven Substanzen bzw. Analgetika und Sedativa, ärztlicherseits häufig eher gering eingeschätzt wird. Daher hatte der Pädiater bei der Übergabe auch nicht auf diesen Perfusor explizit hingewiesen. Da sich das Kind bei Ankunft von Anästhesiepflegekraft und Anästhesisten bereits zugedeckt auf der MRT-Untersuchungsliege befand und die Abdeckung durchaus nachvollziehbar und sinnvoll dem Wärmeerhalt diente, unterblieb die sorgfältige Inspektion des Patienten. Diese sollte aber immer erfolgen, da sich auch andere Gegenstände, wie Kuscheltiere o.ä., am Patienten befinden können, die möglicherweise ferromagnetisches Material enthalten.

96.4 Weiterführende Gedanken

Die Übergabesituation stellt eine wichtige und komplexe Schnittstelle dar, bei der viel Information in relativ kurzer Zeit ausgetauscht werden muss. Für solche Situationen, die auch in anderen sensiblen Bereichen wie z.B. der Luftfahrt auftreten, hat sich eine stark formalisierte und strukturierte Kommunikation in Form von Checklisten bewährt. Diese können natürlich individuell der Situation und dem Gegenüber angepasst werden, sollten aber im Fall einer Narkose mindestens die Punkte Atemweg, Beatmung, Hämodynamik, Medikamente und Besonderheiten (z.B. Medikamentenunverträglichkeiten etc.) umfassen. In der Notfallmedizin hat sich hier z.B. das ABCDE-Schema (*A*temweg, *B*eatmung, *C*irculation, *D*isability, *E*nvironment) bewährt, das je nach Einsatzort modifiziert werden kann.

> **Take Home Message**
>
> Bei Übergabe eines Patienten sollte dieser immer sorgfältig „von Kopf bis Fuß" inspiziert werden, um sich einen Überblick über die Lage der Zugänge, Wunddrainagen etc. zu verschaffen. Dies betrifft auch am Patienten befindliches Fremdmaterial (Piercing, Ehering) und mitgebrachte persönliche Dinge (Hörgeräte, Brillen, Kuscheltiere) sowie medizinische Geräte wie Spritzenpumpen und dergleichen.

97 Hämatopneumothorax nach mehrfacher Punktion

Berthold Bein

97.1 Klinischer Fall

Bei einem 78-jährigen Patienten mit einer koronaren 3-Gefäß-Erkrankung soll eine aortokoronare Bypass-Operation durchgeführt werden. Der Patient wiegt 56 kg bei 180 cm Größe und befindet sich insofern in deutlich reduziertem Allgemein- und Ernährungszustand. Nach Legen einer Kanüle in die A. radialis in Lokalanästhesie wird die Allgemeinanästhesie mit Propofol und Sufentanil problemlos eingeleitet. Geplant ist die Anlage eines 3-lumigen ZVK in die rechte V. jugularis interna (Standardzugang). Ein erfahrener Facharzt für Anästhesie führt die Punktion durch. Die palpatorische Identifizierung der entsprechenden Landmarken (Prominentia laryngea und A. carotis) gelingt sehr einfach. Dennoch verlaufen mehrere Punktionsversuche frustran. Schließlich wird bei einem Punktionsversuch die A. carotis getroffen. Nach Herausziehen der Kanüle bildet sich rasch ein großes Hämatom im Bereich der Halsweichteile. Daraufhin wechselt der Facharzt die Halsseite und versucht, die linke V. jugularis interna zu punktieren. Auch dies gelingt nicht. Schließlich wird auch auf dieser Seite die A. carotis akzidentell punktiert. Daraufhin informiert der Facharzt den zuständigen Bereichsoberarzt. Dieser erscheint prompt und begrüßt das anwesende Team (Facharzt, Fachpflegekraft) mit den Worten: „Jetzt lasst mal Profis ran!" Er entscheidet sich, erneut auf der rechten Halsseite zu punktieren. Dies gelingt jedoch bei mehreren Versuchen nicht. Der Facharzt kommentiert die fehlgeschlagenen Versuche mit den Worten: „Gut, dass jetzt Profis am Werk sind." Der Oberarzt reagiert darauf nicht. Er entschließt sich nun, die rechte V. anonyma zu punktieren. Dabei kommt es relativ rasch zur Aspiration von Luft in die aufgesetzte Spritze, kurz darauf füllt sich die Spritze schlagartig mit hellrotem Blut. Daraufhin Abbruch der Punktionsversuche durch den Oberarzt. Er lässt jetzt ein Ultraschallgerät herbeischaffen. Bei der sonografischen Untersuchung der rechten Halsseite

zeigt sich, dass dort offenbar kein großes venöses Gefäß vorhanden ist (anatomische Variante). Außerdem ist ein ausgeprägtes Hämatom sichtbar. Die Untersuchung der linken Halsseite ergibt, dass dort die V. jugularis interna direkt unterhalb der A. carotis verläuft. Daraufhin entscheidet sich der Oberarzt dafür, die linke V. subclavia zu punktieren. Diese Punktion gelingt landmarkengestützt ohne Probleme. Intraoperativ zeigt sich, dass der Patient einen Hämatopneumothorax rechts hat. Eine akute Blutung lässt sich nicht mehr nachweisen. Der Patient wird wie üblich mit einer Thoraxdrainage versorgt und beatmet auf die Intensivstation verlegt. Der postoperative Verlauf gestaltet sich wegen eines ausgeprägten postoperativen Delirs schwierig. 6 Wochen postoperativ wird der Patient schließlich in eine neurologische Frührehabilitation verlegt.

97.2 Konsequenzen für den Patienten

Der Patient hat einen Hämatopneumothorax erlitten, außerdem ein ausgeprägtes Hämatom im Bereich der rechten Halsseite. Inwiefern dies für den weiteren Verlauf des Patienten von Bedeutung war, kann nur schwer abgeschätzt werden. Denkbar ist immerhin eine Flussbehinderung im Bereich der A. carotis, die möglichweise zu einer zerebralen Ischämie während des kardiopulmonalen Bypasses beigetragen haben könnte.

97.3 Interpretation aus Sicht des Anästhesisten

Neben dem Atemwegsmanagement stellt die Kanülierung arterieller und zentralvenöser Gefäße eine potenziell komplikationsträchtige Intervention dar, die elementarer Bestandteil der anästhesiologischen Tätigkeit ist. Fehlpunktionen sind häufig, allerdings sind bleibende Schäden die Ausnahme. Die Narkose wurde von einem erfahrenen Facharzt durchgeführt, der die Punktion – wie in der betreffenden Klinik üblich – an Hand von Landmarken versuchte. Der zuständige Bereichsoberarzt wurde allerdings erst informiert, als es auf beiden Seiten zu einer arteriellen Fehlpunktion gekommen war, auf der rechten Seite mit Ausbildung eines erheblichen Hämatoms. Ursache dafür ist möglicherweise der flapsige Kommentar des Oberarztes, der evtl. humorvoll gemeint war und zur Entkrampfung der Situation beitragen sollte, aber auf Kosten des Facharztes ging und dessen Bemühungen als „unprofessionell" abqualifizierte. Gerade in emotional belasteten Situationen ist es sinnvoller, einen sachorientieren Kommunikationsstil zu pflegen. Der hinzugerufene Oberarzt setzte trotz der vorangegangenen frustranen und mit Komplikationen einhergegangenen Punktionen die auf Landmarken basierenden Punktionsversuche fort. Erst nach iatrogenem Hervorrufen eines Pneumothorax und erneuter arterieller Punktion wurde versucht, der Ursache für die Punktionsprobleme auf den Grund zu gehen. Es wäre insbesondere für die Interaktion mit dem Facharzt günstig gewesen, sofort sonografisch nach der Ursache zu fahnden, um dem Kollegen zu signalisieren: „Wenn du erhebliche Punktionsprobleme mit der Landmarkentechnik hast, dann liegt dies nicht an deinem mangelnden manuellen Geschick." Andererseits muss auch in einem kollegialen Gespräch geklärt werden, warum der zuständige Bereichsoberarzt erst nach dem Eintreten von 2 Komplikationen hinzugerufen wurde. Tatsächlich zeigte sich beidseits eine anatomische Normvariante, die eine erfolgreiche Punktion basierend auf Landmarken nahezu unmöglich machte. Dass der Oberarzt die Punktion der V. subclavia schließlich wieder ohne sonografische Kontrolle durchführte, spricht dafür, dass die sonografisch gestützte Punktion in der betreffenden Klinik nicht üblich ist und daher darin auch keine Expertise besteht.

97.4 Weiterführende Gedanken

Das zielgerichtete Management von schwierigen Situationen entscheidet in erheblichem Maß über das Outcome der Patienten. Insofern war beispielsweise das Einführen eines Algorithmus zum Management des schwierigen Atemwegs ein Durchbruch im Hinblick auf mehr Patientensicherheit. Die Punktion arterieller und großer zentralvenöser Gefäße ist ebenfalls häufig mit Komplikationen verbunden, und fehlgeschlagene Versuche können potenziell sowohl mit erheblichen Zeitverlusten als auch, wie im obigen Beispiel, mit einer Gefährdung des Patienten einhergehen.

> ### Take Home Message
> Grundsätzlich ist zu überlegen, ob für alle Maßnahmen, die häufig durchgeführt werden (Atemwegs-Management, zentralvenöse Punktion, Blasenkatheterisierung) und potenziell mit relevanten Komplikationen einhergehen können, ein verbindlicher Algorithmus bzw. eine Standard-Arbeitsanweisung erstellt werden sollten.

98 Fehllage eines ZVK bei Neugeborenenanästhesie in Bauchlage

Henning Ohnesorge, Elmar Biermann

98.1 Klinischer Fall

Bei einem neugeborenen Kind (38. SSW, 2050 g) mit Enzephalozele des Hinterkopfes wird wenige Stunden nach der Geburt der Defekt gedeckt. Das Neugeborene ist bereits unmittelbar postpartal bei einer komplexen Fehlbildung der oberen Luftwege fiberoptisch intubiert worden. Außer 2 periphervenösen Zugängen werden vor Verlegung in den neurochirurgischen OP keine weiteren Gefäßzugänge gelegt. Im Rahmen der anästhesiologischen präoperativen Vorbereitungen ist daher die Anlage eines zentralvenösen Katheters und eines arteriellen Zugangs geplant. Aufgrund der besonderen Lagerung im Kopf-Hals-Bereich mit einer vollständigen Entlastung der Enzephalozele im Hinterkopfbereich ist primär die Punktion der V. und A. femoralis geplant. Die Gefäßpunktion ist schwierig, insbesondere lässt sich nach mehrfacher erfolgreicher venöser und arterieller Punktion der Seldinger-Draht nicht über die Spitze der Punktionskanüle hinaus vorschieben. Schließlich lässt sich nach Aspiration von venösem Blut ein 1-lumiger zentraler Venenkatheter über die Leiste platzieren, der gut aspirabel ist. Eine Blutgasanalyse aus dem aspirierten Blut wird nicht vorgenommen, da bereits während der Punktionsversuche eine arterielle Blutprobe gewonnen werden konnte, aus der eine Blutgasanalyse bestimmt wurde. Diese zeigte normale Partialdrücke für O_2 und CO_2, einen ausgeglichenen Säure-Basen-Haushalt und Serumelektrolyte sowie eine Hämoglobinkonzentration von 14,5 g/dl. Aufgrund der schwierigen Punktionsverhältnisse und der Entwicklung beidseitiger Leistenhämatome wird bei stabilen Kreislaufverhältnissen auf die Anlage eines arteriellen Zugangs verzichtet. Nach Freigabe des Patienten erfolgt die Umlagerung in Bauchlage, es wird auf eine gute Sicherung des Atemwegs und der Gefäßzugänge geachtet und ein erneuter Aspirationstest des liegenden ZVK durchgeführt. Die Infusions- und Pharmakotherapie erfolgt im Wesentlichen über den ZVK. Ca. 30 Minuten nach OP Beginn entwickelt das Kind eine zunehmende Kreislaufdepression bei einem mäßigen Blutverlust, es erfolgt eine Blutentnahme über den ZVK für eine BGA. Diese zeigt eine ausgeprägte metabolische Azidose mit einem BE von − 12 und eine Anämie mit einem Hb von 4,3 g/dl. Die weiteren Werte sind mit Ausnahme einer leichten Hyperkaliämie unauffällig. Es erfolgt die Substitution von 2 × 20 ml Erythrozytenkonzentrat über den periphervenösen Zugang und eine Pufferung mit 10 ml NaBi. Bei persistierender Kreislaufinsuffizienz erfolgt die fraktionierte Gabe von 2 µg Suprarenin und eine erneute Blutentnahme aus dem ZVK für eine BGA. Diese zeigt weiterhin eine ausgeprägte Anämie mit einem Hb von 4,5 g/dl und metabolische Azidose mit einem BE von − 8. Bei jetzt deutlich reduziertem Blutverlust erfolgt die erneute Transfusion von insgesamt 40 ml Erythrozytenkonzentrat sowie 20 ml Frischplasma und die erneute Pufferung mit 10 ml NaBi. Bei stabilisierten Kreislaufverhältnissen erfolgt eine erneute Blutentnahme für eine BGA, die erneut einen Hb von 4,7 g/dl bei noch leichter Azidose (BE − 6) und Hyperkaliämie (K^+ 5,6 mmol/l) zeigt. Nach erneuter Rückfrage beim Operateur, der wesentliche Blutverluste verneint, wird beim Verdacht auf eine Fehllage des Venenkatheters auf eine weitere Nutzung desselben verzichtet, aufgrund des OP-Situs ist eine Umlagerung des Patienten zu einer erneuten Punktion jedoch nicht möglich, sodass die Anästhesie und Volumentherapie nach rein klinischen Parametern über den nicht rückläufigen periphervenösen Zugang fortgeführt wird. Der Operateur wird auf die Problematik hingewiesen und gebeten, den Eingriff so rasch wie möglich zu beenden. Der Eingriff kann nach 1 Stunde beendet werden, insgesamt werden weitere 40 ml Frischplasma und 10 ml Erythrozytenkontrat transfundiert. Postoperativ kann nach Deckung des Defekts am Hinterhaupt in üblicher Lagerung eine ZVK-Anlage über die V. subclavia erfolgen. Eine abschließende zentralvenöse BGA zeigt einen Hb von 16 g/dl bei einem ausgeglichenen Säure-Basen-Haushalt und unauffälligen Serumelek-

259

trolyten. Sonografisch zeigt sich bei leicht gespannter Bauchdecke freie Flüssigkeit in der Bauchhöhle, in der sich bei Injektion von isotonischer Kochsalzlösung durch den in der Leiste liegenden Katheter eine Blasenbildung zeigt. Über den Katheter wird daraufhin 20 ml einer blutigen Flüssigkeit aspiriert, danach ist der Katheter nicht mehr rückläufig und wird entfernt.

98.2 Konsequenzen für den Patienten

Das Outcome des Patienten wird im Wesentlichen durch die komplexe Fehlbildungssymptomatik mit einem ausgeprägten Hydrozephalus bestimmt werden. Postoperativ bestanden jederzeit stabile Kreislaufverhältnisse, die Leistenhämatome bildeten sich zurück und die Wiederaufnahme der gastrointestinalen Motilität erfolgte zeitgerecht. Allerdings muss festgestellt werden, dass die Fehllage des Katheters und der Blutverlust über die Leistenhämatome zu der intraoperativen Kreislaufinstabilität beigetragen haben. Angesichts des eingeschränkten Monitorings kann das Ausmaß der intraoperativen Entgleisung jedoch nicht beurteilt werden.

98.3 Interpretation aus Sicht des Anästhesisten

Punktionen zentraler Gefäße bei Früh- und Neugeborenen sind schwierig und risikobehaftet. Dieser Fall zeigt die besondere Problematik anhand einer untypischen Komplikation – der intraabdominellen Fehllage eines Katheters, die aufgrund einer Hämatomentwicklung mit blutiger freier Flüssigkeit im Abdomen erst verzögert erkannt wurde. In diesem Fall war die präoperative Punktion der V. subclavia oder V. jugularis interna Aufgrund der Hinterhauptenzephalozele nicht möglich. Die Möglichkeit, über den platzierten Katheter eine blutige Flüssigkeit aspirieren zu können, führte zunächst zu der Fehlinterpretation einer korrekten intravasalen Lage. Auch die rasche Resorption von intraperitoneal applizierten Pharmaka führte zu einer klinischen Wirksamkeit, die die intravasale Lage des Katheters scheinbar bestätigt hat. Erst die wiederholte Durchführung von Blutgasanalysen mit Befunden, die nicht mit dem klinischen Verlauf übereinstimmten, führte zu der Verdachtsdiagnose einer Fehllage des Katheters, die aufgrund der besonderen Konstellation erst postoperativ verifiziert werden konnte.

Grundsätzlich besteht bei einem intrakraniellen Eingriff bei einem Neugeborenen die Indikation zu einem erweiterten Monitoring. Aufgrund des möglichen Blutverlustes, der Volumenverschiebungen, der Überprüfung der Blutgase und des Blutzuckers, sind regelmäßige Blutgasanalysen sinnvoll. Aufgrund verschiedenster Komplikationsmöglichkeiten sollte die korrekte Lage eines zentralen Venenkatheters jedoch radiologisch verifiziert werden. Andererseits ist eine zentrale Gefäßpunktion bei Früh- und Neugeborenen häufig nur in Narkose oder zumindest tiefer Sedierung möglich, sodass die Anlage meist direkt präoperativ im OP erfolgt und daher auf eine unmittelbare Lagekontrolle verzichtet wird. In diesem Fall wäre jedoch eine Gefäßpunktion nach Intubation auf der Intensivstation sinnvoll gewesen und hätte die Lagekontrolle ermöglicht.

98.4 Interpretation aus Sicht des Juristen

Die Anlage eines zentralen Venenkatheters erfordert aufgrund der klinisch relevanten Komplikationsmöglichkeiten eine Aufklärung des Patienten bzw. seiner Vertreter (Eltern, Bevollmächtigte, Betreuer). Diese Aufklärung sollte die typischen Komplikationen unabhängig von ihrer Häufigkeit umfassen. Im Falle eines ZVK bei Neugeborenen sind daher u. a. folgende Komplikationsmöglichkeiten zu erwähnen: Infektion mit folgender Sepsis, Hämatom, Verletzung umliegender Organe, Thrombose (v. a. im Rahmen einer geplanten Punktion der V. femoralis), Herzbeuteltamponade, Pneumothorax. Eine sorgfältige Dokumentation der Aufklärung ist aus Beweissicherungsgründen dringend geboten.

98.5 Weiterführende Gedanken

Als Alternative zu einem Katheter, der über eine zentrale Venenpunktion über Seldinger-Technik eingelegt wird, bietet sich bei einem Neugeborenen die Anlage eines Nabelvenenkatheters an. Grundsätzlich lässt sich in dieser Technik häufig eine korrekte zentrale Katheterlage erzielen, allerdings sind auch Fehllagen, wie z.B. intraabdominell beschrieben (Haase et al. 2011).

> **Take Home Message**
>
> Die Anlage eines zentralen Venenkatheters ist insbesondere bei Früh- und Neugeborenen ein komplikationsbehafteter Eingriff, der eine Aufklärung der Eltern/Betreuer erfordert. Bei unklarer Klinik sollten auch seltene Komplikationen, wie eine intraabdominelle oder intrapleurale Fehllage, in Erwägung gezogen werden.

98.6 Literatur

Haase R, Hein M, Thale V, Vilser C, Merkel N. Umbilical venous catheters – analysis of malpositioning over a 10-year period. Z Geburtshilfe Neonatol 2011; 215(1): 18–22

99 Druckinfusion/-transfusion paravenös über einen peripheren Venenweg bei anliegendem Arm

Berthold Bein, Jochen Renner

99.1 Klinischer Fall

Wir berichten über einen 62-jährigen Patienten mit einer 3-Gefäß-KHK, der sich zu einer elektiven aortokoronaren Bypass-Versorgung (ACB) vorstellt. Der Patient befindet sich in einem guten, kompensierten Allgemeinzustand und normalem Ernährungszustand, neben einem arteriellen Hypertonus ist noch ein Diabetes mellitus, mit oraler Medikation führbar, erwähnenswert. Zur Narkoseeinleitung kommt der Patient mit einer am Vortag am rechten Handrücken gelegten Braunüle der Größe 20 G rosa (Vasofix Braunüle). Die Braunüle wird durch den anwesenden Facharzt der Anästhesie getestet (10 ml Kochsalz 0,9% werden verabreicht), für durchgängig und intravasal liegend befunden. Es wird die Schwerkraftinfusion konnektiert, die ebenfalls problemlos in einer angemessenen Geschwindigkeit infundiert. Die Narkose wird problemlos über die liegenden Braunüle der Größe 20 G eingeleitet, der Patient ist zeitgerecht anästhesiert, relaxiert und im Folgenden intubiert. Neben den erforderlichen zentralvenösen und arteriellen Kanülierungen wird noch ein weiterer peripherer Venenzugang in eine Kubitalvene am linken Arm der Größe 16 G grau gelegt, der zunächst nur mit einer Verlängerung versehen und dem Bedarfsfall vorgehalten wird, da die 20 G-Braunüle sehr gut „läuft" und schon mit einem Infusionsset versehen ist. Der Patient wird im Folgenden für den anstehenden Eingriff angemessen gelagert, was ein Einwickeln der Arme mit Lagerungswatte sowie ein Anlagern der geschützten Arme vorsieht. Der weitere Verlauf zeigte sich unproblematisch, die Infusion über die 20 G-Braunüle lief mit niedriger Flussrate bis zum Anschluss der Herz-Lungen-Maschine (HLM) weiter, wurde dann abgestellt. Nach dem Weaning von der HLM sollte über die angeschlossene, rosa 20 G-Braunüle, die vorbereitete Kurzinfusion mit Protamin verab-

reicht werden. Nun zeigte sich jedoch trotz freiem Durchflussregler eine sehr niedrige Flussrate, sodass die Infusion auf die verlängerte Braunüle 16 G grau umgesteckt wurde. Hier zeigte sich ebenfalls eine nicht angemessene Flussrate, sodass die Protamin-Kurzinfusion über einen zwischengeschalteten 3-Wege-Hahn mittels einer 20 ml-Spritze „händisch" beschleunigt wurde. Wie später von dem durchführenden Anästhesisten geschildert wurde, konnte er bei der Gabe der 20 ml-Portionen einen leichten, federnden Widerstand spüren, wie er gelegentlich auch zu bemerken ist, wenn die Infusionsleitung unter der Wicklung und Anlagerung der Arme leicht geknickt ist. Im weiteren Verlauf wurden in dieser Art noch 500 ml kristalloides und 500 ml kolloidales Volumen sowie 1 Erythrozytenkonzentrat (EK) verabreicht. In der in der Zwischenzeit durchgeführten Kontrolle der Activated Clotting Time (ACT), zeigte sich ein nach wie vor hoher Wert der ACT > 400 s, wie er für die Dauer der HLM erwünscht ist, nicht jedoch nach einer Antagonisierung mit Protamin. Es wurde eine weitere geringere Menge an Protamin verabreicht, nun jedoch als Bolus zentralvenös, parallel wurde der zuständige Oberarzt informiert. In der gemeinsamen Aufarbeitung des Verlaufs erhärtete sich der Verdacht, dass die „händische Druckinfusion" über die graue 16 G-Braunüle möglicherweise paravenös verabreicht wurde. Nach Beendigung der Operation und Endlagerung des Patienten zeigte sich ein in erster Linie deutlich geschwollener linker Oberarm, aber auch Teile des proximalen Unterarmes waren betroffen. Der Patient wurde mit dem Vermerk im Narkoseprotokoll einer stattgehabten paravenösen Applikation von Volumen (kristalloid und kolloidal), von einem EK und einer Kurzinfusion von Protamin sowie einer mündlichen Übergabe an die weiter behandelnden Kollegen auf die Intensivstation verlegt. Hier erfolgte eine konsequente Armhochlagerung und moderate Kühlung.

99.2 Konsequenzen für den Patienten

Erfreulicherweise hat diese versehentliche paravenöse Applikation von Volumen, EK und Protamin dem Patienten keine nennenswerten weiteren Probleme bereitet. Dennoch sind zahlreiche Fallberreichte verfügbar, in denen eine Paravasation z.B. von kristalloidem Volumenersatz, von Mannitol und von Kontrastmittel, um nur einige zu nennen, zu einem ausgeprägten Kompartmentsyndrom mit unterschiedlichem Ausgang geführt haben (Benson, Sathy u. Port 1996; Edwards, Samuels u. Fu 2003; Willsey u. Peterfreund 1997).

99.3 Interpretation aus Sicht des Anästhesisten

Die Anlage eines periphervenösen Zugangs ist eines der handwerklichen Kerngeschäfte des Anästhesisten. Dennoch ist es gängige Praxis und im Sinne des Patientenkomforts, liegende peripherwie zentralvenöse Zugänge nach entsprechender Kontrolle zu nutzen. In unserem Fallbeispiel hat der Anästhesist somit primär im Sinne des Patienten gehandelt und den von ihm kontrollierten Zugang zur Narkoseeinleitung und im weiteren Verlauf zur Infusion genutzt. Darüber hinaus ist ein weiterer Volumenzugang (16 G grau) in eine Kubitalvene gelegt worden, der jedoch wahrscheinlich schon primär paravasal gelegen hat, nur unzulänglich geprüft und darüber hinaus zunächst nicht mit einer Schwerkraftinfusion versehen wurde. Dennoch die Infusion über die 16 G-Kanüle mittels „händischer Druckinfusion" bei leicht federndem Widerstand zu nutzen, war ein klarer Fehler. Der Irrtum bestand in der Annahme, dass dieser federnde Widerstand von einer leicht geknickten Anschlussleitung rührt, wie schon mehrfach vorher erlebt.

Take Home Message

Die Nutzung liegender wie neu angelegter periphervenöser Verweilkanülen bedarf einer Prüfung auf intravasale Lage vor der Nutzung. Druckinfusionen/-transfusionen gehören zur alltäglichen klinischen Praxis und können mit Hilfe von speziellen Druckinfusionssystemen sehr komfortabel durchgeführt werden. Es ist jedoch auch möglich und gelegentlich erforderlich, eine intermittierende manuelle Druckinfusion zu etablieren, allerdings erst nach Sicherstellung der intravasalen Lage der Braunüle.

99.4 Literatur

Benson LS, Sathy MJ, Port RB. Forearm compartment syndrome due to automated injection of computed tomography contrast material. Journal of orthopaedic trauma 1996; 10(6): 433–436

Edwards JJ, Samuels D, Fu ES. Forearm compartment syndrome from intravenous mannitol extravasation during general anesthesia. Anesthesia and analgesia 2003; 96(1): 245–246

Willsey DB, Peterfreund RA. Compartment syndrome of the upper arm after pressurized infiltration of intravenous fluid. Journal of clinical anesthesia 1997; 9(5): 428–430

100 Verwechslung der OP-Seite

Matthias Grünewald, Patrick Meybohm

100.1 Klinischer Fall

Ein 38-jähriger Patient stellt sich am Vormittag in der Unfallambulanz der Klinik vor. Bei einem Fahrradsturz am Vorabend sei er mit einem Fußgänger kollidiert und hat nun persistierende Schmerzen im Bereich der linken Wange. Der Patient ist voll orientiert, hat keine Amnesie oder andere neurologische Ausfälle. Über dem linken Jochbeinbogen gibt er einen Druckschmerz an. Anhand der durchgeführten CT-Untersuchung wird die Diagnose einer dislozierten Jochbeinfraktur links gestellt, welche operativ reponiert werden sollte. Der Patient wird an die Klinik für Mund-Kiefer-Gesichtschirurgie überwiesen und stationär aufgenommen. Dort wünscht er – aufgrund seiner beruflichen Situation – eine möglichst zügige operative Versorgung. Der Stationsarzt meldet den Patienten im OP für denselben Tag nach und bittet die Anästhesieleitung der Klinik um eine baldige Prämedikation. Der Anästhesieoberarzt führt das Prämedikationsgespräch durch. Er vermerkt auf dem Protokoll, dass der Patient kardiopulmonal gesund ist, keine Medikamente einnimmt, keine Allergien bekannt sind und keine Atemwegsprobleme erwartet werden. Der Patient hat zuletzt am Vorabend gegessen. Als Diagnose wird „Jochbeinfraktur" und Eingriff „Einzinker-Reposition" vermerkt. Zur Anxiolyse erhält der Patient 7,5 mg Midazolam oral auf Abruf.

Die MKG-Chirurgie operiert an diesem Tag an 2 OP-Tischen, an denen jeweils 4 Eingriffe mit einer Dauer von 90–120 Minuten geplant sind. Der OP-Planer und leitende Oberarzt der MKG drängt darauf, den kurzen nachgemeldeten Eingriff in das Programm einzuschieben. Aus anästhesiologischer Sicht gibt es keine Einwände und der Patient wird beim nächsten Wechsel in die Einleitung bestellt. Beim Einschleusen werden routinemäßig die Identität des Patienten und die Einwilligungen in Operation und Narkose überprüft. Die Anästhesiepflegekraft etabliert das intraoperative Monitoring (EKG, NIBD, Pulsoxymetrie). Ein Facharzt für Anästhesiologie führt die Narkose durch. Da der Patient erst kurz vor dem Transfer seine Prämedikation erhalten hat, versucht er, seine Aufregung durch kleinere Witze zum Thema Medizin zu überspielen. Insgesamt herrscht eine eher lockere Atmosphäre. Die Narkoseeinleitung erfolgt komplikationslos mittels TIVA (Propofol, Remifentanil). Da lediglich eine Reposition und kein Vorgehen von intraoral geplant ist, wird eine Larynxmaske atraumatisch platziert. Der Patient wird in den OP geschoben und bei stabilem Kreislauf und adäquater Beatmung für die Operation freigegeben. Ein Operateur ist noch nicht anwesend. Die OP-Schwester beginnt mit der Desinfektion des OP-Gebiets auf der rechten Gesichtsseite, welches dann mit sterilen Einmaltüchern abgedeckt wird. Der Anästhesist schreibt in der Zeit das Protokoll und weist nebenbei darauf hin, dass eine Larynxmaske verwendet wurde und somit bei der Fixierung der OP-Tücher auf versehentliche Dislokation der Larynxmaske zu achten sei. Der Operateur betritt mit seinem Assistenten den OP und bespricht am Bildwandler (digital) die CT-Aufnahmen.

Daraufhin wird die Operation durchgeführt. Das rechte Jochbein wird getastet und über einen 5 mm langen Hautschnitt ein einzinkiger Haken eingeführt, um ein Repositionsmaneuver durchzuführen. Besondere Vorkommnisse werden nicht angemerkt. Die gesamte OP-Zeit beträgt 8 Minuten. Die Ausleitung der Narkose verläuft ohne weitere Vorkommnisse und der Patient kann direkt in den Aufwachraum verlegt werden. Noch während der Umlagerung fasst sich der Patient ins Gesicht und äußert lautstark, dass er an der falschen Seite operiert worden sei. Der noch anwesende Anästhesist versucht zunächst, den Patienten zu beruhigen. Auf dem Narkoseprotokoll und in der noch leeren Stationsakte ist die OP-Seite nicht vermerkt. Sofort wird der Operateur über die Äußerungen und Bedenken des Patienten verständigt. Dieser ruft zunächst erneut die CT-Aufnahmen auf und bestätigt den Verdacht des Patienten. In Anwesenheit der Anästhesie wird dem Patienten erklärt, dass tatsächlich die falsche Seite operiert worden ist. Der Patient verbleibt bis zur vollen Orientiertheit im

Aufwachraum und wünscht dann die sofortige Versorgung der Jochbeinfraktur. Der Eingriff wird 3 Stunden nach der Ausleitung aus der ersten Narkose komplikationslos durchgeführt. Der postoperative Verlauf gestaltete sich unauffällig. In einer zusätzlichen Röntgenaufnahme wurde eine Verletzung und Fehlstellung des rechten Jochbeins durch die fehlerhafte Operation ausgeschlossen. Der Patient konnte am Folgetag entlassen werden und verzichtete auf eine Klage gegen die Klinik.

100.2 Konsequenzen für den Patienten

Unnötig durchgeführter Eingriff in Allgemeinanästhesie mit potenziellen Gefahren und Komplikationen durch Narkose und Operation, bleibende Narbe im Gesicht (klein).

100.3 Interpretation aus Sicht des Anästhesisten

Im OP arbeiten Anästhesist und Chirurg eng miteinander zusammen. Dennoch gibt es eine klare Aufgabentrennung: Für das chirurgische Procedere ist der Operateur verantwortlich und muss dieses dem Patienten gegenüber verantworten. Dennoch sind alle im OP arbeitenden Fachabteilungen angehalten, Gefahren für den Patienten abzuwenden. Der Anästhesist ging aufgrund der Tatsache, dass sich der Operateur direkt vor Beginn der Operation die CT-Aufnahmen angesehen hat davon aus, dass die korrekte Seite operiert wird. Der Operateur hat in diesem Fall der OP-Schwester die Desinfektion des OP-Gebiets übertragen. Hätte er dies selbst getan, oder ggf. vorher den Befund per beidseitiger Tastuntersuchung überprüft, wäre der Fehler nicht passiert.

Verschiedene Ursachen und eine Verkettung von Ereignissen können retrospektiv für diesen Zwischenfall verantwortlich gemacht werden:
1. Es handelt sich um einen ungeplanten Eingriff.
2. Auf dem regulären OP-Plan ist der Eingriff nicht vermerkt.
3. Absprachen zwischen Aufnahmearzt, Chirurg und Anästhesist erfolgten überwiegend telefonisch.

4. Die Krankenakten sind aufgrund des zügigen Procedere nicht vollständig ausgefüllt.
5. Der junge und gesunde Patient lässt keine Komplikation vermuten.
6. Ein Hämatom der frakturierten Seite fehlt.
7. Der Anästhesist hinterfragt den Operateur nicht, da sich dieser kurz vorher am Bildschirm die CT-Aufnahmen ansieht.

100.4 Weiterführende Gedanken

In der Klinik wurde seitdem konsequent die WHO-Checkliste eingeführt und umgesetzt. Die Liste besteht aus 3 zeitlich getrennten Teilen mit insgesamt 19 Fragen auf einem A4-Bogen und kann individuell abteilungsspezifisch angepasst werden. Ein Beispiel für die WHO-Checkliste findet sich auch bei Fall „Unerwarteter Blutverlust bei mittlerem allgemeinchirurgischem Eingriff" (Kap. 23; ► Abb. 23.1). Gleich in 2 Abschnitten der Checkliste wird die OP-Seite erfragt. Im „Sign In" wird der wache Patient nach der Operation gefragt. Im später folgenden „Time Out" werden lautstark im gesamten Team der Eingriff und relevante Details auf Frage angesagt. In der im NEJM publizierten Pilotstudie (2009) konnte ein klarer Sicherheitsvorteil durch die Implementierung einer Checkliste aufgezeigt werden. Inzwischen gibt es viele weitere Empfehlungen für die Implementierung der WHO-Checkliste. Detaillierte Informationen zur Implementierung in den Arbeitsalltag finden Sie im Internet unter: **http://www.who.int/patientsafety/safesurgery/tools_resources/en**.

> ### Take Home Message
> Die genaue Dokumentation von Befunden ist gerade bei ungeplanten Patienten sehr wichtig. Die Einführung der WHO-Checkliste schafft eine strukturierte Kommunikation zwischen allen Beteiligten im OP. Derartige Zwischenfälle werden reduziert und somit die Patientensicherheit signifikant erhöht.

Sachverzeichnis

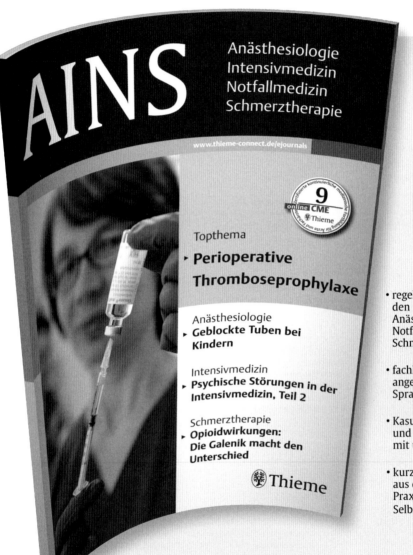
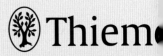

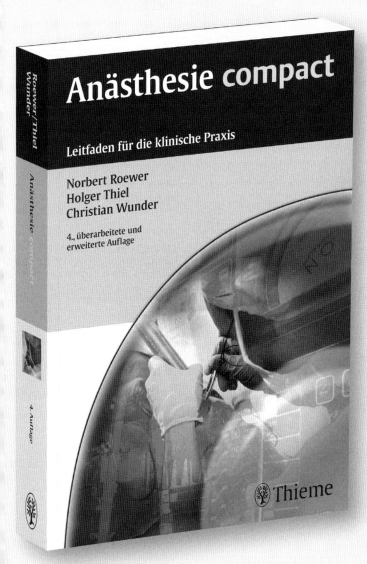

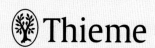

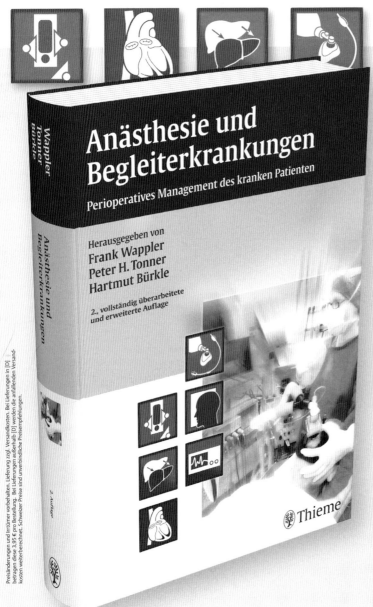
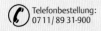

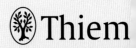